牛兴东临证治验

名誉主编　杨广源　伊乐泰
主　　编　牛兴东　苏　和

中医古籍出版社

图书在版编目（CIP）数据

牛兴东临证治验 / 牛兴东，苏和主编 .—北京：中医古籍出版社，2017.3
ISBN 978-7-5152-1423-8

Ⅰ．①牛… Ⅱ．①牛…②苏… Ⅲ．①中医临床 – 经验 – 中国 – 现代
Ⅳ．① R249.7

中国版本图书馆 CIP 数据核字（2017）第 044727 号

牛兴东临证治验

牛兴东　苏　和　主编

责任编辑　焦浩英
封面设计　映象视觉
出版发行　中医古籍出版社
社　　址　北京东直门内南小街 16 号（100700）
印　　刷　三河市华东印刷有限公司
开　　本　710mm×1000mm　1/16
印　　张　19.625 印张　彩插 8 页
字　　数　260 千字
版　　次　2017 年 3 月第 1 版　2017 年 3 月第 1 次印刷
印　　数　0001 ～ 3000 册
书　　号　ISBN 978-7-5152-1423-8
定　　价　48.00 元

《牛兴东临证治验》编委会

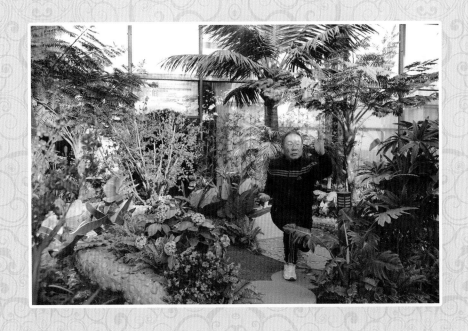

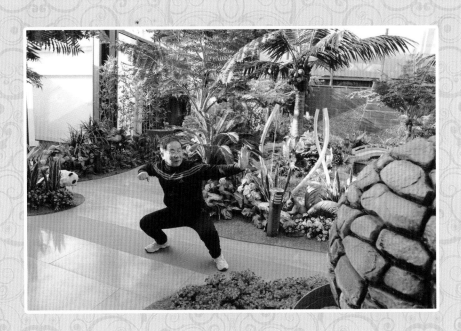

养生保健

国医大师晁恩祥为名老中医
牛兴东工作室继承人签名赠书

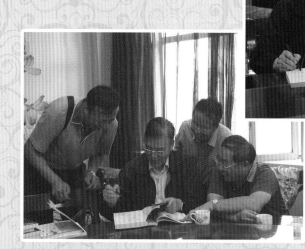

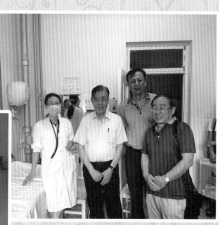

国医大师晁恩祥来我院指导工作

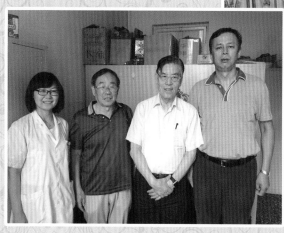

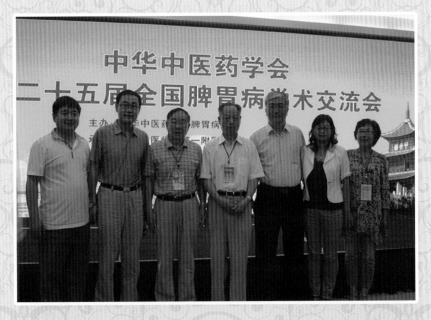

工作室成员与中华中医药学会脾胃病分会名誉主任委员李乾构教授、
中华中医药学会脾胃病分会副主任委员唐旭东教授合影

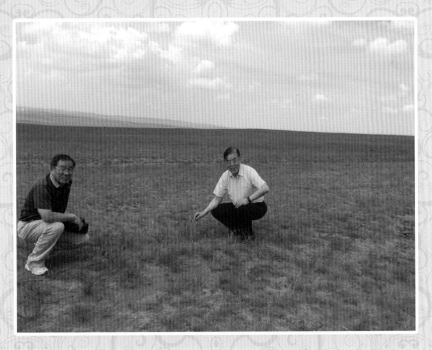

国医大师晁恩祥重返内蒙古草原

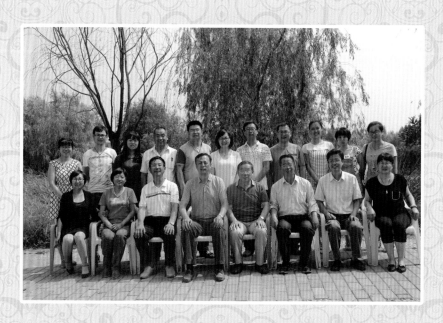

牛兴东工作室全体人员合影

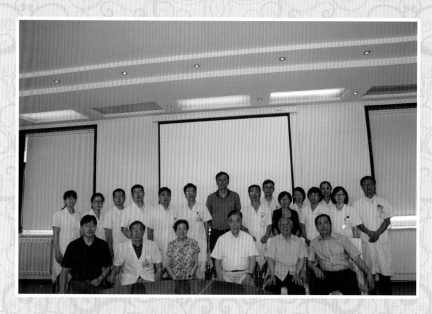

牛兴东工作室全体人员与国医大师晁恩祥及院所领导合影

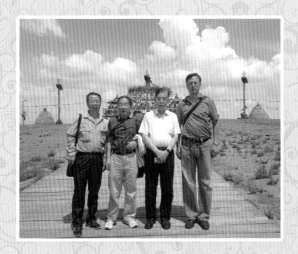

师生三人与国医大师晁恩祥合影

与国医大师晁恩祥合影

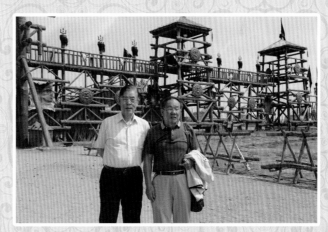

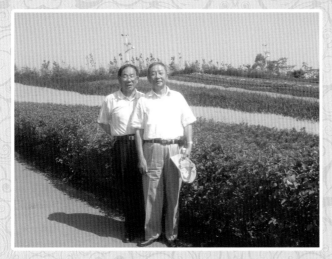

与安徽中医药大学马骏教授合影

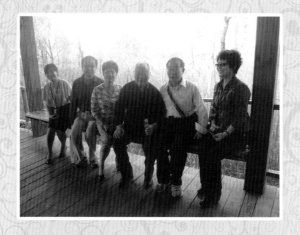

与国医大师周仲英合影

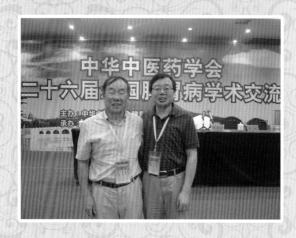

与中华中医药学会
脾胃病学会副主任委员
南京中医药大学沈洪教授

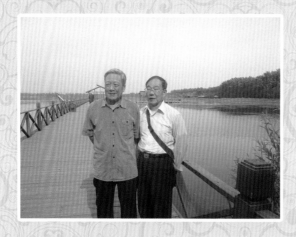

与中华中医药学会
脾胃病学会副主任委员
辽宁中医药大学周学文教授合影

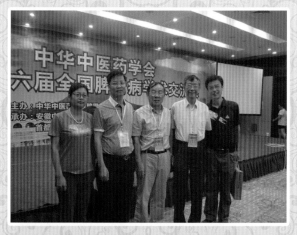

与中华中医药学会脾胃病学会副主任委员广州中医药大学黄穗平教授、
广州中医药大学劳少贤教授合影

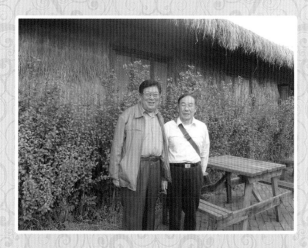

与中华中医药学会脾胃病学会名誉副主任委员
南京中医药大学 单兆伟教授合影南京中医药大学沈洪教授

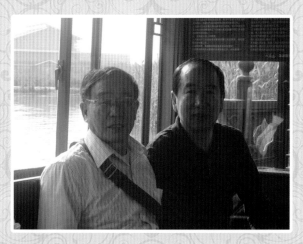

与中华中医药学会脾胃病学会名誉副主任委员、辽宁中医药大学王垂杰教授合影

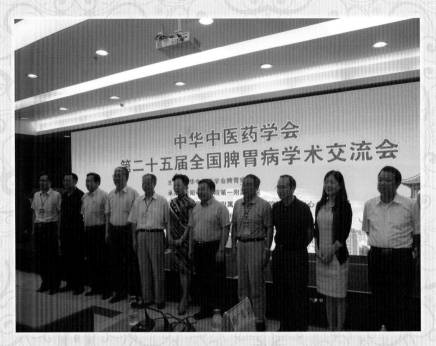

与中华中医药学会脾胃病学会主任委员、副主任委员合影
（左一李军祥，左二魏玮，左三杨晋翔，左四唐旭东，左五李乾构，中间王敏，
右五张声生，右四牛兴东，右三唐志鹏，右二袁红霞，右一何晓辉）

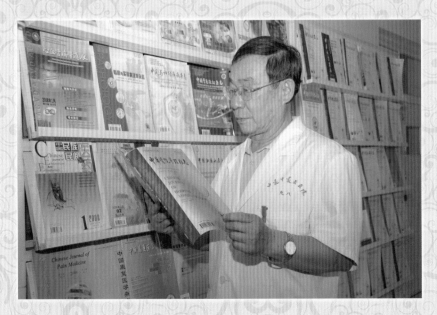

在图书馆查阅资料

序 一

乙未年初春收到内蒙古中医院牛兴东院长书函一封，约余为《牛兴东临证治验》作序，欣然为之。

我是 1956 年考入北京中医学院（现北京中医药大学），并首届毕业于该院，于 1962 年 10 月支边至内蒙古中蒙医院，后在内蒙工作 22 年。牛兴东医生 1975 年就读于内蒙古医学院中蒙医系，毕业实习于中蒙医院，由此得以相识相知。实习期间，得知其曾学过西医，并有近 10 年的从医经历，后考入中医系，在校及实习学习刻苦努力，勤学好问，很受人器重，笔者也愿意与之交流，常多关注、指点，其中西医临床水平进步很快。鼓励其对中医的学习，要多读经典，多做临床。

我调离内蒙之后，时常书信往来，结下了深厚的师生情谊。得知牛教授继承创新，崇尚经方，博及时方，读经典而察其理，辨时方而明其用，潜心钻研，广验于临床。牛教授在工作中成功组建了达旗中医医院并任院长。90 年代初，牛教授被调任内蒙古中蒙医院副院长。余闻牛教授勤求古训，遵古而不泥古，博采众长，活跃于内蒙乃至全国中医治疗脾胃疾病的第一线，并颇具见解，成就可观，深感欣慰，牛教授还被选为内蒙古中医药学会常务理事、名誉副会长，同时兼任《内蒙古中医药》杂志副主编，中华中医药学会脾胃病分会副主任委员等职务，对脾胃病学术发展有一定的贡献。

内蒙是我毕业之后工作的地方，对内蒙深有感情，犹如我的第二故乡，故常关注着内蒙中医药事业以及学术的发展，也十分关注牛教授的成长，对牛教授的进步表示祝贺。

正如吴谦所云"著书立论必须躬亲体验，真知灼见，方有济于用"，牛教授注重理论与实践相结合，善于思悟，勇于总结，对中医临床，有其独到的见解，成就不匪。而《牛兴东临证治验》一书即牛教授从医五十余载经验体悟的总结，对于该书问世，余拍手称快。

国医大师

中日友好医院首席专家

晁恩祥（亲笔签名见扫描件）

乙未年仲春

序 二

中医药事业的继承和发展需要一代又一代有识之士的无限努力和无私奉献。现在是中医药事业发展的极好机遇，国家中医药管理局实施的全国名老中医药学术经验继承（名师带高徒）工作和建设全国名老中医学术经验继承工作室是继承和创新名老中医药学术经验的重要战略举措，是培养优秀中医药临床人才的最好平台。《牛兴东临证治验》一书的问世，就是内蒙古自治区乃至全国践行这一举措的体现。

我与牛兴东教授相识于上世纪九十年代，当时内蒙古中蒙医医院是我担任院长的北京中医院的对口支援单位，牛兴东教授当时任内蒙古中蒙医医院副院长。他身兼医院管理和临床业务双重重担，全心倾注于医院的建设和发展，潜心研读经典，多年来临证不辍，德艺双馨，是内蒙地区享有盛誉的名老中医。牛兴东教授积极参加中医学会学术活动，后来当选为内蒙古中医药学会常务理事、名誉副会长，同时担任《内蒙古中医药》杂志副主编，中华中医药学会脾胃病分会副主任委员，我们相交相知更多。

清代名医叶天士说："良医处世，不矜名，不计利，此其立德也；挽回造化，立起沉疴，此其立功也；阐发蕴奥，聿著方书，此其立言也。一艺而三善咸备，医道之有关于世，岂不重且大耶！"这段话大意是说一个好的医生要做到三点：一是具有高尚的医德，不贪图名利；二是具有精湛的医术，能妙手回春；三是具有自己的学术思想，能著书立说。此乃"良医三善"。这应该是我们每一个中医人追求的梦想。

牛兴东教授从医近半个世纪，力行"良医三善"，体现在《牛兴东临证治验》之中。牛兴东教授自幼受儒家思想的影响，上学时立志从医，济世救人，造福黎民。行医近50年来"勤求古训、博采众长"；勤做临床、救死扶伤；总结经验、传授后人，为中医事业的继承和发展，殚精竭虑，无私奉献。

《牛兴东临证治验》近20万字，所列牛兴东教授的行医之路、学术思想、专病专论、临床用药经验、临证医案等，全为实录。其医案以内科为主，专注脾胃之调治，兼有肝、胆、肺、心、脑、肾系等医案，特别是提出《"调气活血解毒"理论论治慢性萎缩性胃炎》《"心胃同治"理论》《"风泄"的理论探讨》《"固本化浊"论治溃疡性结肠炎》《"扶正化积"论治胃肠息肉》等，独具特色，充分展示出牛兴东教授深厚的学术底蕴和丰富的临床经验。

牛兴东教授作为全国第四、第五批名老中医药学术经验继承指导老师，带教育人、诲人不倦；传道授业、难能可贵；严于律己、治学严谨。学术继承人精心记录，心得深刻，有感即发，悟有新意。本书既体现了老师的原创学术经验，同时也提出了创新观点。读之可受启发，亦为同道分享。

内蒙古中医医院（原内蒙古中蒙医医院）全国名老中医学术经验传承工作室转来牛兴东教授的著作——《牛兴东临证治验》书稿，邀余作序。有感于牛先生对中医临床医学之卓越贡献，有感于名老中医学术经验传承的重要价值，有感于对中医临证水平的整体提高的促进作用，故乐为之序。

中华中医药学会脾胃病分会名誉主任委员
首都医科大学附属北京中医院原院长、主任医师、教授
李乾构（亲笔签名见扫描件）
2015年5月1日于北京

前　言

牛兴东教授是国家中医药管理局第四、第五批全国名老中医药专家学术经验传承工作及"全国名老中医药专家传承工作室"的指导老师。牛老师先后接受了全面系统的现代医学和中医学教育，从医50载，是将中西医理论、前人经验与临床实践相结合的典范。

牛老师衷中参西，广求博采，深研经典，刻意创新，在医、教、研等方面，建树颇多，我等有幸从师于侧，聆听教诲，倍感荣光。牛老师的临证经验浩如烟海，我等尽己所能，秉持着"学习、总结、传承及创新牛兴东教授的学术思想"的理念，从传统的跟师继承和科研继承两个方面积极开展继承和创新工作。

首先，通过传统的跟师出诊的方式来继承。继承人通过跟师出诊、记录病案、摄像、照相等多种方式，收集牛老师门诊病人的原始资料，并建立相关数据库。工作室将原始资料分类整理，或以方药为纲，或以疾病为纲，通过数据统计分析，最终形成专病的经验总结、常见病中医诊疗方案、牛老师临证用药特点及学术思想等。目前整理完成的专病专论有：慢性萎缩性胃炎、胃食管反流病、溃疡性结肠炎、泄泻等；专科专病诊疗方案有：慢性萎缩性胃炎、反流性食管炎、肠易激综合征、溃疡性结肠炎及胃息肉的中医诊疗方案；牛兴东教授临证用药特点有：脾胃病用药特点、附子的应用特点、胃术后并发症的用药经验、肠易激综合征中风邪的特点及用药经验、脾胃病用药特点及祛风药的应用特点、胃肠息肉用药特点等。在此基础上，进一步尝试对牛老师临床经验进行理论挖掘，通过查阅相关的经典文献，探讨牛老师独特经验的理论渊源，总结形成学术思想：如"调气活血解毒理论论治慢性萎缩性胃炎""心胃同治理论""风泄"的理论探讨""扶正化积治疗胃肠息肉"和"固本化浊论治溃疡性结肠炎"等。

其次，开展科研型传承工作。工作室通过科研立项专题研究的形式，开展牛老师临床经验和学术思想研究工作。工作室在全面采集名老中医病历的基础上，运用数据统计与挖掘技术处理临床信息与数据，分析名老中医个体化诊疗信息特征，提炼出临证经验中蕴藏的新理论和新方法，实现名医经验的有效总结与传承。如课题"牛兴东治疗慢性萎缩性胃炎的临床研究"，应用 Statistica.v6.0 数据挖掘软件进行关联规则分析法总结出牛老师治疗慢性萎缩性胃炎的思维模式、用药规律及用药经验。

另外，将老中医的经验方剂结合现代医学技术，进行实验研究，探讨其靶向作用机制，或者优化组方和剂量，在临床和实验研究后，以此作为基本方，进行推广应用、完善名医经验。目前承担的课题有：内蒙古自治区卫生和计划生育委员会医疗卫生科研计划项目《健脾理肠汤加中药灌肠对溃疡性结肠炎抗炎、修复、免疫调节的作用机理》《透托法对浅部化脓性感染趋化因子 C5a、LTB4 影响的研究》；内蒙古自治区科学技术厅课题《胃息化积汤联合胃镜下电切术综合干预胃息肉临床研究及对胃粘膜表皮生长因子、表皮生长因子受体的影响》；内蒙古自然基金《调气活血法治疗慢性萎缩性胃炎的临床研究》等。

随着对牛老师临床经验整理与挖掘逐步深入，我等愈发感慨于牛老师之学识渊博、造诣精深，因时间及精力所限，仅能择其精要，整理成册，是为《牛兴东临证治验》一书。该书包括了"我的行医路""学术思想""专病专论""临证用药经验"及"临证医案"等内容，从不同角度呈现牛老师的学术思想和临证经验。尽管如此，该书仅能体现牛老师临证经验之冰山一角，难以观其全貌。由于编者水平所限，书中难免有不当之处，恳请读者提出宝贵意见，以便我们今后不断学习与提高。

苏　和

2015 年 5 月 12 日

目　录

行 医 路

一、我的行医路

（一）上学从医，刻苦治学。

我于 1946 年 5 月出生在内蒙古鄂尔多斯市达拉特旗的一个普通农民家庭。1952 年，在我 6 岁的时候到离家十里外的一所小学上学。此后开始了长达 27 年的求学之路。

在上小学的时候我学习很用功，成绩总是名列前茅，经常受到老师的表扬，感到很得意，很受鼓励。1960 年我顺利的考入达拉特旗第一中学，到离家一百五十里远的旗政府所在地上学。三年的初中学习非常艰苦，时值国家困难时期，到毕业时原来的八个班级 400 名学生剩下不到 100 名。而我下定决心，克服挨饿受冻的困难，刻苦学习，初三成为全校仅有 2 名的全优生之一。1963 年初中毕业，摆在我面前的志愿有两种，一是考上高中上大学；二是先考中专再深造。在人生选择的关键时候，我的同学兄长王威跟我讲："咱俩还是考中专，走'曲线救国'之路吧。念高中，考大学，此路走不通——咱俩出身不好，恐怕很难被录取"。我听后觉得言之有理，就决定考中专。但选什么专业的学校好呢？父母说："咱们这种家庭状况，还是选择学医吧，医生治病救人，受人尊敬"；此外，受老师传授儒家处世之道——进则为官，安邦治国，平定天下；退则行医，救死扶伤，造福黎民的影响以及范仲淹少年立志"不为良相，便为良医"的启示，于是我就选择了报考包头卫生学校。当时的包头卫校与包头医学院在一起合办。我如愿以偿考入包头卫校，开学典礼会上校长的报告说"同学们，要努力学习，三年学业完成后，要保送5%的学习成绩优秀者，直接上包头医学院本科深造"。我听了报告心潮澎湃，夜不能寐，觉得又有了新的奋斗目标了。从此我倍加奋发努力、刻苦学习，功夫不负有心人，我的学习成绩总是排在前列，全年级同学和带课老师都赞扬牛、马、杨（我和另外2位同窗好友：马东野、杨光复）学习好。

1965年国家形势发生了变化，全国开展"四清"运动，学校进行教育改革，撤销了包头医学院和包头卫校，更名为包头医学专科学校，面向农村牧区和基层办学，新招收三年制医疗专科班，为农村、牧区培养医生，我的大学梦也被中断。生产实习期间学校组织十个下乡巡回医疗队，九个下到巴盟，一个医疗队下到包头市郊区开展巡回医疗，为贫下中农送医送药上门服务，培训"赤脚医生"。我被编到第一医疗队即到包头郊区哈业胡同乡巡回医疗。医疗队由内科、外科、妇科、儿科、护士、药剂等配套人员组成。到农村后和贫下中农同吃同住，为老百姓看病服务，在半年的巡回医疗中我跟随着老师，不分白天黑夜，随叫随到，为农民患者上门服务，送医送药、解除病痛。在实际工作中感到农村缺医少药太需要我们医务人员了。半年的实践中锻炼，实践中学习，使我学到许多课堂上学不到的东西，诊治了很多常见病、多发病以及部分疑难危重病，特别是和那些有理论、有临床经验的老师昼夜相处在一起，老师手把手的教学生，使我们进步很快，增长了才干，增长了为人民服务的本领。由于我表现突出还加入了共青团。虽然中断了大学梦，但我得到了下乡煅炼的机会，感受到医生职业的高尚、救死扶伤的重要。1966年春节后，结束了半年的巡回医疗，我被分到内蒙古人民医院生产实习。从农村的走村串户，送医送药上门服务到走进内蒙古人民医院的高楼大厦，医务人员密集的地方，简直就是天壤之别，我感到了环境的新鲜和条件的优越，更觉得知识的匮乏和医疗技术的重要，促使我加倍的奋发学习、实践，努力做一名白求恩式的医务人员。

在实习期间从来没有过午休和凌晨1点以前睡觉，由于营养缺乏，体力和脑力劳动透支，半年后得了营养不良性肝炎。恰逢此时即1966年6月初，学校通知提前结束生产实习，回校参加史无前列的无产阶级文化大革命。从此我被划入"黑五类"而孤立起来，在我住的宿舍门上被贴上了"老子英雄儿好汉，老子反动儿混蛋"的"对联"。正因为如此，我避免了参加文化大革命的"造反""破四旧""批判走资派""批判反动学术权威""大串联""大辩论"等等，才有了充足的时间学习医学知识，度过了不平凡的一年。

1967年7月我被分配到伊克昭盟（现在的鄂尔多斯市）达拉特旗人民医院。在医院工作一年，结识了当地名老中医李生美，看到他诊治疾病的神奇疗效，萌发了我对中医的好奇和兴趣。特别是我女儿6个月时患腹泻，经西医治疗3个月无效，还是李生美老中医用中药治愈，由此更坚定了我学习中医的决心。1968年秋，贯彻毛主席的6.26指示（"把医疗卫生工作的重点放到农村去"），医学院校的大中专毕业生要分配到旗县以下的地区和乡卫生院工作，我被派到达拉特旗第二中学（校址在达旗东部农村地区白尼井公社）当校医，工作四年多。当时学校里集中了一批有识之士、高级知识分子，但大部分被打成"黑帮""右派"。这些老知识分子如王仁定（上海政法大学毕业，后任内蒙人大法制委员会主任），赵广仁（内蒙古师大毕业留苏预备生，后任鄂尔多斯市一中校长）等，对我的影响很大，成为我学习的榜样，这些老师鼓励我学习中医，学习中国传统文化。在当校医期间，我一边为学校的师生和周围的农民看病服务，一边向学校的老师和从天津、包头大医院下放到地区医院的老大夫请教学习。受他们的启发，我开始初读中医经典、中医基础、中药本草、方剂汤头、中医针灸、名老中医医案等，并逐渐地产生了浓厚的兴趣。1971年，高校开始招收工农兵大学生，包头医学院恢复了招生，原在校时的指导员老师来到伊克昭盟招生，高兴地对我说："咱们学校开始招生了，你能上大学了"。当看到表格上填写了"已婚"时，老师又惊讶、又自叹地说："已婚需要有八年工龄的条件才能上学，你现在只有五年，太遗憾了！不过有机会，别放弃，好好学习，努力工作。"老师的明示和鼓励，增加了我的信心和勇气，为我指明了方向，于是我鼓足干劲，踏实工作，刻苦学习，努力创造条件，再坚持三年就有机会，够条件上中医院校了。1973年春节后我调到达旗人民医院工作，我主动要求到中药房工作，从拉药斗做起，同时私下拜师两名，一名是北京中医学院毕业的马德昆老师，一名是沈阳医学院毕业后西学中的唐友权老师，我经常向老师请教。

1975年通过考试推荐，我如愿以偿进入了内蒙古医学院中蒙医系（现在的内蒙古医科大学中医学院）学习。在校期间系统学习了中医药理论，聆听了梁运通、张斌、朱亚民等中医老前辈的授课，也聆听了北京、上海中医院校毕业的杨维益、刘燕池、朱宗元、成德水、翟光等老师的授课。生产实习一直跟随国医大师晁恩祥老师，得到老师言传身教，直接指点，为我毕业后从事中医临床工作奠定了良好的基础，是我永生难忘的恩师。我毕业后紧接着参加了内蒙卫生厅举办的两年制西医学习中医研究班，理论课一年，临床实践一年，听取了内蒙中医界知名先辈们的授课，除了内蒙古医学院中医系的知名教授，还邀请了内蒙古中蒙医院的知名专家如刘玉书、冯润生、晁恩祥、孔庆洪、胡志坚等以及内蒙古人民医院萧康伯主任等。通过一年的学习，对中医四部经典温故而知新，加深了对中医理论的理解。1980年我重新回到了达旗人民医院中医科从事中医临床工作。在繁忙的工作之余我还参加了内蒙古卫生厅举办的中医四部经典函授班（三年制）学习，回达旗后以同样的形式举办了两期学习班。这段时间紧张而繁忙的学习、工作为我日后的行医铺好道路。

（二）艰苦创业，勤俭办院。

1980 年达旗人民医院中医科只有门诊（包括针灸），没有病房，环境条件较差，中医发展受到局限。我想中医没有病房无法治疗观察重病、疑难病，应积极想办法开展中医病房，我向院长提出自己的建议，得到院长的大力支持，将一栋新建的准备做卫校宿舍的房屋改做中医病房，开放病床 18 张。自己首先承担起主管病房的住院医师，收治中医的优势病种，如消化系统疾病、呼吸系统疾病和泌尿系统等疾病，开展中医药、针灸、中西医结合治疗，收到了显著的效果，住院的患者与日俱增。第一年开展病房工作，我没有节假日，不分昼夜，只要患者需要，随叫随到，就连春节晚上我也是陪着患者度过的。当时有一位村支书的 14 岁女儿患急性肾炎住院治疗，因离家远，交通不便，不能出院回家过春节，我就与他们父女一起过春节，精心治疗，直至病愈出院，患者家属非常感动。

1982 年 4 月全国中医工作会议在湖南衡阳召开，卫生部崔月犁部长到会讲话，提出了弘扬祖国医学突出中医特色，发挥中医优势的办院方针，这是一次中医的盛会，中医事业发展的春天，形势喜人，形势逼人。达旗政府顺势而为决定成立达旗中医医院，在旗政府所在地的树林召乡卫生院挂起达旗中医医院的牌子，由于基础差、时间仓促，中医药人员基本是原来乡卫生院的，力量很薄弱，不能体现出中医办院方向和特色，令人担忧。正值此时，内蒙古卫生厅中医处组织一些中医老专家和中青年中医编写《黄帝内经类编》专著，来函调我去参加此项工作。但被旗委领导婉言谢绝，并诚恳地对我说："你是达旗长大的，达旗人民需要你，还是留下给达旗人民做贡献吧"。听此一番话后，我安下心来开始从基层做起，为达旗人民服务，为发展达旗的中医事业尽心尽力地工作。1983 年我被推荐当选了伊盟和达旗两级政协委员，能够参政议政，有机会为中医事业的发展建言献策。达旗中医医院成立一年后，内蒙古卫生厅领导来院视查，指出了达旗中医院不要与公社卫生院合办，应该另选院址独立办院，办出中医特色。为此1984年达旗政府将原黄河南干水利工程处60年代建设的拖拉机车库改做达旗中医医院，1985年1月我临危受命为中医院院长，同年光荣加入中国共产党，开始带领着60多名职工艰苦创业，车库办院。当时医院一穷二白，政府财政只给拨70%的职工工资和三万元的药品周转资金，其余的开支都靠自己解决，医院穷得买不回基本的办公用品。职工的士气低落，纪律松散，管理无章可循，破旧车库开诊，环境极差。如何尽快转变现状？首先我提出领导班子要树立信心，下定决心，带领全院职工共度难关。上班时间全部坚守在临床一线，为患者提供最满意的优质服务，下班后利用晚上6～9点的时间院领导讨论制定医院的各项规章制度、岗位职责、奖金分配、人才引进、人才培养、基本建设、发展规划等。提出调动全院职工积极性，众志成城，实现一年初见成效，二年改变旧貌，三年初具规模的奋斗目标。院领导一班人统一思想、统一步调、分工负责、各司其职、共谋发展、共创事业。经过全院上下的共同努力，1985年争取得到了达旗、伊盟、内蒙三级政府的计委（现在的发改委）支持，计划安排了中医院门诊部基本建设项目，1986年施工建设，当年门诊部1200m^{2}投入使用。从此彻底改变了医院车库办院的环境，极大地鼓舞了全院职工的士气、工作热情。大家出谋献策，共同集资新购置一台X光机，新引进B超机，新增全自动生化分析仪设备，住院床位也逐渐增加到60多张，大大提升了服务质量和服务水平，迎得了社会公众的赞誉。

在搞好医院基本建设的同时，抓紧人才培养，选送中年业务骨干到广州中山医学院附属医院中西医结合班及浙江中医学院附属医院、内蒙古医学院附属医院等临床进修学习。还采取医院自己办班的方式，举办了一期8个月的中医理论学习班，对医院年轻的医、药、护人员及全旗基层中医人员进行讲课培训，由我和几位大学毕业生承担教学任务。老师们除了门诊、病房工作，再加讲课，工作繁忙，但毫无怨言。门诊部投入使用后我深感人才缺乏，除了送出去培养，就地培训，还采取积极引进人才的办法，针对发展中医特色优势科室，聘请内蒙古医学院中医系皮肤科教授和包头市三医院骨科专家来院坐诊、带徒培养本院医生；积极争取新毕业分配的 3 名中医本科大学生来院工作；又从外地调入部分技术骨干；通过上述各种方法，加强医院的技术实力。在 8 个月的中医学习班结业后，达旗卫校开业招生，我继续承担着达旗卫校的中医班讲课任务和内蒙卫生厅举办的中医医师函授班（三年制）的辅导老师授课任务。

在医院要出门诊，查病房，承担讲课任务，行政会议都安排在 8 小时以外的晚上和周六、日，每年都没有节假日休息时间，经过三年的艰苦创业，顽强拼搏，医院的门诊人次、住院病人成倍增加，职工的积极性大大的提高，医院的社会效益和经济效益显著增加。1986 年、1988 年连续 2 次我被评为全区卫生系统先进工作者，1987 年被评为伊克昭盟（鄂尔多斯市）劳动模范，全旗优秀共产党员。1989 年我参加了国家中医药管理局在上海举办的全国第二批中医医院院长学习班（50 天时间），由国医大师王翘楚担任班主任，系统学习了中医医院管理方法，观摩学习了中医新技术、新项目的推广应用，还聆听国医大师闫德馨、王翘楚的授课，他们那种高尚的医德和无私奉献精神深深地感染了我，我非常钦佩，铭记在心。1991 年我参加了北京市卫生局举办的全国中医高级研修班，聆听了关幼波、钱英等名老中医的讲课，受益匪浅。还多次参加中华中医药学会和内蒙古中医药学会举办的学术交流和学术研讨会，聆听了焦树德等名老中医讲座授课。通过这些学习使自己的中医理论和临床水平有了进一步的提高。

在我和院领导班子的带领下，经过全院职工艰苦奋斗、团结拼搏，1989 年达旗中医院被内蒙古卫生厅授予全区文明中医院称号。荣誉对我只是鼓励，未来还要继续努力，为了满足患者的需要，医院的建设发展也要与时俱进，1992年又完成了病房楼的扩建工程，医院床位增加到100张。至此，达旗中医院成为内蒙古西部地区规模最大的旗县级中医医院。社会公众对中医院的赞誉度越来越高，社会效益与经济效益与达旗人民医院并驾齐驱，极大地提升了中医院的社会地位。

（三）杏林求索，悉心济世。

1992年，在内蒙古卫生厅杜凤华厅长的关心帮助下，我被调到内蒙古自治区中蒙医医院、中蒙医研究所工作。到了新单位希望在业务上更上一层楼。带着新的希望，告别了让我留恋、为其奉献了二十年的故乡达拉特旗，在那里我度过了青春年华，回顾那段时光，心中感到欣慰、充实。而且在知识、技术、学术、管理方面得到了锻炼与提高，也培养了我作为一名医生的一切，我并未虚度年华。难忘在达旗的生活、工作、学习，它永远让我回忆、让我骄傲和自豪。2015年，作为从达旗走出去的名人接受达旗电视台采访，在《东西南北达旗人》栏目和腾讯视频播放。

我开始为自己制定新的计划和目标，准备静心宁神，读经典、做临床、勤思考、常总结，"誓愿普救含灵之苦，可为苍生大医"。由于工作出色，我被提拔为副院（所）长，协助院长工作。我以医院（所）的大局出发，个人服从组织安排，但我始终坚持每周两个上午出门诊，直至现在。古语说："为官一任，造福一方"，"在其位，谋其职"。我看到当时医院的门诊楼是五十年代初建的妇产医院改造而成的三层楼，面积小、诊室拥挤、条件太差，与省级医院太不相称，亟待改善。正值1997年是内蒙古自治区成立50周年的大庆之年，借此东风争取建设门诊大楼做为献礼项目是极好的机会，我承担起筹建门诊大楼的工作。经过努力争取，内蒙古政府将内蒙古中蒙医医院门诊大楼建设立为内蒙古自治区成立50周年的献礼项目，总投资1600多万元，于1995年开工奠基，1997年7月竣工献礼。门诊楼的投入使用极大的改善了医院的工作环境，提高了服务质量，也鼓舞了全院职工的积极性，使医院的综合水平上了一个新台阶。也算我为医院建设出了一份力。从此以后我分管业务，集中精力做好医疗、教学、科研，出门诊（每周两个上午），查病房的工作（每周一个上午）。我被聘为中医学院教授讲中医内科，并被评为优秀老师。主持内蒙古科委课题《调气活血解毒法治疗慢性萎缩性胃炎的临床研究》并申报了科研成果，参加了《健脾理肠汤加中药灌肠对溃疡性结肠炎抗炎、修复、免疫调节的作用机理》、《消疹止痒胶囊治疗慢性荨麻疹的临床研究》及《扶正化积法治疗胃息肉的临床研究》等三项内蒙科委课题，在国家级、省级学术刊物发表论文 30 余篇，参与编写专著、培训教材 5 部，参与编辑中华中医药学会脾胃病分会学术论文汇编 8 部。

我很热爱中医学会的工作，它是学术交流的很好平台，内蒙古中医药学会成立后我积极加入，并担任常务理事，任《内蒙古中医药》杂志副主编。2000 年我被选为中华中医药学会脾胃病分会的委员；2006 年担任副主任委员，直到现在（2015 年）。我积极参加学会组织的各项活动，认真完成学会布置的各项任务如《常见脾胃病共识意见》等。学会每年举办一次的全国性学术交流会，我不仅自己积极撰写文章、参加会议交流，同时还组织内蒙地区的代表撰写论文参加会议，以提高内蒙古中医脾胃病的学术水平和影响力。通过参加学会的学术交流活动，有幸现场聆听国医大师周仲瑛、徐景藩的专题讲座，受益匪浅；同时结识了一批中医界脾胃病国家级的著名临床专家如李乾构、周学文、单兆伟、马骏、劳少贤、杨春波等，这些德艺双馨，为中医奉献一生的老前辈，是我学习的楷模；也看到一批后继有为、茁壮成长起来的中青年学科带头人，如张声生、唐旭东、王垂杰、沈洪、黄穗平、杨晋翔等使我感到欣慰和自豪。

2003 年一场突如其来的 SARS 病引起全国人民的恐慌，从广州地区首发，很快从南到北漫延到内蒙地区，我做为分管业务的副院长义不容辞的加入到抗击非典的第一线，和临时组成的抗击非典小组的医护人员昼夜奋斗在临床一线，积极参加发热病人的排查、诊断、观察、治疗、转送及危重病人的抢救治疗的战斗中。经过50多天的战斗，取得抗击非典的阶段性胜利，做到了我院医护人员无一人感染非典，也没耽误一例非典或疑似非典病人的诊断、治疗、抢救及转运。在 SARS 中期，由于当时所有的医院都收治 SARS 病或疑似 SARS 病的病人，以至于出现非 SARS 患者无处就医的局面，因此，政府指定我院为收治非 SARS 患者的唯一一家三级甲等综合医院。此后，工作更加繁忙，任务更加艰巨，每日诊治的病人数是平时的10余倍，而且重症患者居多，所有工作人员均加班加点，超负荷工作近两个月。期间，未出现一例医疗纠纷。抗击非典结束后，内蒙政府举行表彰大会，奖励抗击非典中涌现出来的优秀医护人员，院党委推荐我为被表彰人员，我主动将这一荣誉让给了奋斗在一线的医生。之后内蒙古机关党委又授予我抗击非典优秀党员的荣誉。我能为党、为人民做点贡献而感到无比自豪。

在我分管医疗过程中，我思考了我院与先进地区中医院的差距在哪里？意识到只有院领导的先进理念和积极热情，而没有中层管理干部特别是临床科室主任的先进性、积极性是不行的，所以，我组织医疗、护理主任，护士长赴区外北京、天津中医院参观学习，取得宝贵经验后推广应用，虽是时间短暂，也能增长见识。然后派临床科室主任到广东省中医院"挂职"学习，即科室对口、跟随对口科室主任学习两周，学习科室管理、医疗业务，回来后找差距、定措施、定目标，加强科室发展，推动全院医护水平上新台阶。

2006年8月，我已年过花甲，办理退休手续，但我发展中医的事业心和为患者服务的责任心没有休，接受医院返聘，继续承担出门诊、病房会诊、查房的任务。同时被聘为首批内蒙干部保健委员会委员，多次担任国家重点专科评审委员会评委和内蒙古中蒙医高级职称评审委员会主委。2008 年内蒙古人事厅、卫生厅授予我内蒙古名中医称号。我成为第四、第五批全国老中医药学术经验继承指导老师，2011年我被确立为全国名老中医学术经验传承工作室建设项目专家。学生们跟我出门诊、写病案、抄处方、会诊住院病人，写读书笔记、临床心得体会、讨论典型病例、病案分析等。我对学生们的心得体会、病案分析进行认真细致批改。对于学生，我强调重视"读经典""做临床""勤思考""善总结"。我对自己要求严格，把孙思邈的"大医精诚"和叶天士的"良医三善"即"立德、立功、立言"作为自己追求的境界。带学生要为人师表、率先垂范；对学生也不例外，同样严格，要求学生学经典、做临床来不得半点马虎敷衍。

2014 年 10 月 23 日至 31 日受国家中医药管理局委托，中华中医药学会组织全国专家，分别对全国各省的第五批全国名老中医药学术经验继承工作进行中期督导，对全国名老中医学术经验传承工作室进行检查和验收。我有幸被中华中医药学会推荐参加督导工作，与江苏中医药管理局（组长单位）、中国中医科学院研究生院、重庆市中医院的领导和专家一行五人对广东、广西、湖南、海南四省进行了督导检查，并参观了国医大师邓铁涛、班秀文等的工作室和陈列室，这使我很受感动和启发，从中学习到先进省市很多宝贵的经验。特别是他们能从思想理念上提升对师承工作、名医传承工作室的认识，把师承工作和名医传承工作室做为打造名院、名科，培养名医的重要平台，充分发挥其作用；老师为了做事业，尽责任，而不为名利；学生为了继承和发展，而不为文凭和生计；在管理方法和落实措施上做到抓铁有痕、踏石有印，确实值得我们内蒙地区学习。

我从医近 50 年，常常在想，作为一名中医临床医生，由于临床工作繁忙，往往重视继承，忽略创新，缺少求索精神。然而大量纷繁的临床业务也会遇到一些新问题，这就要求医生在实践中不断地思考、积累和总结。在诊疗工作中深入分析、反复思悟、探求新的规律，同样能够探索创新。这在中医界早有先辈和先例。从《黄帝内经》的天人合一、整体观，到张仲景的六经辨证，金元四大家各具特色的观点，温病的卫气营血、三焦学说等无一不是来自临床的细致观察、长期积累、不断总结、反复临床验证，再进行整理提高，逐步完善。我在继承前人的基础上，结合自己的临床经验，在脾胃病的治疗中提出了"心胃同治"理论、"调气活血解毒"理论论治慢性萎缩性胃炎等，临床疗效确切，但还有待于进一步深入挖掘和完善。

一个具有理论知识和临床经验的医生，必然要有更多的思考、更多的领悟，尤其是在临床实践中去探索、追求，希望有新的认识、新的发现，以不断推动中医发展、与时俱进。

行医路上多辛苦，治病救人有乐趣。既然选择了医生的职业，就意味着一生的奉献。我已年近古稀，但仍每天坚持在临床一线，每天上午诊治30～40位疑难患者，为百姓解除疾苦尽自己的微薄之力，正如诗人臧克家所颂："老牛自知夕阳晚，不待扬鞭自奋蹄"。

牛兴东自撰

二、精诚治学，良医三善

——立身、行医、治学思想

韩愈在《师说》中讲到："古人学者必有师，师者，所以传道授业解惑也。"有幸作为牛老师的学生，随老师一起出诊、查房和会诊，聆听老师的教诲。老师不仅向我们传授中医理论知识和技能，解答临床中遇到的各种疑惑，更用他的一言一行传递为医、习医、行医之道，潜移默化地影响和塑造着我们这些学生的人格和品质，激励和鼓舞我们在行医之路上不断提升和前行。现就老师教书育人的思想总结如下。

（一）为医者，技精行勤德为先

跟师学习之初，牛老师就时常教育我们，医学是救患者于危难与痛苦之中，因此医者必须有一颗仁爱之心，善于体察和感受患者之痛，急患者之急，所以医学又是仁爱之术。牛老师特别推崇孙思邈，时常脱口背出《大医精诚》，启发和教育我们为医要像孙思邈那样："凡大医治病，必当先发大慈恻隐之心，誓愿普救含灵之苦。若有疾厄来求救者，不得问其贵贱贫富，长幼妍蚩，怨亲善友，华夷愚智，普同一等，兼如至情之想，亦不得瞻前顾后，自虑吉凶，护惜身命。见彼苦恼，若己有之，深心凄怆，勿避险巇、昼夜、寒暑、饥渴、疲劳，一心赴救，无作功夫形迹之心。如此可为苍生大医，反此则是含灵巨贼。"老师以此为医训，既是自勉，但同时更是告诫我们这些学生要终生践行。老师不仅是这么说的，也是这样做的。出诊时，病人常常爆满，但始终态度和蔼，无论贫富贵贱，无论官员百姓，皆一视同仁，极力救治。老师在触摸患者腹部时，总要搓搓手；听诊时总要捂一捂听诊器的听筒，特别是天冷的时候。虽然事小，却温暖了患者的心，也在潜移默化影响着我们。每次牛老师出诊时患者都很多，常常中午一点左右才能看完，即使这样很多挂不上号的患者都要求加号，由于牛老师年事已高，学生们都担心老师的身体吃不消，建议不要再加，但老师总是默默地给患者加号，特别是医院实行网上挂号后，更是如此。事后牛老师说，很多患者都是从外地赶来，他今天看不上，还得住店等候，老百姓看病不容易啊，本来患病已经很痛苦了，再等一天无形中又加重经济负担。网上挂不上号的，更是那些经济困难、交通不便的平民百姓，能让他们省点就省点。平实的语言却彰显了老师高尚的医德和仁爱之心。

　　牛老师常常说，既然我们选择了从医之路，心中就要拥有理想和目标，我们的理想和目标就应该是成为苍生大医。要学习北宋著名思想家、政治家、文学家范仲淹儒家思想，要有"先天下之忧而忧，后天下之乐而乐"，以济世利天下的仁义观，既然我们"不为良相"，就要立志，"便为良医"，以我们的仁术完成济世之志，救死扶伤，造福黎民。

何为良医？清代叶天士在《临证指南医案·华序》说："良医处世，不矜名，不计利，此其立德也；挽回造化，立起沉疴，此其立功也；阐发蕴奥，聿著方书，此其立言也。一艺而三善咸备，医道之有关于世，岂不重且大耶！"通俗的说，一个好的医生要做到三个方面：具有高尚的操守，不贪图名利；具有精湛的技艺，能妙手回春；具有自己的学术思想，能著书立说。"良医三善"应是我们每个医者追求的境界。牛老师就是这样，鼓励和要求我们心中要树立远大志向，踏踏实实做好每一项工作。

（二）习医者，熟读经典勤临证

作为一名医疗工作者，要想赢得患者的信任，解除患者的病痛，光有良好的愿望和品行是远远不够的。中华民族之所以能繁衍昌盛，中医药在防病治病中起了巨大作用；中医之所以能延续至今，且依然在疾病的诊疗中发挥着不可替代的作用并赢得广大患者的信任，临床疗效是其根本。牛老师常说，要提高临床疗效，就必须拥有精湛的医技；而要掌握精湛的技艺，就必须向王永炎院士提出那样"读经典、做临床、跟名师"。"读经典"，理论才有根基，如水之源，木之本；"做临床"，勤实践，学以致用，在临证中不断总结、巩固、提升自己的诊疗技能，为患者解除病痛；"跟名师"，传承名老中医学术思想，培养出新时代的名中医，更好地发挥中医防病治病优势。

作为第四、五批全国名老中医学术经验继承人，如何继承名老中医的学术思想和临床经验，如何在继承的基础上发展中医药事业，如何开拓和创新中医药事业，牛老师对我们学生寄寓了殷切的厚望。牛老师要求我们从学习中医经典著作作为抓手，夯实中医理论基本功底。牛老师殷殷教诲我们，历代医家，无不是熟读经典，从中医经典著作中汲取滋养，发展和创新中医理论。张仲景"感往昔之沦丧，伤横夭之莫救，乃勤求古训，博采众方，撰用《素问》《九卷》《八十一难》《阴阳大论》《胎胪药录》，并平脉辨证，为《伤寒杂病论》合十六卷"，提出了六经分证和辨证施治的原则，创立了112方，使理法方药有机结合，至今指导着临床实践，成为世代"医圣"。金元四大家刘河间"六气皆能化火"论源于《内经·素问·热论》，李东垣"脾胃易虚"论源于《内经·素问·调经论》，朱丹溪"阳常有余、阴常不足"论源于《内经·素问·太阴阳明论》。清代的医学大师徐灵胎也为我们指出了学习中医的道路，他在《慎疾刍言》中指出："一切道术，必有本源，未有目不睹汉唐以前之书，徒记时尚之药数种，而可为医者。"警示我们要学好中医，必须从中医经典著作着手，不能仅记一方一药，而失去中医理论之根基。牛老师要求我们认真学习《内经》、《灵枢》、《伤寒论》、《金匮要略》、《脾胃论》等经典著作，不仅要熟读，而且要尽量背会，否则"医者书不熟则理不明，理不明则识不清，临证游移，漫无定见，药证不合，难以奏效。"（《医宗金鉴·凡例》）同时要求我们对重点篇章阅读后写出读后感，牛老师都逐篇一字一句进行审阅，并写下老师的批语。

学习中医经典著作，夯实中医学理论基础，目的是为了应用中医理论指导临床实践，在实践中不断整理、总结、归纳、积累、提炼、升华，提高临床治疗效果。跟师学习期间，老师严格要求学生必须按时出诊，记录医案，并随时分析患者病情变化，证型演变规律，处方用药原则。对学生们总结老师的医案，牛老师一丝不苟地进行审读，并逐篇写下批语。国家中医药管理局组织专家进行检查时，专家对此感慨万分，赞不绝口，"有多认真的老师就必然有多认真的学生"。牛老师不仅自己长年坚持出诊，而且鼓励我们学生在各自的科室独立出诊，我们也将老师"看中医，辨证论治与辨病施治相结合；治未病，调理脾胃要先行；脾胃病，调气活血为重点"的学术思想应用到临床各科专病的治疗中，也收到了满意的疗效。

（三）行医者，医学人文筑根基

随着自然界和社会的不断变化、科学的飞速发展和进步及人类认识的不断深化和提高，人们对医学、医学模式、健康的概念、医者的素质等等的认识都在发生着翻天覆地的变化和更新。医学是自然科学、社会科学和人文科学相结合的综合学科；医学模式已从单一的生物医学模式转变为生物－心理－社会多元的、复杂的医学模式；健康的概念再也不是肉体没有疾病，而是"健康不仅是没有疾病及衰弱现象，而是一种躯体上、精神上和社会上的完美状态"；医者的素质不仅要拥有精湛的医技、高尚的医德，还要拥有深厚的人文素养。

中医药学是一个伟大的宝库，它是中华民族文化重要的组成部分和瑰宝，不仅蕴含有丰富的诊疗疾病的理论和方法，而且还蕴藏有深厚的哲学、文化、自然科学、社会伦理等理论和知识。正因为医学是自然科学、社会科学和人文科学相结合的综合学科，所以牛老师认为无论学习和应用现代医学还是中医学，尤其是钻研中医药学不仅要掌握完备的医学基础理论和知识，还需学习和掌握广博和深厚的文学、哲学、艺术、伦理和社会学等方面的理论和知识，不断提升医者的医学人文修养，培养医者的医学人文精神和思想。正如钟南山院士指出的那样"人文精神是医学的核心价值"，并提出要用医学人文精神培养和带好学生。

医学模式从单一的生物医学模式转变为生物－心理－社会多元的、复杂的医学模式，这充分说明人不仅仅是一个拥有生命的生物体，而且还拥有丰富的意识、思维、情感和心理变化，并且受到社会变化的影响。自然界、社会和人的心理对人体的影响在中医学理论中的"整体观念""天人合一""形神合一"中有充分的体现，中医学认为自然界与人构成了一个统一的整体，人可以适应自然界"六气"的变化，而"六淫"之邪又可侵害人体；拥有魂神魄意志的人体又构成一个统一的整体，而五志过极又可化火伤人。牛老师认为整体观念、形神合

一、辨证论治是中医学理论的精髓，需要我们潜心学习、深刻领会、努力掌握，重视社会变化对人心理的影响和冲击，重视心神疾患对人体健康的危害。

随着时代的变化和物质生活水平的提高，人们越来越追求拥有一个健康的体魄。"健康不仅是没有疾病及衰弱现象，而是一种躯体上、精神上和社会上的完美状态"，这就要求医者不仅要掌握治疗疾病的理论和方法，同时要掌握心理疾病的产生的机理和治疗手段，了解社会的变化对人体健康的影响，并将这些知识普及给大众。同时对健康的追求和对医学认识的偏颇也造成了百姓对医学和医生不切合实际的期望，以为医学可以解决所有疾患，不知"所有医学的发展，都是在其他学科的推动下前行的"，"医学是很落后的，医学是不能超前的"，而且"医学或实践医疗总是受社会政治、经济、文化、甚至风俗习惯的影响和制约"（郎景和语）。

牛老师认为，医学人文精神的终极目标是解决患者痛苦，重要的是"想方设法治好病，防好病"（钟南山语）。这句话包括两层意思："想方设法"是指医生对病人负责任的态度，把病人的生命放在第一位；"治好病，防好病"是指医生应具备解决实际问题的能力，具备服务病人的专业技能。这体现出医学人文观的一体两面。在临床工作中，牛老师不仅宣讲、培养学生的医学人文思想和精神，鼓励我们广泛涉猎文学、艺术、社会等方面的书籍，要求我们既要有高的"智商"，还要拥有好的"情商"，同时还时时刻刻体现在诊治疾病的过程中。经常看到牛老师在诊治时常常握握患者的手心手背，开始只认为老师在切患者的肌肤以辨疾病的阴阳表里、寒热虚实，可实际上却同时收到了体恤、安抚、关爱患者的效果，焦躁不安患者平静下来了，紧蹙的眉头舒展了，原来痛苦忧郁的脸上露出了淡淡的微笑。牛老师就是在似乎不经意间、很平常的一句话和细微的动作中展示和体现了医学人文精神。

胸怀一颗仁爱之心，身揣精湛的医技，将人文思想和情怀展现在诊治疾病的全过程，体现在一言一行、举手投足中，"一艺三善"，是牛老师对学生的殷殷期望，更是我们学生努力的方向。

（郭增元　整理）

学术思想篇

一、"调气活血解毒"理论论治慢性萎缩性胃炎

脾胃疾病的病因病机常杂合为病，且互为因果、相互转化，易形成虚实夹杂之证。经过数十年的临床实践，牛老师认为脾胃疾病的根本特点为本虚标实：本虚以气虚、阴虚、阳虚为主，标实则以郁、瘀、毒为要。脾胃病发病过程虽为复杂，但其病机的总纲亦不离气机失调与瘀血阻络，也就是说气机失调与瘀血阻络贯穿脾胃疾病之始终。牛老师总结脾胃病的临床诊疗经验，提出"调气活血解毒理论"，并指出其在脾胃病的诊疗中具有重要的指导意义。

慢性萎缩性胃炎（Chronic atrophicgastritis，CAG）是临床上常见的难治性胃病之一，发病率较高，病情缠绵难愈，一般由慢性浅表胃炎发展而来，多见于中年以上患者。病变以胃窦部最常见。胃镜下及大体可见胃粘膜薄而平滑，皱襞变平或消失，表面呈细颗粒状。粘膜由正常的橘红色变为灰白或灰黄。粘膜下血管分支清晰可见，有时可见出血和糜烂。慢性萎缩性胃炎属于中医学"胃脘痛"、"痞满"等范畴，目前中西医均无确切可靠地治愈慢性萎缩性胃炎的药物和方法。牛老师指出临床上慢性萎缩性胃炎的病变过程中，正虚、气机失调与瘀血阻络贯穿其始终，因此在治疗慢性萎缩性胃炎过程中，应始终顾护正气、调整气机、活血通络，使瘀去、气行而不伤正。

笔者以"调气活血解毒"为治疗慢性萎缩性胃炎之大法，自拟经验方消痞萎胃康，处方有炙黄芪、党参、炒白术、醋柴胡、炒枳壳、

炒白术、醋莪术、丹参、半枝莲、黄连、九香虫、土元、姜半夏、鸡内金、元胡、炙甘草。所谓"调气"，包括健脾气，疏肝气，和胃气，消滞气，升清气，降浊气，选用黄芪、党参、白术健脾益气，柴胡、枳壳、莪术疏肝气、升清气及消滞气。半夏和胃气、降浊气。脾胃同居中焦，是气机升降之枢纽。脾主运化，胃主受纳，脾主升清，胃主降浊，"脾宜升则健，胃宜降则和"，脾升胃降维持了人体气机升降的动态平衡，而这种平衡有赖于肝主疏泄、调畅气机的促进和维持。无论外感六邪、内伤情志、饮食不节（不洁）、劳逸过度，均可导致肝气郁滞、脾胃虚弱，致使气机不畅、脾胃升降失司，内生瘀血、浊毒而发为本病。故治疗 CAG 调气是关键。

活血包括养血、活血、化瘀，选用白芍、丹参、莪术、九香虫、土元之类的药物。阳明胃腑为多气多血之海，脾为气血生化之源，肝为藏血之脏。"气为血帅，血为气母""气以血行，血以载气"。脾虚则血无以化，则血虚；肝气郁滞则气机不畅无以帅血，则血瘀。正如《脾胃论》所言："脾胃不足，皆为血病"。《临证指南医案·胃脘痛》亦云："初病在经，久病入络，以经主气、络主血，则可知其治气活血之当然也"。"胃病久而屡发，必有凝痰聚瘀"。故治疗 CAG 伴 IM、ATP 应用活血化瘀、养血散积之品。

解毒包括化解湿浊、祛除疫毒，清热解毒药用黄连、半枝莲、蒲公英等。CAG 常因脾虚不运、湿浊内蕴、疫毒（胃内幽门螺旋杆菌感染）入侵而致浊毒滞留于胃，损伤胃络。CAG 之所以迁延难愈，易为癌变，皆与气滞、湿浊、瘀血与内生火邪日久蕴结络脉成毒关系密切，所生之毒即是病理产物，又是使慢性萎缩性胃炎进一步加重，病情更趋复杂的致病因素，在治疗 CAG 的过程中，特别注重化毒、解毒法的应用。

笔者在强调重视气血阴阳与脏腑间关系的同时，也强调辨证与辨病相结合，以中医临床症状、体征和舌脉与胃镜下胃粘膜出血和或糜烂、肠上皮化生、不典型增生、假幽门腺化生等病理组织学病变相结合，以审证求因，整体动态地诊察患者症状体征及考虑患者具体的体质因素而辨证，以图达到《素问·异法方宜论》所言："故圣人杂合以治，各得其所宜。故治所以异而病皆愈者，得病之情，知治之大体也。"

（牛兴东　撰写）

二、"心胃同治"理论

牛兴东教授在多年临床工作中总结经验，发现诸多脾胃疾病同时伴发心系病症，治疗上重视心胃同治，往往在临床取得较好疗效，因此提出"心胃同治"，我等从师于侧，总结牛老师经验，挖掘古今文献，从理论上进一步探源。

（一）心与脾胃相关的理论基础

1.心与脾胃相关的经络联系

脏腑经脉方面。就经脉循行可知，脾胃与心有密切的联系。《灵枢·经脉第十》曰："脾足太阴之脉……其支者，复从胃别上膈，注心中。"《灵枢·经别第十一》指出："足阳明之正，上至髀，入于腹里，属胃，散之脾，上通于心。"脾脉之支者上膈注心中；胃脉之别行者贯膈而上通于心，脾胃均与心发生直接的联系。《灵枢·经脉第十》曰："脾足太阴之脉，……入腹属脾络胃"。《灵枢·经筋第十三》曰："手少阴之筋，起于小指之内侧……挟乳里，结于胸中，循贲，下系于脐。"贲门为胃之上口，少阴之经筋下行通过此处。三者通过胃也发生了直接地联系。

脉络分布方面。脾胃与心的经络都通过心前区、咽等部位，因而脾胃与心通过共同的循行部位而联系在一起。如：《灵枢·经脉第十》"脾之大络，名曰大包，出渊液下三寸，布胸胁。"《素问·平人气象论》曰："胃之大络，名曰虚里，贯膈络肺，出于左乳下，其动应衣，脉宗气也。"又《灵枢·经脉第十》曰："胃足阳明之脉，其直者，从缺盆下乳内廉"。胸胁，左乳下、乳内廉当为心前区。脾胃通过经络与心前区相联系。再如《灵枢·经脉第十》曰："脾足太阴之脉，起于大指之端，……入腹属脾络胃，上膈夹咽，连舌本，散舌下"。《灵枢·经别第十一》曰："足阳明之正，上至髀，入于腹里，属胃……上循咽"。《灵枢·经脉第十》云："心手少阴之脉……络小肠……从心系上夹咽。"三者都通过咽部，有着共同的循行部位，也通过共同循行部位的络脉经筋的交织而发生着联系。

2. 心与脾胃相关的生理联系

五行相生关系。心居上焦清阳之地而属火，脾胃居中焦阴柔之处而属土，心与脾胃为火土相生的母子关系，生理上阴柔之地的脾胃常需心阳来温煦。

3. 血液的生成和运行的协调关系。血液生成方面：脾胃为后天之本，水谷通过脾胃的受纳、转输、升清作用，上输于心肺，变化而赤，贯注于脉是为血。脾胃气旺，血液化生有源，则心有所主，血脉充盈。心主一身之血，心血供养脾胃以维持其正常的运化功能。血液运行方面：血液在脉中正常运行，既有赖于心气的推动而不致过于迟缓，又依靠脾气的统摄而不致逸出脉外。心脾协同，血液运行正常。所谓"血所以丽气，气所以统血，非血不足以丽气也。营血所到之处，则气无不丽焉，非气不足以统血也。卫气所到之处，则血无不统焉。"（《张聿青医案》）因此，血的正常运行，全赖心主血脉与脾主统血的协同调节。

4. 气机升降的协同关系。《阴阳应象大论篇第五》云："清阳为天，浊阴为地，地气上为云，天气下为雨，雨出地气，云出天气"。天地相交，在天则风调雨顺，在人则生理功能正常。在人体，心阳属君火居于上，其气当降。然其升降之枢纽则责之脾胃。脾胃将水谷精微上济心肺，同时将心阳下降一则温煦脾胃，二则下交于肾阴使水火既济。故张锡纯云："君火发于心中，为阳中之火，其热下济，大能温暖脾胃。"因此可见，脾胃之阳源于心阳。所以治脾胃病必兼治心。

心属火，位于上而属阳，在人体气机运动中主降；六腑以通为用，胃以降为和。心与胃、大小肠在气机运动上共同主降的一致性决定了其治疗上的共通性，是通下法广泛用于心与胃肠性疾病的生理基础。此外，劳神思虑过度，既耗心血，又损脾气，亦可形成心脾两虚之候。叶天士《脾胃门》曰："九窍不和，皆属胃病"。《世补斋医书·阳明病论》曰："神昏从来属胃家"由于心胃同主凉降，心气降则胃气通，胃气阻则心气逆，故治疗当以通下热结，清心安神为法。方用大承气汤荡涤积热，以釜底抽薪。加郁金、黄连、龙骨、牡蛎清心火，安浮神，诸药共伍，可收腑气通降，热结得除，浮神复位之功。

（二）"胃病及心"的病机分析：

心与胃密切相关。如《素问·经脉别论》云："食气入胃，浊气归心，淫精于脉"。即在正常生理状态下，胃为水谷气血之海，而心主全身的血脉，通过胃的受纳、腐熟，将水谷下传于小肠，通过脾的运化，升清作用将食物中浓厚部分转输于心，一方面可以助阳化气，另一方面可以化血以充血脉。

由于胃与心在经脉属络、生理功能等方面密切相关，因此胃的各种功能异常都会影响心主血脉及心主神志的功能。分而言之，心主血脉功能异常主要表现在心主生血和心主行血两方面功能失司。心血生成不足，心失所养则可见心悸、面色苍白、健忘、乏力等。心主行血功能失常会导致血行不畅可见唇舌青紫，面色晦暗，脉结、代、促、涩等症。

胃病及心的病机主要从以下几点进行论述：

1. 运化失常，心血生成不足而致心神失养，临证可见失眠，健忘，反应迟钝等症状。如孙思邈在《备急千金要方》记载："心劳病者，补脾以益之，脾王则感于心矣"。李杲在《东垣十书》中："经云脱气者目盲，脱精者耳聋，心肺有病而鼻为之不利，此明耳目口鼻为清气所奉与天，而心劳胃损，则受邪也。"强调了心与脾胃之间气血相依的关系。

2.脾胃运化失职，心气不足，无力推动血液运行而致瘀血内停；或者由于脾胃运化失司，心血不足，脉道不利而致心脉瘀阻；心脉血停为瘀，"瘀血不去，新血不生"，加之心神失其气血之濡养，而发为失眠，健忘，呆病，神志不宁，反应迟钝，精神萎靡不振，严重者可见昏迷，不省人事等。正如《伤寒论》中云："其人善忘者，必有蓄血"。《伤寒论后条辨》曰："血瘀于下，则心窍易塞而识智昏，故不谵则狂，不狂则忘。"《景岳全书》中言："凡心有瘀血，亦令健忘。"

3.实证导致的郁热、寒邪、痰饮、湿邪、食积等实邪亦会影响到心的功能。分而言之：①胃中热邪循经上扰于心，可见心烦，失眠，口舌生疮等症。如《素问·逆调论》篇云："人有逆气不得卧……是阳明新逆也。阳明者，胃脉也。胃者，六腑之海，其气亦不行。阳明逆，不得从其道，故不得卧也"。刘完素《河间六书·胃疸证》："食已如饥，胃热，能消谷。阳明脉络心火上行，心憎烦，身黄，小便赤涩也。"②寒邪客胃，胃与心经相互络属，致寒邪闭阻心脉而致心前区疼痛。如《素问·至真要大论》云："寒厥入胃，则内生心痛"。③痰饮停于心下，可见心悸，心慌等心系疾病。如《金匮要略·惊悸吐衄下血胸满瘀血病脉证并治第十六》云："心下悸者，半夏麻黄丸主之。"水湿困于胃肠亦可见心系症状。如晋代王叔和在《脉经·平人迎神门气口前后脉篇》指出："足太阴经也，……心烦不得卧，肠鸣"，证实心与脾胃在发病中的关系密切。④胃主通降功能失常，燥屎内结，热邪通过经络上扰心神亦可致心烦，失眠，神志躁狂等神志异常之症。如《素问·逆调论》即有"胃不和则卧不安"之论。

4.胃之本虚标实证胃阳不足导致的水饮痰浊内停、食积不化。由于脾胃阳虚，痰浊阻滞，寒邪凝滞于心脉所致胸痹。即将胸痹病因病机归纳为"阳微阴弦"，即上焦阳气不足，下焦阴寒内盛，阴乘阳位，致胸中寒盛收引，既可抑遏阳气，又可使血行瘀滞。正如《素问·调经论》曰"寒气积于胸中而不泻……则血凝泣，凝则脉不通"。

综上，脾胃之病常常导致心的生理功能异常。说明脾胃与心不论是生理功能还是病理变化均密切相关。

牛老师通读古今，博览群书，勤求古训，对于中医经典亦娴熟于心。牛老师认为心胃同治，不仅仅局限于心与胃的关系，还应当包含心与大、小肠的关系。牛老师临证四十余载，擅长治疗多种消化系统疾病，在整理观念及辨证论治的指导下，通过大量的临床观察、总结发现胃病及心的患者不可胜数，推其原理，大抵与心胃的生理功能，经脉络属，病理联系等关系密不可分。牛老师指出：对于功能性消化系统疾病和心理精神因素密切相关的患者，例如常伴有心烦易怒、失眠多梦、抑郁焦虑等症状者，仅治疗胃病，往往达不到预期疗效，若心胃同治，常常收效显著。

（苏和　整理）

三、风泄
——从风论治腹泻型肠易激综合征

腹泻型肠易激综合征（IBS-D）是指一种以腹痛或腹部不适，伴有排便习惯改变和（或）大便性状异常的功能性肠病，该病缺乏可以解释症状的形态学改变和生化异常。根据罗马 III 诊断标准：最近的三个月内每个月至少有 3 天具有反复发作的腹痛或不适症状及腹泻每日大于 3 次。对其主要症状包括腹痛频率、腹痛伴排便异常、排便后腹痛缓解及粘液便等有详细的描述。属于中医"泄泻"、"腹痛"范畴。近年来各地的研究报道显示 IBS-D 是一种世界范围内的发病，在我国城市的患病率约为 5% 左右，在欧美国家则为 10%~20%。在我国，IBS-D 患者在消化专科门诊中就诊的比例达 20%~50%。患者因"风邪伤人，必入空窍……""风既居于胃肠……"，常于饮食不节（洁），情志失调、劳倦所伤、感受外邪等导致肝气不疏、肝病传脾、脾失运化而诱发加重。西医认为肠道应激性增强，应激反应引起5-羟色胺释放增多，直接刺激肠蠕动增强，甚至产生肠痉挛。现代医学手段检测不出细菌、病毒、抗生素和解痉药、止泻药治疗无效，使用调节肠道运动功能紊乱和调节肠道菌群失调的药物如匹维溴铵（得舒特）、马来酸曲美布汀片、双歧杆菌可暂时有效，排除引起腹泻的其他因素，可诊断。牛老师认为本病的治疗有别于传统中医药对泄泻的认识，"风邪伤人，必入空窍。而空窍，惟肠胃为最。风既居于肠胃……"，是其病因，祛风止泻，健脾疏肝是其治法根本。

（一）中医病名诊断——风泄

IBS-D以腹痛、腹泻为其特点，属于特殊类型的腹泻。在中医文献中可见到金元·朱丹溪《丹溪手镜》记载："风泄，久风为飧泄，水谷不化而完出也，肝病传脾，以泻肝补脾。"清末民初医家何廉臣《全国名医类案》提到风泄，肠风飧泄，伏风为痛。但与本病的病因病机和临床症状未完全对应。本病常表现为阵发性的腹泻、腹痛，急迫、难以抑制，其临床表现与《素问·生气通天论》中"是以春伤于风，邪气留连，乃为洞泄"。金元·李东垣《脾胃论》中"凡泄，水谷不化，谓之飧泄……"，清·喻嘉言所说"风既居于肠胃、其导引之机，如顺风扬帆，不俟脾之运化，食入即出，以故餐已即泄也"的描述类似，所以牛老师认为可以把本病命名为"风泄"，以利指导临床用药。具体病因与风邪客于肠胃相关，后面再分析。

（二）本病的证候特征

1.本病以腹泻、腹痛为主症。腹泻、腹痛多表现为阵发性，水谷不化，食入即出，餐后即泄、晨起即便或呈喷射状或便中带泡沫，且程度急迫，难以抑制。另一个特点是伴有肠鸣、畏寒、纳差的症状。

2. 发作诱因。常由相关诱因所诱发，如饮食不节（洁）、辛辣异味、冷饮刺激、情志不遂、劳倦内伤，食物过敏，感受外邪等。

3. 肠道细菌比例发生变化，应激性增强，应急反应引起 5- 羟色胺释放增多，肥大细胞表达增多，全胃肠道的敏感性异常。（用电子恒压器检测技术评价）

4. 年龄特点。青壮年多发，各年龄段均可发病，近年来研究显示女性发病率高于男性，总体发病率呈增高趋势，是继感冒后第二大疾病。

5. 发病季节。无明显季节性，全年均可发病。

6. 药物特异性。应用匹维溴铵（商品名得舒特）、马来酸曲美布汀片、双歧杆菌等调节肠道运动功能紊乱和菌群失调有一定疗效，一般抗生素、止泻药无效。

以上通过吸收现代医学检测手段，可以使我们深化对疾病的认识，也为中医辨证论治提供了参考的客观依据。

（三）本病的主要病因、病机

1. 风客肠胃为其主要病因；本病的表现与通常所指的"泄泻"、"腹泻"不完全一样，以此指导临床诊治，难以收到满意效果。以临床表现来看腹泻、腹痛是本病的主要症状，具有阵发性、痉挛性的特点，常突然发作，未治缓解，体现了"风邪之为病，善行而数变""风盛则挛急"的特点。《素问·生气通天论》曰："因于露风，乃生寒热。是以春伤于风，邪气留连，乃为洞泄"（注：一名飧泄。乃风行乘土，水谷不化下利）。《素问·阴阳应象大论》曰："春伤于风，夏生飧泄"。《脾胃论》曰："凡泄，水谷不化，谓之飧泄，是清气在下，胃气不升，古人皆以升浮药治之"。清代喻嘉言云："风邪伤人，必入空窍。而空窍，惟肠胃为最。风既居于肠胃，其导引之机，如顺风扬帆，不俟脾之运化，食入即出，以故餐已即泄也"。清·雷少逸《时痛论·春伤于内夏生飧泄大意》中说："今谓春伤于风，夏生飧泄者，此不即病之伏气也。……经又云：邪气留连乃为洞泄。此亦言伏气为病。可见飧泄洞泄，皆由伏气使然"。由此可见本病常有明确的外感病史，他症缓解后，惟有风居肠胃、邪气留连、腹泻、腹痛经久难愈的胃肠表现。本病的泄泻还有一个特点，风邪内入，饮食生冷则发病而加重，与《内经》中"肠风"、"胃风"的描述有相似之处。《素问·风论》有"风邪久居肌腠，若一旦内入肠中，则为肠风泄泻；"胃风之状，颈多汗恶风，食饮不下、鬲塞不通，腹善满，失衣则胀，食塞则泄，诊形瘦而腹大。"本病患者对风寒、冷饮及刺激性食物或多种外源性可吃食物极其敏感，情志因素非常敏感，常因此而发病，这是因为风邪久居肠胃，损伤脾胃，不耐外邪侵袭所致。

2. 风居肠胃、肝郁脾虚，久病及肾为其主要病机。风邪伤人，客于肠胃，"风依于木，木郁则化风"（《类证治裁》），肝属于木，脾属于土，肝风内动，乃风行乘土，如顺风扬帆，不等脾之运化，则水谷下行而成泄泻；风性主动，风盛挛急，故伴有腹痛；"风善行而数变"，故腹泻腹痛呈阵发性；风客肠胃、肝风内动、肝郁脾虚，脾病及肾、肾阳虚衰、肾主前后二阴、脾肾阳虚、运化固涩失职、升降失调而呈风泄。

（四）"祛风止泻、疏肝健脾、温补肾阳"为本病的治疗大法。

1. **治疗依据**：本病风邪为因、风居肠胃而致肝风内动，风木乘脾，脾失运化，脾虚及肾，肾阳虚衰，治疗当以祛风止泻、疏肝健脾，温补肾阳为主要大法。旁及兼症，可随证加减。风泄的腹泻、腹痛特点为阵发性，突然发作，排便急迫，难以抑制、受风寒之邪及异味饮食刺激诱发等，这些大多数都体现了中医风邪之突发特性，"风善行而数变"、"风盛则挛急"的特点。故遣方用药中时刻不忘祛风疏风。

2. 抓主证，辨兼证： 本病的主症就是腹泻、腹痛，具有阵发性、急迫性的特点，对此治疗就要突出"祛风止泻、缓急解痉、疏肝健脾"。同时"风为百病之长"，常夹寒、夹湿、夹热，而患者个体之间也有体质的差异，故同为腹泻、腹痛，可出现不同的临床兼证，故要随症加减变化，做到证变治亦变。如风客肠胃，兼有寒者，常见腹中雷鸣、手脚发凉等，就要加入温阳祛寒药。又有风客肠胃，兼有情志不畅者，常见胸胁胀满、情绪急躁易怒等，可加入疏肝柔肝之品。由于该病腹泻、腹痛具有阵发性、痉挛性的特点，对于腹泻次数增多，每日超过4次以上，腹痛亦剧烈者，需加入收敛固涩、缓急止痛之药。对于病程较长，久病伤及肺肾者，还需兼顾调补肺肾，以求扶正固本。

（五）专病专方用药及随证加减用药

本病临床表现大致相似，主证单一，病因病机基本相同，可用主方统治、随证加减。

1. 主方（风泄汤）

荆芥、防风、升麻、柴胡、葛根、党参、炒白术、茯苓、陈皮、白芍、肉桂、干姜、乌梅

2. 加减

腹泻甚者久泻肠鸣，加煨诃子酸涩收敛，固涩止泻；加羌活治久泻肠鸣效佳，以散寒水之郁而宣其化，升清阳助脾气以和其中；腹痛甚者，加元胡、川楝子助白芍以柔肝止痛；兼寒者，加肉豆蔻、炒吴萸、补骨脂；兼湿者，加苍术、厚朴；兼热者，加黄连、茵陈；兼气郁者，加玫瑰花、合欢花；肺肾亏虚者，应调补肺肾，加五味子、山药、黄芪、鹿角霜等。

3. 组方分析

风客肠胃，影响了肝的疏泄、脾的运化而致腹泻、腹痛不已。所以要以疏肝健脾为前提，选用祛风散邪、透邪外达之风药。

　　荆芥、防风、升麻、柴胡、葛根为一组祛风散邪药，同时具有升阳、醒脾、疏肝、解痉、胜湿的作用。《素问·阴阳应象大论》曰："湿伤内，风胜之"。李东垣《脾胃论》曰："凡泄，水谷不化，谓之飧泄，是清气在下，胃气不升，古人皆以升浮药治之"。升麻、柴胡二药均为气轻味薄之品，性主升。其中升麻辛、甘、微寒。归脾、胃、肺大肠经。长于升阳举陷，疏散风热，引阳明之气，自右而升；柴胡，味苦微寒。归肝、胆经，善于疏肝、升阳，和解表里，引少阳之气，自左而上。二药需与甘温益气药同用。葛根性味甘辛、和缓，入胃经。升散宣发以引清阳上行而止泻，"鼓舞胃气上升，治脾胃虚弱泄泻圣药也"（李东垣曰）。防风性升散，辛能散肝郁，香能舒脾气，补脾胃非此引用不能行，搜肝气而泄木，升阳气而醒脾，又为脾经引经药，为祛风胜湿之仙药，以助止泻之功；与白术相伍，升清阳而止泄泻。荆芥味辛、性微温，适用于散全身的风邪、风寒、风热的表证，都可以应用。《本草求真》记载："荆芥，辛苦而温，芳香而散，气味轻扬，故能入肝经气分，驱散风邪"。党参、白术、云苓、陈皮益气健脾，行气和胃。其中白术健脾以御木乘、燥湿止泻；陈皮理气燥湿，醒脾和胃，助白术之补脾；白芍酸寒，既能柔肝缓急止痛，又能补益脾阴，配白术可于中土泻木，此四味药（白术、白芍、陈皮、防风）相伍即为"痛泻要方"，既可健脾胜湿以止泻，又可柔肝缓急以止痛。肉桂味辛、甘，性热，有温补肾阳、温中逐寒、宣导血脉的作用，其性深厚凝降、守而不走、偏暖下焦、能助肾中阳气，并能纳气归肾，引火归元，抑肝扶脾，兼交心肾。本品能增强消化机能，排除消化道积气，缓和胃肠痉挛性疼痛。干姜味辛，性热。温中逐寒，偏入脾经气氛，回阳通脉，兼通心阳；乌梅味酸涩、性平，归肝、脾、肺、大肠经，能涩肠止泻，敛肺止咳。又可助白芍柔肝缓急。诸药相合，共凑祛风止泻、柔肝健脾、温阳逐寒之功效。

（六）常见证型举要分析

1. 肝郁脾虚型：

此型分为肝郁犯脾和脾虚肝旺两个亚型。前者以肝郁为主，木郁不达，风木横逆犯脾，则痛于脐下，患者表现出腹痛、腹胀、嗳气、大便不爽等症，肝木乘脾，则痛泻不止。对于病变主要在于肝气郁滞的患者，治疗的主要方法应予祛风止泻疏肝理气。肝郁为主者，表现为腹痛、泻而不爽者用风泄汤合柴胡疏肝散《景岳全书》加减治疗。

而脾虚肝郁型 IBS-D 是以脾虚为主，运化无力，升降失司，水湿内停，反而影响肝的正常疏泄，出现肝郁症状。表现为体倦乏力，纳差，便溏或不成形，或临厕虚挣乏力，焦虑、腹胀、喜太息，并兼有腹痛作泻，泻而不爽，脉细弱。

治法为祛风止泻，健脾益气，疏肝理气。药用风泄汤加减。嗳气频繁者加沉香、白蔻仁；泄泻次数较多者加煨诃子、木瓜；腹胀明显者加枳壳、大腹皮；烦躁易怒者加合欢皮、栀子；夜寐差者加炒枣仁、夜交藤。

2. 脾肾阳虚型：

本证多由久病伤及脾肾，或素体虚弱，脾肾亏虚所致。脾肾亏虚，运化失职为其基本病机。

脾肾阳虚型特点是：腹泻长期不愈，大便质稀，夹有完谷和粘液，伴有腹部隐痛，喜温喜按，凌晨腹痛、肠鸣、腹泻明显，泻后痛减。纳差，身困乏力，舌淡苔白，脉沉细无力。

治法为祛风止泻，健脾益气，温补肾阳。药用风泄汤合四神丸（《内科摘要》）加减。

3. 脾虚湿阻型：

湿邪多由脾阳不振，过食生冷使脾失健运，不能行其津液而湿从内生。其中因脾气虚不能运化水湿，水湿留于肠间则生泄泻。

临床表现为：经常餐后即泻，大便时溏时泻，夹有黏液；食少纳差；食后腹胀，脘闷不舒；腹部隐痛喜按；腹胀肠鸣；神疲懒言，肢倦乏力；面色萎黄。舌质淡，舌体胖有齿痕，苔白；脉细弱。

治法为祛风止泻，健脾化湿。药用风泄汤合升阳除湿汤（《脾胃论》）加减。久泄不止、中气不足者加黄芪；脾虚及肾、清晨腹泻者加补骨脂、肉豆蔻。

4. 脾胃湿热型：

现代人生活富足而少节制，"饮食自倍，肠胃乃伤"，过饱、过饥、过肥腻、过寒凉、过燥热等等，使脾失健运，湿浊不化，郁而生热，湿热内生。现代人生活、学习、工作节奏快，精神压力大，常起居无常，睡眠不足，情志失和等导致情志不畅，肝郁日久化火，火热灼津为痰湿。气机不畅，木郁乘土，脾失健运，湿热内生，即所谓"太阴内伤，湿饮停聚，客邪再至，内外相引，故病湿热。"

脾胃湿热证肠易激综合征的临床表现常有脘腹痞满，或胀或痛，纳呆，恶心，肢体困重，口苦，渴不多饮，便溏不爽或大便软细难排，舌苔黄腻，脉濡数等证候。脾胃湿热证的辨证要点在舌苔，一定有黄腻苔，苔或厚、或薄、或舌根有苔、或苔满舌，湿重则苔多、苔厚，热重则苔黄、舌红。

治法为祛风止泻，健脾益气，化湿清热。药用风泄汤合升阳益胃散（《内外伤辨惑论》）加减。牛老师强调：治疗脾胃湿热证要湿热分解，重在治湿，并以调理脾胃为主，通达气机为要。

牛老师经验：

祛风药的使用应该根据病情，药证相符。如果长期大量使用会导致耗气伤津。牛老师的经验是少量使用，煎药时后下风药，取其辛香走窜之义。虽然"治湿不利尿，非其治也"，但利水也有禁忌症。正如张景岳强调指出"若虚寒之泻，本非水有余，实因火不足；本非水不利，实因气不行。夫病不因水而利则亡阴；泻以火虚而利复伤气。倘不察其所病之本，则未有不愈利愈虚，而速其危者矣"。牛老师的经验是对"风泄"慎用利尿之法。因风泄为久泻，虽体内有湿，但阴津已伤，如再利尿，重伤其津。牛老师建议使用芳香化湿、健脾利湿、行气燥湿等方法。

（肖成　整理）

四、"固本化浊"论治溃疡性结肠炎

溃疡性结肠炎（ulcerative colitis，UC）是一种病因未明的直肠、结肠黏膜慢性非特异性炎症，其病变主要累及结肠粘膜和黏膜下层，范围多自远段结肠开始，可逆行向近段发展，甚至累及全结肠和末段回肠，呈连续性分布，临床上以腹痛、腹泻、粘液脓血便为主要症状，并伴有一些肠外和全身性表现，病情轻重不等，多呈反复发作慢性病程。中医学中没有 UC 的名称，根据其临床表现，本病多属于中医"泄泻"、"休息痢"、"肠风"、"肠癖"等范畴。

牛老师认为 UC 病因为外感之邪，或脾胃虚弱，或禀赋不足，或饮食不节（洁），或思虑劳倦过度，或忧思恼怒，情志不遂，致湿热内蕴，浊邪留恋，气机不畅，瘀滞肠络，血腐肉败而成本病。属于本虚标实，湿浊热邪瘀滞之证，即脾胃虚弱为本，湿浊热邪瘀滞为标，初病伤及气血，久病脾虚及肾，寒热错杂，病程缠绵，反复难愈。

（一）气血与湿浊热邪贯穿于该病始终，肠络瘀滞是该病发生的重要环节。

1.脾虚为溃疡性结肠炎的发病之本：

牛老师认为溃疡性结肠炎的病机根本是脾虚，脾的功能旺盛是保证机体健康的重要因素，关于脾的功能方面有"四季脾旺不受邪"、"诸病皆由脾胃生"等论述，观之临床，患者平素多因起居失慎、饮食不节、劳逸失调等因素，以致脾气亏虚，防御能力低下，从而易于感邪而发病。《素问·脏气法时论》曰："脾病者，虚则腹满肠鸣、飧泄、食不化"。《景岳全书·泄泻》云："泄泻之本无不由于脾胃，盖胃为水谷之海，而脾主运化，使脾健胃和，则水谷腐熟而化气化血，以行营卫。若饮食失节，起居不时，以致脾胃受伤，则水反为湿，谷反为滞，精华之气不能输化，乃至合污下降，而泄痢作矣。"脾为太阴湿土之脏，宜升则健，喜燥而恶湿，为气血生化之源，后天之本，主运化水湿。因此慢性溃疡性结肠炎的发生是由于饮食、劳倦、思虑、久病等之后，加之先天禀赋不足，致脾气受损，脾气虚弱，健运失常，不能职司运化而升清，水湿停聚，或从热化（南方明显），或从寒化（北方尤甚），成湿热或寒湿，与水谷杂下，流注肠间乃致泄泻下利；或水反为湿，谷反为滞，脾虚湿盛，清不升而浊不降，清浊混淆而下乃致泄利，因此，泄利之证与脾虚关系最为密切。久泻更致脾虚，形成恶性循环，不能运化水谷精微，日久脾病及肾，脾肾并虚，而成痼疾难愈。临床观察证实，大部分患者尤其是在反复发病，或迁延日久，或邪退之后，舌质往往偏淡，舌体胖，且舌边常见有齿痕，通过运用以健脾益气为主组成的方剂治疗本病，可取得满意的疗效。患者诸多临床表现中，体倦乏力症状均较为明显，也间接说明脾虚在溃疡性结肠炎发病中的重要地位。另外实验研究发现，本病发作期常伴有机体免疫功能低下，如淋巴细胞转化率、补体 C3、免疫球蛋白等指标均有变化意义，而脾虚与免疫功能低下密切相关，通过健脾益气药物的治疗，免疫功能提高，脾虚的症状也得到了改善，进一步反证了脾虚在本病发病中的作用。

2. 湿热为溃疡性结肠炎的发病之标：

如前所述，若饮食不节，恣食肥甘，饮酒无度，或素体湿热内蕴，或感受暑湿之邪，均能使脾之运化功能失常，津液不得正常输布，则聚而为湿，湿浊下注大肠，湿蕴于肠腑，导致大肠传导失司，出现泄痢之病。正因为宿湿阻滞肠间，致本病反复发作，缠绵难愈。《临证指南医案·泄泻篇》所说："泄泻，注下症也，……溏泄之肠垢污积，湿兼热也。"外感湿热，或湿从内生，困脾碍运，清浊不分，混杂而下，下为飧泄，久则为痢。且无论是初发期，抑或为反复发作期，均可见大便粘滞不爽，脱肛腹胀，肛门灼热，小便短赤，舌苔黄腻等症，甚至出现粘液脓血便、腹痛、里急后重等症状，重症患者还可出现全身中毒症状，析之病机此皆是宿湿热毒蕴于肠腑的结果。而肠道湿热又常与脾虚本证交相影响，互为因果，湿热不清，脾虚难复，脾虚不运，湿热不除。

3.浊邪是该病的重要致病因素，也是反复发作的主要原因。脾虚易感受湿邪，湿邪也易从内化生，湿邪粘腻日久化浊，湿轻浊重，积湿成浊，浊较之湿邪更加稠厚浓重、胶结秽浊，湿相对易化而浊尤其难除。浊邪致病起病缓慢隐袭，病程较长，往往反复发作或缠绵难愈；易困阻脾胃，使脾胃纳运失职，升降失常；易阻滞气机，从而使气机升降失常，气血营卫滞涩不畅；易损伤阳气、重浊趋下；常与痰瘀互结，随体质及环境因素寒化、热化，从而出现种种变局。浊邪作为病邪贯穿于 UC 病变之始终，浊邪留恋难去成为病情反复的主要原因。只有在正气内虚之基础上，人体虚弱，抵抗力下降，代谢减弱，才致浊邪易停滞于内致病。通过研究发现，浊邪的临床客观指标：（1）临床症状多以腹痛、腹泻、粘液脓血便为主，病程较长，反复发作。（2）舌苔黄或白，苔腻或垢，脉有滑象；（3）排泄物、分泌物：可见大便溏泄、粘腻不爽、粘液、脓血等秽浊之物。（4）病理产物如免疫物质、补体成分等明显升高或局部堆集；（5）肠镜下粘膜不同程度的充血、水肿、糜烂、溃疡；显微镜下可见大量炎细胞浸润、小脓肿等。

4.肠络瘀滞是该病发生的重要环节。

脾肾两虚，湿热阻滞与瘀血、痰饮、食积互为因果，渐积渐累，消残正气，损伤肠络，是浊邪深伏，久病不愈，遇感复作的主因，湿热之邪多由脾虚所致，盖肠道屈曲盘旋乃脾胃运化水谷痰湿，气血生化流通之处，经络多气多血，易生郁气、痰浊、积滞、瘀血，病变表现为不通之证。王清任《医林改错》曰："腹肚作泻，久不愈者，必瘀血为本。"气虚不能帅血运行，气虚血瘀，肠络失和，而脂膜受损，血败肉腐，肉溃成疡，侵脂刮膜，下痢赤白。湿滞久羁不祛成浊，日久多从热化，酿热成毒，壅滞肠间，与气血相搏结，使肠道传导失司，肠络受伤，气凝血滞，腐败成疡，化为脓血，发为本病。

（二）宏观与微观互参，局部与整体结合的治疗思路

《医宗必读》云："脾土强者，自能胜湿"。《柳选四家医案》："脾胃健则湿热自化"。本病的治疗应清源治本与澄流治标相结合，截断脾虚与湿浊热邪之间的相互关系。具体应用虚实兼顾，湿热并治，气血双调，攻补同施，故立益气健脾、清热化浊、调气和血为溃疡性结肠炎的基本方法；口服和局部灌肠用药，可针对UC的主要病因湿、热、浊、瘀治本；又针对UC的主要病理变化炎症、糜烂、溃疡而治标。局部灌肠治疗由于药物能直达病所，灌肠可使药物有效成分直接在肠道吸收，提高了病变部位药物浓度，并可保护肠道溃疡面，改善局部血运，促进愈合；同时由于局部给药，避免了肝脏的首过效应，防止药物在肝脏被破坏及胃肠消化液、消化酶对药物的破坏，药物的利用度得到了充分发挥；直肠给药虽属外治法范围，却与中药口服具有同等的灵活性，可随证加减用药，主要作用体现在清热解毒，活血止血，收敛生肌三个方面。

（三）标本兼顾，气血并调，清补同施组方原则

牛老师自拟健脾理肠汤，基本组方：生黄芪25g、炒白术15g、炒苍术15g、黄连7g、煨乌梅15g、煨诃子10g、炒白芍15g、地榆炭30g、蒲黄10g、苦参10g、厚朴12g、白头翁15g、土茯苓30g、甘

草 10g。同时给予中药保留灌肠，组方：黄连 10g、苦参 12g、五倍子 10g、白及 12g、三七粉 10g、珍珠粉 1g。以生黄芪、炒白术为君，黄芪味甘，性微温，归脾、肺经，具有补气升清，托毒生肌的功能；白术味甘、苦、微辛，性温，入脾胃经，具有温中燥湿的功能；黄连清热解毒，燥湿厚肠，苦参清泻下焦湿热，白头翁凉血止痢，土茯苓清热解毒、化浊除湿，以上四者搭配使用，作为臣药以清热解毒，化浊止痢。对于湿热浊毒泻痢，里急后重有良好的疗效。白芍、蒲黄炭、地榆炭养血活血止血，乌梅酸涩固肠，炒苍术、厚朴燥湿健脾，共为佐药，甘草调和诸药；因此健脾理肠汤具有益气健脾、清热化浊、调气和血的作用。局部用清热燥湿、活血止血、生肌敛疮作用的黄连、苦参、五倍子、白及、三七粉、珍珠粉等灌肠，是针对 UC 的主要病理变化炎症、糜烂、溃疡而治标。

（四）随证、症变化，灵活多变的用药特色

牛老师认为溃疡性结肠炎普遍具有病程长、易反复、病情复杂，病势缠绵，不易速愈的特点。临床症状表现多样，也可产生多种兼证，而兼证与湿浊瘀热邪共存，相互影响，病情难愈。证产生症，症又能影响证，故当依兼证与症的不同加减用药。如：症见与情志有关，如生气、抑郁加重或反复发作者，属肝郁证，治以疏肝理气，主要用药有醋柴胡、炒白芍、炒枳壳、香附、防风等；症见性急易怒、口苦、舌红、脉弦数者，属肝热证，治以清肝泻火，主要用药包括焦栀子、丹皮、黄芩、龙胆草等；症见腹胀、纳呆、便溏、苔黄厚腻、脉滑者，属食滞证，治以消食导滞，主要用药包括焦三仙、鸡内金、炒莱菔子、炒槟榔等；症见舌红、苔少、口干不欲饮、便血色鲜红、脉细数者为夹阴虚证，治以滋阴，药用知母、生山药、生地等；症见舌质暗淡、暗红或有瘀斑者为血瘀证，治以活血化瘀，药用三七粉、蒲黄炭；脾虚较重者加重生黄芪、炒白术的用量；牛老师认为湿热为主证时若用

党参可能滞气碍湿，使湿浊难化，故少用。同时认为里急后重者为湿热内蕴、气机不畅所致，应该在清化的基础上治宜调气活血导滞，通因通用。药用槟榔、木香、炒枳壳、炒大黄；脓血便较多者，乃热毒内盛，热壅血瘀，治以清热解毒、凉血散瘀通下，常用黄连、白头翁、黄柏、金银花、炒大黄等；血多者，常用地榆炭、三七、蒲黄炭、白及；白色粘液较多者，考虑为湿、为痰，予以薏苡仁、白芷。从以上治疗可以看出牛老师随证、症变化，灵活多变的用药特色。

（五）固本化浊是该治疗的特色优势所在

溃疡性结肠炎治疗的难点之一是减少病情复发，提高患者生活质量。牛老师认为正虚邪恋，湿浊不化，病情容易反复。正虚主要以脾虚为主，脾虚及肾仍宜健脾为主，治病求本。补气健脾是固本之法，固本才能扶正，防止病情复发，故曰"四季脾旺不受邪"。脾虚易感受湿邪，湿邪也易从内化生，湿邪粘腻日久化浊，湿与浊同源、同类，湿乃浊之源，浊乃湿之甚，浊为湿之重，湿浊夹杂为害，并可相互转化。只有在正气内虚之基础上，人体虚弱，抵抗力下降，代谢减弱，则浊邪易停滞于内致病。湿浊是主要致病因素，常伴有气滞、血瘀，如湿浊阻于肠腹，气机阻滞，可见腹痛，肛门坠胀感，肝气郁滞，横逆克土，也可见腹痛、腹胀等症状；久病入络，出现便血及脓血便，如叶天士云："其初在经在气，其久在络在血"、"初病湿热在经，久则瘀热入络"，故湿浊作为病邪贯穿于UC病变之始终，湿浊留恋难去成为病情反复的主要原因，气血不调、肠络损伤为活动期的病机关键。健脾理肠汤具有益气健脾、清热化浊、调气和血的作用，其重视脾虚不运、湿聚成浊、化热下注、肠络瘀滞在溃疡性结肠炎发病及病变过程中的决定性作用。尤其方中土茯苓30克加强了化浊力量，土茯苓是清热除湿的要药，具有较强的化湿解毒作用，《玉楸药解》指出："土茯苓……最养脾胃，甚止泄利。燥土泄湿，壮骨强筋，止泻泄敛肠有殊效"。药理研究具有抗炎和选择性地抑制细胞免疫反应。经临床研究，健脾理肠汤加中药灌肠治疗 UC 的治愈率 47.22%，总有效率 97.22%，复发率 3.03%，复发率低于美沙拉嗪对照组的 14.7%，也低于其他报道 5%-33.3%。其固本化浊的作用是缓解症状、减少复发的关键，其作用机理是通过调节机体免疫机能，抑制炎性反应，促进溃疡修复，改善溃疡性结肠炎局部血液流变和微循环等作用，达到改善症状、治愈疾病的目的，是一种治疗溃疡性结肠炎安全、有效、毒副作用少、易推广的专病专方专药。

（高原　整理）

五、"扶正化积"论治胃肠息肉

牛老师在脾胃病的诊治中具有鲜明的时代特点，衷中参西，与时俱进，既继承前人的临床经验，又善于利用现代化检查手段，应用中西医结合方法对脾胃病进行诊治。牛老师在多年的临床实践中，对胃、肠息肉治疗形成独到见解，即："扶正化积法"治疗胃、肠息肉，现总结如下：

牛老师认为胃、肠息肉为全身性疾病的局部表现，全身为虚，局部为实，脾虚为本，痰瘀浊毒为标。病位在脾胃，涉及肝、肾。肝气不舒，影响脾胃升降。肾阳不足，脾胃虚寒，升降失调。《素问·经脉别论篇》："饮入于胃，游溢精气，上输于脾。脾气散精，上归于肺，通调水道……"脾胃共同完成受纳、运化、升降、布散之功能，脾胃虚弱，升降失常，脾气不升，胃气不降，功能失调，痰湿内停，脾喜燥而恶湿，痰湿即成，易困脾土，使之运化失职，水谷不归正化，津液不布，进一步酿生痰浊。《证治汇补》曰："脾虚不运清浊，停留津液而痰生。"如此反复，痰湿困脾更甚，日久脾虚明显，痰浊为阴邪，其性重浊粘滞，痰随气血运行，内而脏腑，外而经脉，无处不到；痰性粘滞，易阻碍气机，经络不畅则血行瘀滞，由痰生瘀或挟瘀而病，"初病在经，久痛入络，以经主气，络主血"，瘀血、痰浊积久化生郁热，变生浊毒，蕴而入血，积于胃膜，由"无形浊毒"积渐而成"有形浊毒"，最终致胃、肠息肉形成，正如"胃病久发，必有聚瘀"。可见脾胃虚损在胃、肠息肉形成、发展过程中起着关键作用。

牛老师注重"宏观辨证与微观辨证"相结合的同时，注重中医理论与现代医学检查相结合。牛老师认为有形浊毒存在，阻碍气机升降，可影响脏腑气化，耗损正气，浊毒既是病理产物，也是致病因素，牛老师认为中医西医充分发挥各自优势的同时，还应该互相取长补短，此时应借鉴西医治疗息肉的手段，即采用内镜下摘除的方法，截断病势，意在"邪去正安"、"祛邪以扶正"，同时防止病进难治。镜下摘除息肉后，若患者的正气不足，余邪未去，脾虚浊毒内蕴的状态长时间未得到改善，息肉可能复发。此时采用中医药方法进行后续治疗，对机体的阴阳平衡进行及时的调整，是阻止息肉复发的有效途径。《素问·至真要大论》云："谨察阴阳所在而调之，以平为期……疏其血气，令其调达，而致和平。"而脾胃功能的强弱在人体机能的恢复过程起着关键作用。正如张元素《治法机要》所言："壮人无积，虚人者有之，脾胃虚弱，气血两衰，四时有感，皆能成积。"李东垣提出"养正积自消"，牛老师认为扶正是预防和治疗胃、肠息肉的关键，并贯穿治疗大法的始终。

牛老师认为胃、肠息肉形成非一朝一夕之事，而是脾胃虚弱，浊毒内蕴，日久积渐而成，正气已衰，不可妄用攻伐之品，若一味用攻伐之品，化浊解毒药性味苦寒，易伤脾阳，于病无补，反而加重病情，一定要在扶正的基础上，化浊解毒。脾旺则津液输布，健脾益气法既能扶正祛邪，又能阻断浊毒生成，防止息肉复发，正是牛老师"治未病，脾胃先行"学术思想的充分体现。扶正以四君子汤加黄芪益气健脾，炙黄芪善入脾胃，补而不腻，补脾益气之要药。加陈皮取"异功散"之意，使补气而不壅滞，促进脾胃功能恢复。"浊"为阴邪，"毒"为阳邪、热邪，寒热错杂，湿热胶着，如油入面，病程缠绵难愈，牛老师强调在补虚旺脾的基础上化浊解毒，祛瘀散积使邪去正安。常用药有：丹参、莪术、山慈菇、半枝莲、九香虫、阿魏等。

治疗胃息肉和肠息肉基本大法相同，病机均为脾胃虚损、痰瘀互结。区别在于胃息肉在脾胃虚损，痰瘀互结基础上挟热，多用半枝莲、山慈菇等清热解毒药；肠息肉在脾胃虚损，痰瘀互结基础上挟湿，故多用苦参、凤尾草等清热燥湿药。

《类经·针刺类》言："救其萌芽，治之早也；救其已成，治之迟也。早者易，功收万全；迟者难，反因病以败其形。"明代袁班在《证治心传·证治总纲》中更是将治未病提到一个至高的境界："欲求最上之道，莫妙于治其未病"。临床实践亦表明"扶正化积法"是治疗和预防胃、肠息肉复发的重要方法和有效途径，对指导临床实践具有重要价值，是中医"治未病"思想的体现。

（魏玉霞　整理）

专病专论篇

一、慢性萎缩性胃炎

慢性萎缩性胃炎（CAG）是指胃黏膜上皮遭到反复损害后导致黏膜固有腺体萎缩甚至消失为特征的一种常见的消化系统疾病，且病程长、易反复发作，难治愈，病变随年龄增大而有恶变的趋势。因此，1978 年 WHO 将 CAG 列为胃癌的癌前状态，在此基础上伴发的不完全肠化和中、重度的不典型增生被视为癌前病变。目前公认的胃癌发生模式：正常胃黏膜——慢性胃炎——萎缩性胃炎、肠上皮化生——不典型增生——胃癌（肠型），积极有效地开展 CAG 的干预阻断对胃癌的防治具有重大意义。但现代医学对于 CAG 尚无理想的治疗方法，而中医药辨证治疗方法灵活，对其有一定的治疗效果。

一、病机认识

根据 CAG 主要临床表现，可归属于中医学的痞满、胃痛、嘈杂等范畴，其病机虚实夹杂、反复多端，但总结起来不外乎"虚"、"郁"、"瘀"、"毒"四端。

（一）"虚"

慢性萎缩性胃炎以中老年人居多，大多病程较长，迁延不愈、久病致虚，常见患者纳差早饱甚至全身疲乏、消瘦等虚弱症状。本病之虚，多在脾胃虚弱。气虚则脾胃不振，脾胃失于运化，不能腐熟水谷，出现纳差食少的表现。从西医的病理特点来看，慢性萎缩性胃炎由各种原因导致胃黏膜腺体萎缩、分泌消化液减少,《内经》认为"治痿独取阳明",并解释"痿者,萎也,萎弱不用之意",胃腺体的萎缩亦可从萎弱不用的角度认为是气虚鼓动无力而致。《内经》曰:"脾主为胃行其津液",胃粘膜萎缩的病变,首当责之于脾气的不足。

(二)"郁"

中医学常把慢性萎缩性胃炎归属"痞满"的范畴,原因在于大多患者都以痞满为主症。中医认为,痞满多因中焦气机不利,升降失司所致。脾胃为中焦气机之枢纽,脾气主升,胃气主降,一升一降,才能分清泌浊,保持胃肠虚实更替的生理状态。若脾胃郁滞,中焦气机阻滞,则该升不升,该降不降,则中焦气机痞滞。肝主疏泄调畅一身气机,促进脾胃气机升降相因。肝气郁结则气机不畅,容易发生痞满的病变。所以,慢性萎缩性胃炎的发生与"郁"有直接关系,有肝郁、胃郁、中焦气机郁滞等。

(三)"瘀"

慢性萎缩性胃炎病程较久,长达几年或几十年,中医认为,"久病入络"、"久病致瘀",瘀血阻络是慢性萎缩性胃炎的重要病机之一。慢性萎缩性胃炎常见胃脘痞满、口渴、舌质紫黯或有瘀斑等临床特征,多与瘀血阻滞有关。《诸病源候论》曰:"血气壅塞不通而成痞气也"。慢性萎缩性胃炎患者常感口渴,亦为瘀血所致。《血症论》指出:"瘀血在里,则口渴,所以然者,血与气本不相离,内有瘀血,故气不得通,不能载水津上升,是以发渴,名曰血渴,瘀血去则不渴也"。舌质紫黯有瘀斑瘀点更是瘀血证的最直接的证据,从微观辨证的角度,慢性萎缩性胃炎镜下常可见黏膜萎缩变薄,黏膜下血管透见,黏膜血管扭曲、血管壁增厚等类似于瘀血证之"血屡"。有的伴有肠化和不典型增生,或伴有隆起、结节,中医认为是胃络积聚的表现,血液郁滞日久则聚而成积。

研究显示,CAG 存在血液粘滞性增高,血流速度减慢,红细胞聚集增加和血液粘稠度增大等血液流变学障碍。CAG 胃黏膜可见黏膜变薄、充血、水肿、糜烂、增生等病变。胃黏膜不典型增生与肠化生在胃镜下可见胃黏膜表面凹凸不平、结节状现象，是由瘀血阻络、痰气壅结所致。据相关文献统计，治疗慢性胃炎中医组方中活血化瘀药物使用率为 50%-60%，而 CAG 则更高，大量研究表明，使用活血化瘀药治疗 CAG，其萎缩与肠化、异型增生均有不同程度的逆转。

（四）"毒"

中医认为，毒的含义甚广，有热毒、浊毒、邪毒、疫毒、癌毒等，慢性萎缩性胃炎的发病及其癌变常与幽门螺旋杆菌的感染有关，患者常出现胃脘痞满、舌苔黄腻、口臭等热毒浸淫的临床表现。幽门螺旋杆菌为一类致病因子，亦有学者将其类比为浊毒、邪毒、疫毒、癌毒。所以，有医家对慢性萎缩性胃炎有从"痈"论治的观点，用药倡清热解毒、消痈生肌。

二、处方思路

（一）治疗大法

调气活血解毒法是牛老师创制的治疗慢性萎缩性胃炎及其癌前病变的主要治疗大法。此法是根据对慢性萎缩性胃炎"虚、郁、瘀、毒"的病机而制定的。《景岳全书》曰："血必由气，气行则血行，气逆则血留，气虚则血滞，气弱而不行。故凡欲治血，或攻或补，皆当以调气为先"。调气包含益气和理气的内涵，而且有调理肝脾的含义。牛老师以调气作为主要的方法之一，在张镜人先生益气活血治疗方法的基础上又有了新的发展，更加符合慢性萎缩性胃炎久病致瘀的特点，不管是否出现瘀血的临床表现，适当地加用活血化瘀的药物取得更好的效果。解毒，不仅清解热毒，还针对慢性萎缩性胃炎不典型增生和肠化等癌前病变解癌毒，即治疗时针对慢性萎缩性胃炎常常有热毒的表现加用清热解毒药，还要根据现代药理研究加用能够抗癌的中药。

（二）主方辨析

牛老师以调气活血解毒为治疗大法总结出了经验方——消痞萎胃康方，药物组成有：炙黄芪、党参、炒白术、醋柴胡、炒枳壳、炒白芍、醋莪术、丹参、九香虫、土元、醋元胡、半枝莲、黄连、姜半夏、炙甘草、鸡内金。

调气包括健脾气，疏肝气，和胃气，消滞气，升清气，降浊气，方中黄芪、党参、白术健脾益气，柴胡、枳壳、莪术疏肝气，升清气及消滞气。半夏和胃气、降浊气；活血包括养血、活血、化瘀，方中常用白芍、丹参、莪术、九香虫、土元之类的药物；解毒包括祛湿浊、解疫毒，药用黄连、半枝莲等，诸药合用共奏调气活血解毒之功。

其中，黄芪、莪术相配即为国医大师朱良春先生治疗慢性萎缩性胃炎之首药，取张锡纯先生"十全育真汤"攻补兼施治虚劳之意。黄芪不仅能补脾益气针对慢性萎缩性胃炎久病之虚，且托疮生肌有利于治疗胃内粘膜之疮痈，一举两得，更能切中病机。药理研究其能改善细胞营养，促进蛋白质的合成和能量代谢，营养濡润胃粘膜，保护胃腺体，促进癌前细胞的凋亡，可直接针对慢性萎缩性胃炎的癌前病变。配莪术以其行气破血，有瘀可以消瘀，无瘀者可借其流通之力，行补涩之滞。其既消瘀积又消食积，且药理研究有抗癌之功。日本医人将其归类于助消化类药物，用于改善胃动力，强壮胃肠功能，可见莪术专长于胃，可针对慢性萎缩性胃炎之异常增生组织。丹参、莪术能活血化瘀，逆转腺体萎缩、不典型增生、肠上皮化生；半枝莲有清热解毒之功，并能有效抑制癌细胞的生长，对于慢性萎缩性胃炎癌前病变有预防其癌变的作用。白花蛇舌草清热解毒散结，具有抗炎、抑制细胞过度增生等作用。

（三）加减变通

1. 根据主症加减

烧心明显有3种原因，一为胃酸多吐酸明显，加左金丸，剂量随症变化；加制酸药中和胃酸，标本皆顾，如乌贝散，药物可用乌贼骨、大贝、海蛤壳、煅瓦楞等；二是热蕴中焦，加黄连、黄芩、蒲公英等清解郁热；三是碱性烧心，胃酸分泌过少，可加入乌梅、五味子、山楂等酸味药物中和碱性。

嗳气明显，以寒邪为主者，加入丁香柿蒂散；以热证为主者，加入旋覆代赭汤；恶心呕吐者，加半夏、生姜、姜竹茹等；口干明显者，加石斛、玉竹、沙参、麦冬等；腹胀明显者，加炒莱菔子、厚朴等；纳差早饱者，加焦三仙、炒鸡内金等；怕凉者，加炮姜、良姜、香附、干姜、甘松等；胃痛明显者，加醋元胡。

2. 根据合并症加减

合并反流性食管炎者，可加三七、大贝、白及等饭前冲服；合并胆囊炎者，合用大柴胡汤，加金钱草、醋郁金等；合并乙肝者，可加茵陈、炒山栀等；合并胃息肉者，用阿魏、藤梨根等；合并抑郁症者，可加甘麦大枣汤或炙百合、玫瑰花等疏肝解郁；合并失眠症者，可加酸枣仁、远志、菖蒲等养心安神；合并 HP 感染者，结合西药杀菌，运用兰索拉唑、甲硝唑、阿莫西林、胶体果胶铋等四联药杀菌，用药10天，1个月后检呼气实验阴性者为宜。期间可加入黄芩、黄连、蒲公英、仙鹤草等对 HP 敏感的中药。

3. 根据胃镜检查辨治

伴有糜烂或溃疡者，加三七、大贝、白及、凤凰衣、煅瓦楞等护膜的药物饭前冲服；有颗粒样改变者或疣状隆起者，加三棱、莪术、丹参、阿魏等活血化瘀、软坚散结；有小凹脓肿者，加蒲公英、山栀、生薏米等清热解毒药；有出血点，加化瘀止血的药物，如三七、白及、云南白药等；有息肉者，加阿魏、藤梨根、山慈菇等。病理诊断有肠化或不典型增生者，加九香虫、莪术、半枝莲白花蛇舌草、刺猬皮等解毒抗癌。

（杨巧芳　整理）

二、胃食管反流病

胃食管反流病（GERD）是指胃内容物反流入食管引起不适症状和（或）并发症的一种疾病。流行病学研究显示我国患病率在5%左右，且发病率有逐年升高的趋势。现就老师治疗胃食管反流病的临床经验总结如下。

（一）对胃食管反流病中医病名的认识

胃食管反流病是多种因素作用导致的消化道动力障碍性疾病，典型和常见的症状为烧心和反流，其他少见或不典型的相关症状有上腹痛、胸痛、嗳气、腹胀、上腹不适、咽部异物感、咽痛、吞咽困难等消化道症状以及食管外症状，如慢性咳嗽、咽喉炎、哮喘等。RE是现代医学病名，在中医古典医籍中无此具体病名记载。牛老师据其多年临床实践，认为本病虽然临床表现症状繁多，但其主症为反酸、吞酸、嗳气、烧心、稍食即饱、胃痛等，应属中医的"吞酸"、"嘈杂"、"胃痛"等范畴。

（二）对胃食管反流病中医病因病机的认识

食管与胃相连，与胃密切相关，同为胃气所主。脾胃同居中焦，一脏一腑，一阴一阳，互为表里。胃为阳腑，主受纳和腐熟水谷，胃主通降，以通为降，以和为顺，喜润而恶燥；脾为阴脏，主运化水谷精微和水湿，脾主升清，以升为健，喜燥而恶湿。脾主升清，胃主降浊，脾胃为气机升降之枢纽，从而保证了胃纳脾运功能的正常。正如张锡纯所言："脾主升清，所以运津液上达；胃主降浊，所以运糟粕下行"；张景岳在《景岳全书》所言："胃司受纳，脾司运化，一纳一运，生化精气。"脾胃的升降相宜为顺，肝热犯胃，挟持胃气上逆发为本病。正如叶天士言："肝为起病之源，胃为传病之所"。现代研究也认为心理紧张者发生反流症状的危险是其他人群的 3.8 倍。或因饮食不节，损伤脾胃，脾失健运，饮食停滞，痰湿内生，致使胃中气机阻滞，胃失和降而上逆。或因过食辛辣，肥甘厚味，烟酒无度均可致蕴湿助热生火，胃气壅滞，土壅木郁，肝胃气滞，郁而化热，胃失和降，胃气上逆发为本病。现代研究证明，进食过饱和油腻饮食可能增加腹压和减少胃排空而导致胃食管反流。脾胃升降失常，当升不升，当降不降，日久可致气滞、血瘀、痰凝互结于食管，胃失和降，胃气上逆，而见恶心、呕吐、嗳气，甚则食入反出；情志不畅，肝失疏泄，横逆犯胃，肝胃气滞，郁而化热，或饮食不节，伤及脾胃，胃气壅滞，气郁化热，热灼胃与食管，故烧心、反酸、胸骨后疼痛，胸中烦闷；"脾为生痰之源，肺为贮痰之器"，脾虚不运，痰湿内生，肺失宣降，或肝郁化火，木火刑金，肺气不能宣降，致痰气郁阻于胸隔，胃气上逆，症见胸痛、反酸、嘈杂、咳嗽、咽部梗噎不舒等。

牛老师认为本病病因多为情志不畅，肝气郁结，气机郁滞，或饮食不节，损伤脾胃，蕴湿成痰，或过食辛辣，助热生火，导致气、火、湿、痰、血、瘀互结，形成本病。本病病位在胃，与肝、胆、脾、肺等脏腑密切相关。病变初起多实证，以肝气犯胃或肝胃郁热为多，中期多为痰（湿）热阻滞，后期以胃阴亏损或痰瘀互结为主。肝胃不和，胃失和降是其基本病机。

（三）对胃食管反流病中医治则的认识

由于社会竞争日趋激烈，工作压力和生活压力激增，导致患者肝气抑郁不疏，肝木乘土，横逆犯胃，肝胃不和，胃失和降，胃气上逆而发为 RE；生活水平的提高致大量进食肥甘厚味、辛辣刺激性食物，痰湿内生，胃气壅滞，土壅木郁，肝胃不和，胃失和降，胃气上逆发为本病。随着病情的发展，在不同的病程中可兼有火郁、湿阻、痰结、血瘀。《临证备要·吞酸》曰："胃中泛酸，嘈杂有烧灼感，多因于肝气犯胃"。因而牛老师认为本病的基本病机是肝胃不和，胃气上逆，因此疏肝理气，和胃降逆为其基本治则。

（四）辨证分型论治

辨证论治是中医理论体系的特点和精髓，通过辨证准确分析病因、把握病机、确定治则，从而准确处方用药，提高疾病诊治疗效。临证时牛老师多将其分为五型进行辨证施治。

1. 肝胃不和型：

症见烧心，反酸，胸骨后或胃脘部疼痛，每因情志因素诱发或加重，胸闷喜太息，胃脘胀满，连及两胁，嗳气频频，大便不爽，舌质淡红，苔薄白，脉弦。治宜疏肝理气、和胃降逆，方以柴胡疏肝散合旋覆代赭汤、半夏泻心汤、左金丸加减，药用醋柴胡、炒枳壳、炒白芍、姜半夏、旋覆花、乌贼骨、炒白术、党参、吴萸、黄连、枇杷叶、生甘草。若胸胁痛甚加川楝子，醋郁金；反酸明显者加乌贼骨、大贝、白及研末饭前卧位冲服；大便干燥者加黄芩、大黄。

2. 肝郁胃热型：

症见烧心、反酸、胸骨后或胃脘部烧灼样疼痛，心烦易怒，口干口苦，大便干燥。舌红苔黄，脉弦数。治以疏肝清热，和胃降逆。方用化肝煎合旋覆代赭汤、左金丸加减，药用丹皮、炒山栀、生白芍、青陈皮、清半夏、醋柴胡、炒枳实、黄连、盐吴萸、炒大黄、大贝、旋覆花、代赭石、生甘草。烧心明显者加蒲公英、连翘；反酸明显者加乌贼骨、大贝、白及研末饭前卧位冲服。

3. 脾虚气滞型：

症见反酸或泛吐清水、胃脘胀满、隐痛、嗳气、乏力、纳差、便溏、舌苔薄白或腻，舌质淡有齿痕，脉沉细。治法为健脾理气，和胃降逆。代表方为香砂六君子汤合五磨饮、旋覆代赭汤加减，药用党参、炒白术、云茯苓、木香、砂仁、陈皮、姜半夏、乌药、沉香、旋覆花、代赭石、炙甘草。脘腹胀满者加厚朴、生姜；胃脘畏寒喜暖者加干姜、吴茱萸。

4. 气滞血瘀型：

症见反酸、烧心、嗳气频作，胸痛咽阻，或胃脘胀痛，刺痛。舌黯、脉涩。治法宜活血祛瘀，疏肝理气．代表方为丹参饮合血府逐瘀汤、金铃子散加减，药用丹参、檀香、砂仁、醋柴胡、炒枳壳、赤芍、川楝子、元胡、姜半夏、大贝、旋覆花、代赭石、党参、炙甘草。疼痛剧烈者加蒲黄、五灵脂；大便色黑者加三七粉、白及。

5. **气郁痰热型：**

症见胃脘胀满，嗳气，反酸，伴有咽部及胸骨后不适，咯痰粘滞，纳差，早饱，口干口苦欲饮水，二便不爽。舌质偏红，舌苔薄黄微腻，脉弦或滑。治以理气降逆，清热化痰，代表方为黄连温胆汤合旋覆代赭汤加减，药用沉香、炒枳实、陈皮、姜半夏、生白术、云苓、生苡仁、旋覆花、代赭石、黄连、黄芩、厚朴、大贝母。肝郁气滞明显者加郁金、香附、苏梗；咳嗽痰多者加桔梗、枇杷叶。

（郭增元　整理）

三、溃疡性结肠炎

溃疡性结肠炎（ulcerative colitis，UC）是一种大肠黏膜慢性非特异性炎症，其临床原因不明，临床表现以腹泻、腹痛、粘液脓血便和反复发作为特征。其病变呈连续性分布，主要累及结肠黏膜和黏膜下层，病变多自直肠、乙状结肠开始，可逆行向近段发展，甚至累及全结肠和末段回肠。UC 病因未明，被 WHO 公认为"疗效最差的疾病之一"，尚缺乏针对性的治疗手段，严重影响患者生存质量，并耗费大量医疗资源。本病属中医"泄泻"、"休息痢"、"肠风"、"肠澼"等范畴。牛老师采用中医药治疗溃疡性结肠炎有较好的疗效，现总结如下：

（一）辨证分型论治

1. **脾虚湿热型：** 常见症状：腹泻、便溏，有黏液或少量脓血，纳差食少，肢体倦怠，或腹胀肠鸣，腹部隐痛喜按，面色萎黄，舌质淡胖或有齿痕，苔薄白，脉细弱或濡缓。治以益气健脾，清热化浊，调气和血，自拟健脾理肠汤加中药灌肠治疗，基本组方：生黄芪25g、炒白术15g、炒苍术15g、黄连10g、煨乌梅15g、炒白芍15g、地榆炭30g、蒲黄10g、苦参10g、厚朴12g、白头翁15g、土茯苓30g、甘草10g。同时给予中药保留灌肠，每剂加水煎至100ml，睡前保留灌肠。灌肠方：黄连10g、苦参10g、白及12g、三七粉6g、珍珠粉1g。疗程1～3月。体会：牛老师认为脾胃虚弱、湿热内蕴、浊邪留恋、气机不畅、瘀滞肠络、血腐肉败而成本病。属于本虚标实，寒热错杂之证，即脾胃虚弱为本，湿浊热邪瘀滞为标，久病伤及气血，脾虚及肾，寒热错杂，病程缠绵，反复难愈。脾胃与湿浊热邪贯穿于该病始终，肠络瘀滞是该病发生的重要环节，采用自拟方健脾理肠汤加中药局部灌肠治疗。经临床研究，其治愈率47.22%，总有效率97.22%，作用机理是通过调节机体免疫机能，抑制炎性反应，促进溃疡修复，改善溃疡性结肠炎局部血液流变和微循环等作用，达到改善症状、治愈疾病的目的，是一种治疗溃疡性结肠炎安全、有效、毒副作用少、易推广的专病专方专药。

2. **寒热错杂型**：常见症状：久病迁延，脐腹冷痛，喜温喜按，腰膝酸软，形寒肢冷，或腹胀肠鸣，面色㿠白，少气懒言，舌质淡胖，苔白润或有齿痕，脉沉细或尺脉弱。治以补虚泻实，调理寒热，方以乌梅丸加减，基本组方：乌梅15g、黄连5g、黄柏6g、肉桂15g、炮姜30g、附子12g、川椒10g、生黄芪25g、白芷6g、细辛3g（先）、当归12g、地榆炭15g、炒白芍12g、党参15g、三七粉6g（冲）、仙鹤草30g、炙甘草10g。体会：乌梅丸"又主久利"，牛老师认为"久"，说明本方常用于疾病后期，经多种治疗仍不能痊愈，迁延日久具有泄泻症状的患者，"久利"因寒邪内侵，而"久利则虚"，又可加重下痢；寒甚逼阳上越，则可化热；正虚邪盛，寒热错杂，可致气血不和。采用乌梅丸加减补虚泻实，调理寒热，使肾水暖、脾土和、肝木达。合而言之，全方辛开苦降，补虚泻实，调和肝脾，标本兼顾，兼具酸、辛、苦、甘四味，药性刚柔相合，有利于调整脏腑气血和阴阳的平衡。

3. **大肠湿热型**：常见症状：腹泻黏液脓血便，腹痛或里急后重，肛门灼痛，或身热，口干口苦，小便短赤，舌苔黄厚或腻，脉滑数或濡数。治以清热解毒，凉血止痢，方以白头翁汤加味，基本组方：白头翁20g、秦皮15g、黄连10g、白及20g、炒白芍15g、木香10g、地榆炭20g、血余炭15g、白芷10g、黄柏12g、三七粉6g（冲）。体会：牛老师认为溃疡性结肠炎急性期为热毒深陷血分，下迫大肠所致。热毒熏灼肠胃，血败肉腐，化为脓血，而见下痢脓血、赤多白少；气机不畅则腹痛里急后重。采用白头翁汤加味治以清热解毒、凉血止痢，热退毒解，则痢止而后重自除。

4. **寒湿阻滞型**：常见症状：久痢迁延，脓多于血，色淡清稀，脐腹冷痛，喜温喜按，形寒肢冷，或腹胀肠鸣，面色㿠白，少气懒言，舌质淡胖，苔白润或有齿痕，脉沉细或尺脉弱。治以温阳补血，化湿通络，方以阳和汤加减，基本组方：炙麻黄10g、熟地15g、白芥子10g、炮姜30g、肉桂15g、白及20g、白芷10g、鹿角霜10g、生地榆15g、三七6g（冲）、生黄芪20g、炒山药30g、炙甘草10g。体会：牛老师认为患者素体阳虚，营血不足，寒凝湿滞，痹阻于肠络、血脉所致，故大便2-4次，脓多于血，色淡清稀及全身见一系列虚寒表现。阳和汤具有益精气，扶阳气，化寒湿，通肠络，温阳补血以治本，化湿导滞、敛疮止血以治标，方证合拍，疗效显著。

（二）内外同治综合治疗：

牛老师认为口服和局部灌肠用药，可针对UC的主要病因治本，又针对UC的主要病理变化炎症、糜烂、溃疡而治标。只有这样才能直接清除病邪，标本兼顾，使病情渐向痊愈，不致反复。局部灌肠治疗优点是由于药物能直达病灶，药物有效成分直接在肠道吸收，不仅提高了病变部位药物浓度，并可保护肠道溃疡面，起到护膜作用，改善局部血运，促进愈合。同时由于灌肠给药，防止药物在肝脏被破坏，防止消化酶、胃肠消化液对药物的破坏，药物的利用度得到了充分发挥。直肠给药虽属外治法范围，却与中药口服具有同等的灵活性，可随证加减用药；凡能内服的各种剂型均可根据药性适宜直接或溶解稀释后作灌肠剂用；灌肠剂在吸收、显效速度上比丸、片、汤、栓及肌注等剂型均快，可与静脉注射剂相媲美。牛老师重视敛疮生肌，护膜为要，喜用一些中药护膜之品，如：象牙屑、马勃、滑石、杏仁、琥珀粉、凤凰衣、白及等，采用灌肠治疗三周停一周，有利于肠黏膜恢复。

（三）生活指导：

病情的复发均有因可循，诱因包括情志、饮食、劳倦、感染等方面。牛老师强调注意以下3点：（1）节制饮食：饮食失宜为最常见的发病诱因，患者在饮食方面除了坚持不进食生、冷、旧、油腻、油炸、过分辛辣食品外，还需注意对易消化、清淡、细软、无渣或少渣、高蛋白、高热量、少纤维、低脂肪、高维生素、营养丰富的食物为主，同时忌食或少食与病情发作或加重有密切影响的食物；（2）调畅情志：本病与精神因素关系密切，情绪波动或精神异常可构成其病因或诱因，因此，积极调整心态，让患者在情绪上应消除恐病心理，不要常处在紧张压力下，对病情改善是至为关键；稳定情绪，维持乐观心态，对待病情，排除杂念，树立战胜疾病的信心。（3）慎适起居：不可太过劳累，保证充分的睡眠及休息，需根据气候的变化，及时加减衣被，避免因劳累、受冷、受热而引起病情的反复发作。

（高原　整理）

四、泄泻

泄泻是一种较为常见的慢性肠功能紊乱性疾病。多年来，牛兴东教授采用中医辨证治疗慢性泄泻取得一定疗效，提出"调气化水法"治疗泄泻的学术观点，现总结如下：

（一）调气法：

1. 宣肺气

陈修园《医学实在易》说："气通于肺脏，凡脏腑经络之气，皆肺气之所宣。"唐容川《血证论》说："大肠之所以能传送者，全赖于气。气者，肺之所主。"唐宗海《医学精义》说"小肠中物至此，精汁尽化，变为糟粕而出，其所以能出之故，大肠为之传导，而大肠之所以能传导者，以其为肺之腑，肺气下达，故能传导，是以理大便必须调肺气也。"肺气虚弱，治节不伸，气化不展，降下无权，致肠道传化失常，加之肺与大肠相表里，主输布津液，肺卫失固，津液不归正道，下渗肠间亦可出现腹泻；肺与大肠相表里，肺气宣肃正常，大肠也能发挥正常传导功能。泄泻患者，肺气的肃降功能与宣发功能不平衡，导致大肠传导快速，产生泄泻。牛老师在临床中使用宣肺提升之品，调整宣肃的平衡，治疗腹泻。他常用桔梗、苏叶、麻黄、防风、荆芥、薄荷等药物宣肺气，常用苏子、紫菀、杏仁、枇杷叶、白前肃肺。牛老师善用玉屏风散、补肺汤治疗肺气虚产生的腹泻，常获良效。

2. 畅肝气

唐容川《血证论·脏腑病机论》说："木之性主于疏泄，食气入胃，全赖肝木之气以疏泄之，而水谷乃化，设肝之清阳不升，则不能疏泄水谷，渗泄中满之证，在所不免。"肝脾同属中焦，脾的运化有赖于肝的疏泄，肝疏泄有度，则营养物质输布全身，糟粕下传大肠，排出体外，情志不舒或精神紧张，每易致肝失疏泄，调达不畅，气机郁滞，甚至气滞血瘀，经脉不通而腹胀腹痛；肝郁横逆犯脾，升降失常，肠腑传导失司，致排便异常；便后气滞得畅，故常见便后腹胀、腹痛得以缓解。木郁克土，肝气郁结，克伐脾土，导致脾胃运化失常，产生腹泻。牛老师认为：肝属木、主疏泄，有调畅气机，协助脾胃运化的功能，若恼怒忧郁，肝失调达，气机不畅，横逆犯脾，或土虚木侮，肝脾失调可出现泄泻、腹痛。临床主要表现为泄泻发作常与情志因素有关，胸胁胀闷，嗳气食少，肠鸣，攻痛，腹痛即泻，泻后痛减，矢气频作，舌淡红，脉弦。他善于使用疏肝之品，使肝气调达，正常疏泄，泄泻自止。临床常使用逍遥散加减治疗肝郁腹泻。

3. 敛肝气

肝阴不足，肝阳相对亢盛，导致肝气疏泄太过，产生腹泻。吴鹤皋《医方考》说："泻责之脾，痛责之肝，肝责之实，脾责之虚，脾虚肝实故令痛泻。"临床表现为急躁易怒，口干舌燥，舌红，苔薄干，脉弦。肝阴不足导致泄泻，反过来，泄泻日久也可导致肝阴不足。久泄导致水谷精微不能化为阴液，产生肝阴不足，更导致肝阳亢盛，疏泄太过。但使用滋阴之品又有助湿之患。牛老师使用敛肝气的方法治疗，常用白芍、山萸肉、五味子、木瓜、石榴皮等敛肝止泻。这些药物再配合除湿之药，敛肝气，滋肝阴而不助湿邪。

4. 补脾气

张景岳《景岳全书》说："泄泻之本，无不由于脾胃。"脾气虚，不能运化水谷精微，水反为湿，谷反为滞，合污下降，而泻痢作矣。临床表现为纳少，神疲乏力，口淡无味，舌淡苔白，脉弱。牛老师的经验是使用香砂六君子汤加减治疗。其中尤善于使用黄芪、炒白术、炒山药、炒薏米、砂仁、佛手等补脾而不留邪。

5. 升脾气

脾主运化，胃主受纳。若因长期饮食失调，劳倦内伤，久病缠绵，均可导致脾胃虚弱，中阳不健，清气下陷，水谷糟粕混合而下，遂成泄泻。脾气以升为健，脾气不升，产生腹泻，临床表现为纳少，口干不喜饮水，腹胀，消瘦，伴有胃下垂，子宫脱垂，脱肛等内脏下垂疾病。牛老师善于使用升阳益胃汤加减治疗。

6. 通大肠之气

六腑以通为顺。大肠之气不通畅，导致腹胀、腹痛、里急后重、排便不畅、次数增多等症状。大肠之气机通畅，则传化功能正常，腹泻自止。牛老师使用通因通用的治疗原则，在处方中加入通大肠气的药物，如枳实、厚朴、槟榔、陈皮、木香等。牛老师认为：利气、消滞、化湿、祛瘀都为通。牛老师经验是用小量大黄炭祛除湿毒浊邪，使肠胃清洁。

7. 固肾气

张景岳《景岳全书》说："肾为胃关，开窍于二阴，所以二便之开闭，皆肾脏所主，今肾中阳气不足，则命门火衰……阴气盛极之时，即令人洞泄不止也。"指出久病可及肾，肾阳虚衰，不暖脾土，脾失健运，而致泄泻。肾气不固主症：大便溏薄，多挟白色或黄色粘液，腹痛温熨则舒，畏寒怕冷，脐下隐痛，黎明泄泻，完谷不化，食欲不振，伴腰膝酸软，舌质淡胖，边有齿痕，脉濡细或沉。治法：温固肾气。常用四神丸加减，常用药：补骨脂、肉豆蔻、吴萸、炮姜、白术、诃子、石榴皮、罂粟壳。

（二）化水法：

1. 健脾化水

脾主运化，水谷入胃，经过脾的运化，形成精微物质，供给全身各脏器。如果脾脏不健，运化无力，则水谷内停，变为水湿，下注大肠，产生腹泻。牛老师善于健脾化湿，不治泄而腹泻自止。常用参苓白术散加减。他特别强调，健脾不是一味滋补，大气一转，其病乃散，补中有散，加入行气之品。但补气与行气要有主次之分，根据脾之虚实，气机的壅滞情况，调整比例。

2. 温肾化水

《素问·逆调论》说："肾者水脏，主津液"，指的就是肾脏对体内津液的输布和排泄，维持体内津液代谢的平衡。肾为先天之本，肾阳为人身体的源动力。肾阳虚衰，气化无权，水湿内停，下注大肠，产生腹泻。牛老师善用真武汤加四神丸温肾化水，治疗肾阳虚型泄泻。

3. 淡渗利水

牛老师指出："泄泻均由水作祟。"淡渗法所治的泄泻，其病位主要在小肠，其病机关键是湿盛。由于小肠泌别失职，水液不能渗入膀胱而偏渗于大肠，水反为湿，而成泄泻。《景岳全书》说："泄泻之病，多见小便不利，水谷分则自止，故曰：治泻不利小水，非其治也。"利水是治疗泄泻的重要方法。但是，它仅仅是一种方法，必须通过辨证找出是由于何种原因导致水湿内停，在把握内在病机的前提下，给予淡渗利湿，效果会很明显。如果脱离辨证，见泄泻即利水，不但无效，很可能起到相反作用。淡渗法是通过渗水利尿，使水走前阴而达到止泻的。如果过度使用淡渗药物可以伤阴耗气，所以服药期间要密切观察病情的变化，泻缓可减量。牛老师常用五苓散加减配合治疗泄泻。

4. 苦温燥湿

苦能燥湿，湿为阴邪，非温不化。《临证指南医案》说："太阴湿土得阳始运"，《景岳全书》说："脾胃属土，惟火能生。"牛老师指出：对湿邪引起的泄泻，可以温运脾胃以化湿止泻，不可过用寒凉，否则容易冰伏湿邪，即使是湿热之邪，寒凉也应慎用，或与温药同用。牛老师善用泻心汤治疗泄泻，就是苦寒与温燥同用的典范。

5. 风能胜湿

遵《内经》之旨："湿淫所胜，平以苦热，佐以酸辛，以苦燥之，以淡泄之。"应在苦味燥湿，淡渗利湿的基础上，佐以辛味风药。而"风胜则干"，风其性偏燥，风能胜湿，既有燥湿之功，又能振奋脾阳，使脾阳健运，以化湿邪。同时风性善行，走窜力强，能行气发散，宣散湿浊，防止湿邪凝聚，以解除湿邪困脾。牛老师认为：李东垣之升阳除湿汤即以羌活、防风健脾化湿，升麻、柴胡升举脾阳，是治疗脾虚湿盛，清阳不升产生泄泻的最佳方剂。

6. 芳香化湿

湿邪黏滞，阻碍中焦气机。芳香之品可以化湿和胃。藿香正气散芳香温燥，可以除湿止泻，醒脾升阳。它出自宋代《太平惠民和剂局方》。牛老师将原方加以化裁，取藿香、陈皮、茯苓、厚朴四味药为主，根据湿热轻重及兼证不同，对其进行加减，作为治疗水湿侵犯上焦及中焦，产生升降失常的常用方剂。全方具有化湿散寒、理气和中、表里双解之效，湿经芳化、温燥、淡渗而除，故其泻得愈。治疗中焦病的治疗原则是"治中焦如衡，非平不安"。藿香正气散是调理中焦，使脾胃升降功能正常的有效方药。应用它首先应抓住主证，以脘腹胀满，腹泻，大便不爽或溏或泻，苔白或白腻或白滑或黄腻，脉濡或缓为主证。应用此方还要抓住关键病机，其病机以湿滞阻于中焦，脾胃升降失司为主。

总之，临证中，牛老师善于把调气与化水二法辨证地结合使用，治疗慢性腹泻，疗效突出。但牛老师指出：气与水不协调是泄泻的初级阶段，属气分，治疗效果会很明显；当发展到痰凝、津伤、络阻、血瘀时，会出现器质性病变，属血分阶段，治疗起来相对困难。

（肖成　整理）

五、头风

牛老师不仅擅长诊治脾胃疾病，而且还擅长诊治其他内科杂症。现就牛老师治疗头风病的经验总结如下：

（一）临证工作，首重诊断。

头风病是一种反复发作的头痛，好发于中青年人，女性多见，以一侧或双侧颞部搏动样疼痛为特点，可伴有发作前的视幻觉、发作时的恶心、呕吐、畏光、畏声等症状，类似现代医学的偏头痛。但头痛为一症状，内、外、妇、儿、五官等各科均可见到此类患者，既可见于偏头痛、紧张性头痛、丛集性头痛等功能性疾患，也可见于脑出血、蛛网膜下腔出血、脑肿瘤等危及生命的器质性疾病。因此牛老师强调临床工作中一定要详细询问病史、全面认真查体，必要时应用现代检查手段如头颅 CT、MRI 等检查以明确诊断，以免误诊、误治，贻害无穷。

（二）谨守病机，明辨虚实。

头为"诸阳之会"，"清阳之府"，"脑为髓之海"，五脏精华之血、六腑清阳之气皆上注于脑。外感六淫之邪，气血亏虚、精血不足，痰浊瘀血痹阻均可引起头痛。新发头痛多为外感头痛或内伤头痛中肝阳上亢的头痛，痛势较剧，多为掣痛、跳痛、灼痛、胀痛、重痛，多属实证；久病之头痛则多因内伤所致，痛势绵绵，多为隐痛、空痛、昏痛，遇劳则发或加重，时作时休，多属虚证；病程日久，痰浊、瘀血内生，则为虚实夹杂。正如张景岳所言："暂痛者，当重邪气；久痛者，当重元气，此固其大纲也"。头痛一症看似简单，临床见证往往多错综复杂，须分清病因、抓住病机、明辨虚实，施治方可中的。

（三）高巅之疾，勿忘逐风。

风为阳邪，其性轻扬，风为百病之长；头为诸阳之会，"高巅之上，唯风可到"，"伤于风者，上先受之"。牛老师认为无论外感头痛或内伤头痛均与"风邪"密切相关。外风多用川芎、羌活、防风、荆芥、藁本、白芷、薄荷、细辛等，内风习用天麻、钩藤、蔓荆子、菊花、白蒺藜、僵蚕、地龙、蜈蚣等，辨证择情使用。正如《医宗必读·头痛》所云："头痛自有多风，而古方每用风药何也？高巅之上，唯风可到，味之薄者，阴中之阳，自地升天者也，在风寒湿者，固为正用；

即虚与热亦假引经"。

（四）重用川芎、白芍。

川芎味辛、性温，辛温走窜，走而不守，上达巅顶，下至血海，既可祛风散寒，又可行瘀活血、理气止痛，为血中气药，是治疗头痛、头风的要药。"治风先治血，血行风自灭"，正如《本草汇言》曰："川芎上行头目，下调经水，中开郁结……又能祛一切风、调一切气"。《病因赋》强调："头痛必须用川芎"。牛老师常用川芎 30-60 克。《本草》云"白芍主中风入脑，头痛筋挛。"辛香散窜，活血行气，为血中气药，尤能上行头目，既能祛风通络止痛，又助清阳之气而利窍，是治疗头痛之圣药。正如张元素所称：白芍"上行头目，下行血海，能散肝经之风，治少阳、厥阴经头痛及血虚头痛之圣药也。"同时白芍味酸，性微寒，又可敛阴缓急止痛，与川芎相配既可增强二者活血祛瘀之功，又能防止川芎之过于辛散耗血伤阴之弊，牛老师常用白芍 15-60 克。

（五）引药驱邪，事半功倍。

头为诸阳之会，手、足三阳经皆循头面，厥阴经也上会于巅顶。头痛可根据疼痛的部位不同，既可审因，又可据六经辨证，应用引经药，起到事半功倍的效果。牛老师太阳头痛多选用羌活、川芎、麻黄等，少阳头痛多选用柴胡、黄芩、蔓荆子等，阳明头痛多选用白芷、葛根、石膏、知母、升麻等，厥阴头痛多选用吴萸、干姜、藁本等，太阴头痛多选用苍术、半夏、陈皮等，少阴头痛多选用麻黄、附子、细辛等。正如《丹溪心法·头痛》所言："头痛须用川芎，如不愈各加引经药。太阳川芎，阳明白芷，少阳柴胡，太阴苍术，少阴细辛，厥阴吴萸。如肥人头痛，是湿痰，宜半夏、苍术，如瘦人，是热，宜酒制黄芩、防风"。

（六）顽痰瘀血，唯虫可逐。

"久痛入络""怪病多痰"，"病久则邪正混处其间，草木不能见效，当以虫蚁疏逐，以搜剔络中混处之邪"（叶天士语）。牛老师对于病程日久，反复发作，久治不愈的患者，常在辨证的基础上加用全蝎、僵虫、地龙、蜈蚣等药以搜风、剔络、通瘀、止痛，每获良效。

（七）生活调摄，未病先防。

头风病多由于外感六淫，饮食失节，情志失调，起居失常所致，因此，牛老师认为未病先防更为重要。饮食宜清淡，忌辛辣油腻刺激性之品，戒烟限酒，加强身体锻炼，避免六淫之邪的侵袭，调适心情，消除焦虑、紧张、忧郁等不良情绪，保证充足的睡眠。

典型病例：

赵某某，女，65 岁，住址：鄂尔多斯市，2009 年 4 月 15 日初诊。

主诉：两侧头痛屡治不愈 25 年

现病史：患者自 25 年前因劳累，夜班休息不好而开始出现右侧太阳穴疼痛，继而出现两太阳穴交替头痛。近 1 年疼痛加剧，呈搏动性或痉挛性疼痛。痛牵眼眶，持续 3-5 小时，严重时整天疼痛不止，伴恶心，呕吐，烦躁不安，自汗，不欲饮水，纳差、入睡困难，二便正常。既往有神经衰弱。查体：神疲倦怠，面色发暗，舌苔薄白，舌质暗红，脉象弦细。查心肺、血压、血脂、血糖均正常。

辨证分析：患者因长期上夜班而得不到正常的睡眠休息，劳累过度，情绪不稳定，冷热不均，正气不足，风寒外袭，气血逆乱，脉络瘀阻，不通则痛，故见单侧或双侧头痛，恶心，呕吐，面色发暗，舌质暗红，脉弦细等。

中医诊断：头风（风痰上扰、瘀血阻络）

西医诊断：偏头痛

治法：息风化痰 活血通络

方药：川芎 30g　白芷 12g　天麻 12g　僵虫 10g　全虫 30g　醋柴胡 12g　赤白芍各 15g　元胡 12g　川牛膝 30g　甘草 10g　细辛 5g

7 剂水煎服　每日 1 剂　早晚饭后服

4 月 23 日二诊：服上方后患者头痛明显缓解，持续时间缩短为 1 小时左右。无恶心呕吐。舌苔薄白，微腻，舌质暗红，脉弦。上方加姜半夏 12g。7 剂水煎每日一剂，早晚饭后服。

4 月 30 日三诊，患者自述头痛止，饮食好，二便调，睡眠可。在二诊方中去牛膝，再服 7 剂，以巩固疗效。随访半年未复发。

按语：本案患者头痛发复发作，且病程达 25 年之久，"旧病在血""久痛入络""怪病多痰""不通则痛"，因此辨证为风痰瘀血、痹阻脑络。故治以熄风化痰、活血通络。方中在重用川芎以行气化瘀，配合应用僵虫、全虫等虫类药以搜风通络、逐痰止痉，可收到良好的止痛效果。正如叶天士所云："病久则邪正混处其间，草木不能见效，当以虫蚁疏逐，以搜剔络中混处之邪。"

（郭增元　整理）

六、不寐

不寐是临床常见疾病，但现代医学治疗缺乏有效手段，而中医通过辨证治疗，常常取得满意疗效。牛老师从阴阳立论治疗不寐，临床疗效突出，理论简洁，脉络清晰，把八纲辨证和六经辨证相结合，重点抓住阴阳二纲，提纲挈领，深得《内经》《伤寒论》的精髓。

《临证指南医案·不寐》曰："不寐之故，虽非一种，总是阳不交阴所致"；《灵枢·大惑论》谓："卫气不得入于阴，长留于阳，留于阳，则阳气满，阳气满，则阳跷盛；不得入于阴，则阴气虚，故目不得瞑"。牛老师继承前人学说并认为：阳不入阴则不寐。阳不入阴的原因有三：

（一）阴阳偏盛偏衰

1. 阳亢：

（1）胸膈郁热：《伤寒论》说："发汗吐下后，心烦不得眠，若剧者，必反复颠倒，心中懊憹，栀子豉汤主之。"此论述即为胸膈郁热导致的不寐。栀子豉汤虽仅有两味药，但栀子苦寒，既可清透郁热，解郁除烦，又可导火以下行；淡豆豉体轻气寒，既能清表宣热，又能和降胃气。二药相伍，既宣且降，是清宣胸膈郁热，治疗虚烦不寐的良方。栀子豉汤别于一般安神之剂的特点在于能够通过清心除烦而达安神助寐效果。

（2）心火亢盛：不寐伴有心经热盛，口渴面赤，心胸烦热，喜凉饮，口舌生疮，热移于小肠，小便黄，赤涩刺痛等，是导赤散的适应证。方中生地清热凉血，生津止渴，木通降火利尿，宣通血脉，竹叶清热除烦，利尿通淋，甘草补脾益气，调和诸药。

（3）肝火亢盛：《伤寒大白》说："龙胆泻肝汤主肝胆有火，目不能合；胆涎沃心，目不得瞑。"因情志所伤，肝气郁结，木郁化火，易致心火亢盛，故用龙胆泻肝汤加减治疗。方中龙胆草苦寒，清泻肝经实火；黄芩清泻火热于上；牡丹皮、栀子苦寒，清泄三焦之火，栀子兼有除烦之功。

2. 阴亏：

（1）心肾阴虚、心火独亢：其特点为心烦尤甚，兴奋，急躁，而且夜晚心烦则甚，常伴有口燥咽干，小便黄赤，舌色多红或有红点，舌苔薄黄或少苔无苔，脉象细数。此型患者可用黄连阿胶汤泻火滋阴，交通心肾。

（2）肝血亏虚：牛老师认为经方"酸枣仁汤"乃治疗不寐证之良方。该方首载于《金匮要略·血痹虚劳病脉证并治第六》，方中酸枣仁滋养肝阴，安养心神为君药；川芎疏理肝之气血，与君药酸辛相成，收散相协；知母养阴清热除烦；茯苓安神宁心；甘草调和诸药。全方具有养肝宁心，清热除烦之效，体现了《内经》"肝欲散，急食甘以缓之"的治则，以酸收和辛散之品为主，兼以甘平为配伍特点。

（3）肾阴亏虚：六味地黄丸《古今医案》提及"有因肾水不足，真阴不升而心火独亢，亦不得眠。"六味地黄丸来自宋代医家钱乙《小儿药症直诀》，用地黄、山萸肉、山药滋补肝肾，填精益髓；泽泻、丹皮、茯苓健脾渗湿，清泄相火。

3. 阳虚：

（1）心胆气虚：此型表现为心气不足之惊恐失眠证。症见心神不安，多梦易惊，心悸不眠，舌淡苔白，脉细弱。安神定志丸出自于（清）程国彭的《医学心悟》。为治疗心气亏虚，心神不宁，不得卧的方剂。原方中药物组成有茯苓、茯神、人参、远志（各一两）、石菖蒲、龙齿（各五钱）。方中用茯苓、茯神、人参补心气，安心神，共为君药；远志、菖蒲化痰安神，龙齿镇心安神，共为臣药。诸药相合，共奏益气养心，安神定志之功。

（2）心阳虚弱：《蒲辅周医疗经验》云："心阳虚，则善恐不乐，自汗，心悸，惕惕然而动，少寐。"牛老师临床应用《伤寒论》中桂枝甘草龙骨牡蛎汤治疗心气虚馁，心阳不足之不寐，辨证准确，效如鼓桴。针对心阳虚衰，心神不安之心悸怔忡不寐，以桂枝、甘草辛甘化阳，补益心阳；龙骨、牡蛎重镇潜阳，安神定志。仲景创立的桂甘龙牡汤能温补心阳、摄纳心神，正可治疗心阳虚时，阳虚寒凝，血脉运行不畅，心神失养，精神不振，睡眠不安。

（3）心脾气虚：患者由于劳倦思虑过度，心主血脉，藏神，脾主运化水谷，为气血生化之源，脾在志为思，"思则伤脾"。心脾俱伤，日久则气血亏虚，气虚则面色无华，神疲乏力，动则气短；心血不足则见惊悸，怔忡，健忘，不寐，盗汗；纳呆，舌体胖大，质淡红，苔薄白，脉沉无力或细缓均为气血不足之象。上述诸症以脾虚为核心，心脾两虚为主要表现。牛老师擅用归脾汤治疗心脾气虚型不寐。

（4）肾阳虚弱：先天禀赋不足或后天失养，肾阳虚弱，气化无权，使肾水不升，心阴失其滋养，心阳浮越，阳不入阴，引起心肾不交而导致失眠。肾水需在肾阳的鼓动下才能化气上济，如果肾中真火温煦失职，气化无权，肾中真阴则不能滋养心阴，心阴失去肾阴的协助难以牵制心火，君火不能下降充盛相火，则形成上热下寒之证。其不寐的特点为心神不宁而心烦不甚，白昼精神不振，昏昏欲睡，夜晚却又入睡困难，多梦易醒，舌淡或淡红，苔薄白或白滑，脉沉细或见迟象；阳虚甚而寒重者可见纳差，小便清长，形寒肢冷，尤以下肢为甚等症。此型失眠以老年患者为多，当选温阳之方。牛老师善用二仙汤加减治疗肾阳不足型不寐。方中仙茅、仙灵脾、巴戟天温肾阳，补肾精；黄柏、知母泄肾火，反制二仙的燥热之性。当归温润养血，化燥为润。

（二）阴阳不相调和

当阴与阳从量的角度看，都不匮乏或过剩时，但是由于二者相互不协调，导致阳不入阴，产生不寐。

1. **营卫不和**：桂枝汤调阴阳，和营卫，理脾胃，辛甘化阳，则阳气可生，精血有源。患者除不寐外，症兼自汗恶风，肢倦懒动，饮食欠佳者，皆可先以桂枝汤调阴阳。此时，桂枝与白芍的比例为1：1，生姜与甘草的比例也为1：1。

2. **寒热不和**：交泰丸一方，出自《韩氏医通》一书，由黄连、肉桂两味药组成，功能清心除烦，引火归元，交通心肾。本方用黄连清心泻火以制偏亢之心阳，用肉桂温补下元以扶不足之肾阳；心火不炽则心阳自能下降，肾阳得扶则肾水上承自有动力。黄连与肉桂相伍，一清一温，相反相成，水火既济，交泰之象遂成，夜寐不宁等症自除。

3. **阴阳枢机不利**：张景岳言："少阳为枢，谓阳气在表里之间，可出可入，如枢机也。"少阳主肝胆与三焦，司相火，位于半表半里，具有宣发、疏通、升调的作用，故称之为枢。阐明了少阳具有沟通表里、燮理阴阳的特点。少阳为枢的主要意义是：以经脉而言，少阳经脉介于表里之间，沟通连接表里经气。以脏腑而言，胆主阳气之升发，三焦统领周身之气化。

失眠患者，经常有各种生活疾苦，思则气结，肝失疏泄则气机升降失常，气血运行紊乱，表里开合无度。邪荡于阴阳之间，枢失转运，阳不交阴。小柴胡汤是治疗少阳病之主方，它可司表里之开合，协调气机之出入，调节气血之升降，使阴阳运转顺畅，因此可以治疗不寐。牛老师善用小柴胡汤治疗寒热虚实不明显，但治疗顽固性不寐，效果显著。

（三）阳入阴的通道被邪气阻隔

1. **痰扰**：患者多因心情烦闷导致肝郁乘脾，脾失健运，聚湿成痰，痰气互结，郁久化热，痰热上扰心神则出现虚烦不眠，心慌，多梦等症。肝失疏泄致胆胃不和，胃气上逆则口苦，咽干，舌红苔少，脉弦，痰热内扰之象。故用温胆汤祛除痰邪，清化热痰。

温胆汤中半夏功善祛痰化浊，降逆和胃，为君；配以味甘淡而性微寒的竹茹，凉能去热，苦能清降，专清痰热，为臣；佐以枳实破气消痰，散结除痞，陈皮理气燥湿化痰；佐以茯苓健脾渗湿，以治生痰之源；以生姜、大枣和中培土，甘草益气和中，调和诸药。全方共奏理气化痰，清胆和胃之功。临床应用以虚烦不眠，口苦，苔腻，脉弦滑为辨证要点。

2. **血瘀**：久病入络，久病必兼瘀，顽疾多瘀血。《医方难辨大成》云："气血之乱皆能令人寤寐之失度也"。王清任在《医林改错·血府逐瘀汤所治之症目》云："夜不能寐，用安神养血药治之不效者，此方若神。"血府逐瘀汤取桃红四物汤为君，功在养血活血，祛瘀生新，臣以四逆散疏肝理气，桔梗、枳壳一升一降调畅气机，使药力上行下达而走气血，交通阴阳，复以牛膝引血下行，气通血行，则肝气条达，瘀去郁散，心气与脑气相接，神魂自安。

3. **食积**：《医学心悟》说："有胃不和则卧不安者，胃中胀闷疼痛，此食积也，保和汤主之。"患者因饮食不节，宿食内停，气机不畅，胃失和降，久则化痰生湿，郁而化热，痰热扰动心神，故不寐。牛老师以保和丸消食导滞以和中，祛除食积，打通阴阳相交的通道，夜寐自安。

4. **气郁**："化肝煎"为明代医学大家张景岳所创之方，由青皮、陈皮、山栀子、丹皮、泽泻、芍药、土贝母七味药组成，本方的最大特点是善解肝气之郁，平气逆而散郁火。牛老师善用化肝煎疏通气郁，使阴阳相交，不寐自除。

5. **腑实**：《伤寒论》242 条所谓："病人小便不利，大便乍难乍易，时有微热，喘冒不能卧者，有燥屎也，宜大承气汤。"牛老师指出阳明燥屎内停，升降失常，糟粕之气上扰心神，导致不寐。此时给予通腑泄结，恢复升降出入，使阴阳运行道路通畅，不寐可解。

（肖成　整理）

临证用药经验篇

一、脾胃病用药特点

牛老师从医五十余载，长于治疗内科疾病，尤擅长脾胃病的诊治。多年的临床工作形成了自己独到的学术思想：诊疾病，病证结合；治未病，脾胃先行；脾胃病，重调气血。今择其治疗胃脘痛和反流性食道炎的经验，总结如下。

（一）胃脘痛

1.调气机，除痛之法。

中医理论认为，人体生命活动的基本方式是气机的升降出入。而脾胃同居中焦，是气机升降之枢纽。脾之运化，胃之受纳，脾之升清，胃之降浊，"脾宜升则健，胃宜降则和"。肝主疏泻，调畅气机，肺主一身之气。无论外感邪气、情志不畅、饮食不节、脾胃虚弱，还是内生痰湿、瘀血、热毒，均可导致脾胃升降失司，气机不通，不通则痛。因此牛老师认为调理气机是治疗胃脘痛的关键。调畅气机既包括健脾气、疏肝气、和胃气、宣肺气，也包括散实邪、化痰湿、活瘀血、消食滞、解热毒等。正如《医学正传·心腹痛》所言："夫通者不痛，理也，但通之之法，各有不同。调气以和血，调血以和气，通也；下逆者使之上行，中结者使之旁达，亦通也；虚者助之使通，寒者温之使通，无非通之之法也。"脾升胃降，气机通畅，"通则不痛"。

2. 化瘀血，久痛安和。

"气为血帅"，"血为气母"，"气以行血"，"血以载气"，胃为多气多血之腑，脾为气血生化之源，肝主疏泄，肝藏血。脾虚无力帅血而行，肝气郁滞，均可导致血行不畅而生血瘀。且胃脘痛常反复发作，病程日久，瘀血内生。正如《脾胃论》所言："脾胃不足皆为血病"，《临证指南医案·胃脘痛》也言："初病在经，久病入络，以经主气，络主血，则可知其治气治血之当然也。凡气既久病，血亦应病，循行之脉络自痹，而辛香理气，辛柔和血之法，实为对待必然之理"；"胃病久而屡发，必有凝痰聚瘀"。因此牛老师在治疗胃脘痛时强调应用养血、活血、化瘀之品，特别是久痛患者。同时结合胃镜检查，对于胃镜检查提示有充血、水肿、糜烂、溃疡、出血、息肉、结节、凹凸不平，病理提示为不典型增生及肠化，牛老师均认为此为瘀血之征，治疗必用活血化瘀之品。

3. 健脾胃，治痛之本。

《内经》指出"人以胃气为本"，《金匮要略》有"四季脾旺不受邪"。脾之运化，胃之受纳，脾之升清，胃之降浊，脾胃气血之生化皆有赖于脾胃之气的健旺。脾胃为易受邪之地，脾胃一虚则易受七情、六淫之侵害，内生痰湿、瘀血、热毒等病理产物，并成为新的致病因素。正如《杂病源流犀烛·胃痛》篇所云："胃痛，邪干胃脘病也。胃禀冲和之气，多气多血，壮者邪不能干，虚则着而为病，偏寒偏热，水停食积，皆与真气相搏而通"。牛老师认为脾胃虚弱是胃脘痛起病之基础，又贯穿于疾病的整个过程。因此健脾养胃是治疗胃脘痛的固本之法，应贯穿于胃脘痛治疗的全过程。无论胃脘痛偏实偏虚，无论病程暂久，均应顾护脾胃，健脾胃以杜邪气外袭内侵，驱邪气而不伤脾胃。脾胃健旺，则脾气得升，胃能润降，清升浊降，出入有序，胃则安和。

4. "十二法"，提纲挈领

牛老师在长期临证工作中，总结出治疗胃脘痛十二法。

（1）健脾益气法：

适用于脾胃虚弱证，症见胃脘隐痛，喜按喜揉，食少纳呆，乏力倦怠，面色萎黄，大便稀溏。舌质淡，苔薄白，脉细弱。治以健脾养胃，益气止痛，常以参苓白术散加减。常用药物有太子参、炒白术、炒山药、炒扁豆、莲子肉、炒薏苡仁、陈皮、制半夏、炒白芍、生姜、大枣、炙甘草。气虚重者加炙黄芪；食后痞满者加木香、砂仁；大便干燥者改炒白术为生白术，加肉苁蓉；失眠者加茯神、百合、炒枣仁等。

（2）健脾行气法：

适用于脾虚气滞证，症见胃脘隐痛，痞满嘈杂，喜按喜揉，食量减少，早饱，乏力倦怠，大便不爽。舌质淡，苔薄白，脉细。治以健脾行气，和胃止痛，常以香砂六君子汤合厚朴生姜半夏甘草人参汤加减。常用药物有党参、炒白术、云苓、陈皮、制半夏、木香、砂仁、炒白芍、鸡内金、焦三仙、炙甘草。腹胀明显者加厚朴、生姜；胀满连及两胁者加柴胡、枳壳；泛酸者加乌药、大贝；嗳气者加旋覆花、代赭石等。

（3）温胃散寒法：

适用于寒邪犯胃证，症见受凉后胃脘冷痛，恶寒喜暖，得温痛减，遇寒加重，口淡不渴，纳呆，大便稀溏。舌质淡，苔薄白，脉弦紧。治以温胃散寒，理气止痛，常以良附丸合香苏散加减。常用药物有香附、苏叶梗、高良姜、陈皮、乌药、木香、白芍、吴茱萸、肉桂、檀香、生姜、炙甘草。兼恶心者加姜半夏；嗳气纳呆者加枳实、鸡内金、焦三仙。

（4）温中健脾法：

适用于脾胃虚寒证，症见胃脘隐痛，喜暖喜按，得温痛减，遇寒加重，空腹痛甚，得食痛减，食少纳呆，乏力倦怠，手足不温，大便稀溏。舌体胖，边有齿痕，舌质淡，苔薄白，脉沉细。治以温中健脾，和胃止痛，常以黄芪建中汤加减。常用药物有炙黄芪、党参、炒白术、桂枝、白芍、生姜、大枣、炙甘草。泛吐清水者加姜半夏、陈皮、茯苓；嘈杂泛酸者加乌贼骨、煅瓦楞子、吴茱萸；腰膝酸软，晨起即泻者加补骨脂、肉豆蔻、吴茱萸、煨乌梅。

（5）消食导滞法：

适用于饮食停滞证，症见胃脘疼痛，脘腹胀满，按之痛甚，嗳腐酸臭，恶心欲吐，吐后痛减，不思饮食，大便不爽，便后则舒。舌苔厚腻，脉弦滑。治以消食导滞，和胃止痛，常以枳实导滞丸合保和丸加减。常用药物有枳实、陈皮、炒莱菔子、大黄、白术、姜半夏、鸡内金、焦三仙。腹胀明显者加厚朴、槟榔、砂仁，嗳腐酸臭、呕恶呃逆者加生姜、旋覆花等。

（6）疏肝和胃法：

适用于肝气犯胃、肝胃不和证，症见胃脘胀痛，痛及两胁，胸胁胀满，嗳气或矢气后痛减，情志不遂则诸症发作或加重，嘈杂吞酸，不思饮食，大便不爽。舌质淡，苔薄白，脉弦。治以疏肝理气，和胃止痛，常以柴胡疏肝散加减。常用药物有醋柴胡、炒枳壳、炒白芍、醋香附、川芎、陈皮、醋郁金、炒白术、炙甘草、川楝子、醋元胡。嗳气呃逆者加旋覆花、代赭石、沉香，泛酸者加乌贼骨、白及，胸胁满闷者加苏梗、薤白，口干口苦者加丹皮、山栀、黄芩等。

（7）泻肝清胃法：

适用于肝胃郁热证，症见胃脘灼痛或胀痛，两胁胀满，烧心泛酸，口干口苦欲饮。舌质红，苔薄黄，脉弦数或滑数。治以疏肝清热，理气和胃止痛，常以化肝煎合左金丸加减。常用药物有丹皮、栀子、醋柴胡、青陈皮、炒枳壳、炒白芍、大贝、黄连、吴茱萸、白术、川楝子、醋元胡、生甘草。大便干燥者加大黄，肝火旺盛者加茵陈、龙胆草，泛酸明显者加乌贼骨、煅瓦楞子，胃脘灼热疼痛明显者加蒲公英、半枝莲、白花蛇舌草等。

（8）燥湿运脾法：

适用于湿滞脾胃证，症见胃脘痞满胀痛，口中粘腻不爽或口淡无味，食欲不振，不思饮食，身体困重，倦怠乏力，大便不爽，舌质淡，苔白腻，脉滑或濡。治以燥湿运脾，行气和胃止痛，常以平胃散加减。常用药物有苍术、白术、陈皮、法半夏、茯苓、薏苡仁、藿香、佩兰、炙甘草。腹胀便溏者加生姜，胸脘痞满者加枳壳、木香，兼有食滞者加砂仁、木香、焦三仙等。

（9）清化湿热法：

适用于湿热中阻证，症见胃脘疼痛，有灼热感，胸脘痞满，心烦躁扰，口干口苦不欲饮，恶心、嘈杂、纳呆，小便短赤，大便不爽，舌苔黄腻，脉滑数。治以清化湿热，理气和胃止痛，常以连朴饮合二陈汤加减。常用药物有黄连、栀子、厚朴、菖蒲、姜半夏、豆豉、陈皮、茯苓、炙甘草。湿重者加苍术、藿香、佩兰，热重者加蒲公英、黄芩，烧心泛酸者加姜竹茹，嗳气者加旋覆花、代赭石，气滞腹胀者加枳实、厚朴，大便秘结者加大黄等。

（10）养阴益胃法：

适用于胃阴不足证，症见胃脘灼痛，隐痛，嘈杂痞满，口干不欲饮，食少纳呆，手足心热，形瘦乏力，大便干燥。舌质红，少苔或无苔，脉细数。治以养阴益胃，和胃止痛，常以益胃汤合芍药甘草汤加减。常用药物有沙参、麦冬、玉竹、生地、白芍、石斛、乌梅、白术、百合、香橼、佛手等。阴虚胃热重者加蒲公英、知母，兼有胃脘胀痛者加厚朴花、玫瑰花，胃脘嘈杂泛酸者加黄连、吴茱萸，兼有血瘀者加丹参、莪术，大便干燥难解者加火麻仁、杏仁，纳食不佳者加谷麦芽等。

（11）化瘀通络法：

适用于胃络瘀滞证，症见胃痛日久，痛如针刺，部位固定，按之痛甚，入夜尤甚，或见吐血黑便，舌质暗或有瘀点、瘀斑，脉涩。方用丹参饮合失笑散加味，常用药物有丹参、檀香、砂仁、蒲黄、五灵脂、元胡、莪术，九香虫等。气虚血瘀者加黄芪、党参、白术，气滞血瘀者加香附、枳壳，寒凝血瘀者加高良姜、香附，兼有胃阴虚者加生地、丹皮，便黑者加三七、白及等。

（12）辛开苦降法：

适用于寒热错杂证，症见胃脘疼痛，痞满不适，口干口苦，腹部畏寒，喜热食，大便不爽，舌质淡红，苔黄腻，脉滑。方用半夏泻心汤加减，常用药物有姜半夏、黄芩、黄连、吴茱萸、陈皮、党参、生薏苡仁等。兼有气滞者加柴胡、枳壳、白芍，兼有血瘀者加丹参、莪术，疼痛明显者加元胡、川楝子，痞满甚者加炒枳壳、炒槟榔，泛酸者加大贝、乌贼骨，大便不爽者加枳实、木香，便秘者加炒槟榔、炒莱菔子、川芎等。

（郭增元　整理）

二、黄连治疗脾胃病经验

（一）脾胃病使用苦寒药的原理

李东垣提出阴火论，为后世关注。其根源在于脾胃虚弱，元气不足，水湿之邪产生，湿邪阻滞中焦是脾胃病缠绵难愈的根本原因。治以甘温益气升阳，这虽然重要，但是脾胃湿热不除，疾病也难根除，因此东垣常常少佐黄连等以清泻湿中之热。临床中慢性胃炎、胃及十二指肠溃疡等，常常表现出寒热虚实夹杂的证候，其中胃脘灼热、泛酸嘈杂、口苦苔腻等，正是中焦湿热之象。因此，治疗脾胃疾病的重要环节是祛除中焦湿热，化湿用苦味，清热用寒凉，湿去热清，脾胃之病得愈。黄连可能是通过清胃中之热，除中焦之湿，以达解胃之困、调中健胃之目的。

（二）黄连的功效

《神农本草经》中，黄连被列为药中上品，其味苦、性寒、归心、肝、胃、大肠经。黄连在临床中具有较强的泻火解毒，清热燥湿作用。

黄连的功效可归纳为清热燥湿、清热泻火、清热解毒和苦寒健胃四大功效。清热燥湿、清热泻火、清热解毒为直接功效，苦寒健胃乃间接功效。

（三）黄连的配伍

黄连苦寒，有抑阳、损胃、伤脾的副作用，单用或用量过大，往往引起胃脘饱胀，消化不良、厌食或腹痛等症状，所以就需要配伍性微温的药物来协调它，以减缓其苦寒太过，使之变得中和，既有利于治疗，又可避免不良反应。

1. 黄连配木香

黄连，味苦能燥湿，性寒能清热，对湿热泄泻、痢疾有很好的治疗作用，但为了防止它苦寒伤胃的一面，所以配伍辛苦微温的木香，性温以醒脾和胃，味辛香以行气化滞，这样就使黄连得木香寒而不滞，木香得黄连温而不燥，二药组对，一寒一温，一下一散，调其升降、寒热，共奏清热燥湿，行气化滞，厚肠止痢之效。临床用于治疗湿热痢疾、脓血相间等症。二者协同，作用加强，从而收到更好的疗效。

2. 黄连配吴茱萸

此配伍就是名方"左金丸"。其适应症为：胁痛，吞酸，吐酸，口苦等。中医理论认为：这些症状是由肝郁化火，克脾伤胃而出现的肝胃不和，因而需要平肝和胃。用黄连配伍吴茱萸，其分量黄连六份为主药，吴茱萸一份为辅药，合奏辛开苦降以泄心火，兼调肝气。这个处方取"佐金平木"之意。黄连苦寒入胃经，苦降胃气，寒清胃热；吴茱萸辛热入脾经，辛开脾气，苦燥脾湿，热温脾阳。两药配伍，调和脾胃，调和寒热，调和升降，在临床上常用于治疗多种脾胃功能失调的疾病，如痞满，胸胁胀痛，呕吐吞酸，嘈杂嗳气，口苦，胃脘疼痛等症，疗效很好。

3. 黄连配半夏

《伤寒论》用黄连汤方，主用黄连配伍半夏以助胃气之降，佐用人参、甘草、大枣以助脾气之升，升降既调，中焦自治，而脘腹胀满、呕吐、腹痛诸证也就随之可除。《伤寒论》中还有一处方"半夏泻心汤"，是辛开苦降，寒热并用的经典之方。其中，黄连与半夏配伍，治疗中焦寒热错杂的痞满。牛老师用此方辨证治疗慢性胃炎，效果颇佳。

4. 黄连配白芍、吴茱萸

处方名戊己丸，其中主药为黄连，配伍吴茱萸、芍药为丸，药仅三味，但其运用巧妙。如方中吴茱萸味辛主开，芍药味酸主合，一开一合，有利于脾胃升降之机，从而协调黄连苦寒沉降之性，免致伤脾碍胃。另一方面，开合也要适宜，吴茱萸之辛开得芍药之酸收制约，而不致开泄太过，反之，芍药之酸收又受吴茱萸辛开之制约。而这样互相制约，使得药性和功用归于平和，避害用利，增强疗效。临床对泄痢、饮食不化、腹痛诸证多选用之。

5. 黄连配肉桂

黄连与肉桂配伍名交泰丸，取二药一寒一热，有阴阳相交而康泰之义。用黄连苦寒降心火下达于肾以助气化，配伍肉桂甘温以温肾阳，使肾水上蒸以济心火，达到阴阳交泰的作用。可见本方药仅两味，而成互济互制之用，阴阳相交的正常状态，用于心肾不交诸证，如不寐、口疮等，每多应验。

6. 黄连配苏叶

此配伍见于"苏叶黄连汤"，方载《温热经纬》。苏叶性温，味辛。二药组对，有清热化湿之功效。临床用于胃家因湿热所致之胸闷不适，脘部胀满，恶心呕吐，嗳气吐酸等脾胃气滞证。

（四）黄连配伍中的药量比例关系

从药性来看，黄连大寒，吴茱萸大热，两药药性截然相反，所以临床使用连萸对药时，必须准确把握两药的药量。对于热象明显者，黄连用量宜大，或以黄连与吴茱萸同炒去吴茱萸不用。目的在于以黄连清火为主，用吴茱萸只是借其辛热制约黄连之苦寒。如果寒象明显则应以吴茱萸为主药，重用吴茱萸开通气机，温散寒湿，苦降之黄连则须少用。如果寒热之象不明显，则两药药量相近，如茱萸丸、黄连丸均以两药等分治水泻、肠风，二药一寒一热，且用量相等，则无寒热偏颇之弊。

总之，运用苦寒药时还要注意"中病即止"，切勿过剂造成"苦寒伤阳"的副作用。如属寒热虚实夹杂证，应分清寒热孰轻孰重，据寒热的多寡而巧配苦寒与温热药的剂量。此外，药理学还认为小剂苦寒促使消化液分泌增多，大剂抑制消化液分泌，对消化液的双向调节也是体现苦寒药双向功用的一个方面。

（肖成　整理）

三、肠易激综合征中风邪的特点及用药经验

肠易激综合征是一组包括腹痛、腹部不适、排便习惯和大便形状异常、持续存在或间歇发作，而又缺乏形态学和生化异常改变可资解释的症候群。西方国家流行病学调查显示：人群发病率可高达 15%[1]。潘国宗等[2]调查显示：北京地区 IBS 的人群患病率为 7.26%。IBS 的病因和发病机制尚不清楚，目前认为可能与脑 – 肠轴作用，免疫异常，胃肠激素与神经肽，肠道运动异常相关。现代医学对肠易激综合征尚无特效药物，中医药在治疗本病上具有较大的优势。

祖国医学无肠易激综合征的称谓，依据腹泻型肠易激综合征的主要临床症状，可将其归属为"泄泻"和"腹痛"等范畴。

祛风药是指具有发散风邪，祛风胜湿功能的一类药物，临床上主要用于治疗外感风邪及风湿类疾病。根据祛风类药物的作用特点，结合脾胃病的病理表现，在前人经验的基础上，牛老师在临床上治疗脾胃病时，适当加入部分祛风类药物，常常能收到较好的效果。

"风"与"泄泻"的关系，古人已经做了精辟地论述，如：《内经》有云："春伤于风，夏生飧泄，此以风为根，风非汗不出"。《伤寒论·辨太阳病脉证并治》："太阳病，外证未除，而数下之，遂协热而利，利下不止，心下痞硬，表里不解者，桂枝人参汤主之"。《伤寒论》："太阳病，桂枝汤，医反下之，利遂不止，脉促者，表未解也，喘而汗出者，葛根黄芩黄连汤主之"。张从正用发汗散风之法治飧泄，他指出："飧泄不止，日夜无度，完谷不化，发汗可也"；《脾胃论》："风泄，水谷不化，谓之飧泄，是清气在下，脾气不升，古人皆以升浮药治之"。

李中梓指出："气属于阳，性本上升，胃气注迫，辄尔下陷，升、柴、羌、葛之类，鼓舞胃气上腾，则注下自止，又如地上淖泽，风之即干，故风药多燥，且湿为土病，风为木药，木可胜土，风亦胜湿，所谓下者举之是也"。

清初喻嘉言《医门法律》明确提出运用逆流挽舟之法治疗痢疾水谷下流之病，人参败毒散为逆流挽舟法的代表方，其中风药在方中具有升举清阳、鼓舞正气、宣通气机、枢转邪气外出的作用，是其能于"逆流中挽舟楫上行"的主要配伍。

牛老师在使用"祛风药"时有自己独特的见解。他认为此类药物在治疗 IBS-D 时作用有六方面：

（一）"祛风药"具有疏肝解郁功能。

《内经》云："凡十一脏皆取决于胆"，李东垣认为"胆者，少阳春升之气，春气升则万化安。故胆气春升，则余脏从之，胆气不升，则飧泄,肠澼不一而起矣"。胆附于肝而属木,肝主疏泄,脾主运化,脾胃的气机升降与肝气的疏泄功能密切相关。《素问·保命全形论》指出:"土得木而达"。脾为阴土,全赖肝木的条达疏泄及升发作用,脾方能健运生化。肝木疏泄不及,则脾土运化无力,易出现两胁胀满,脘闷不舒,腹胀纳差。肝木疏泄太过,横逆犯土,可致木旺乘土,使脾阳不升,清气下降,出现腹痛、腹胀、肠鸣、泄泻等症。治疗除用疏肝健脾药之外,常配以柴胡、升麻、羌活、薄荷、防风之风类药物以升阳益气。风药属木,善于条达肝气。李东垣曰:"诸风药升发阳气,以滋肝胆之用,是令阳气生,上出于阴分"。在升发肝胆之气的众多风药中,李东垣认为:"调理脾胃须羌活以散肝结"。

典型病例:患者,男,35 岁,2013 年 5 月初诊。主诉:腹痛、腹胀、腹泻 2 年余。2 个月前患者因工作压力大上述症状加重,以晨起为著,伴肠鸣,泻后痛减,大便质稀,夹少量黏液,甚或水样便,无脓血,无里急后重,曾于外院进行治疗(具体药物不详),无明显好转。现症见:腹痛腹泻、腹胀、肠鸣,每日 4-5 次不等,夹有少量黏液,无里急后重,无脓血便,舌淡,苔薄白,脉弦缓。辨证属肝郁脾虚,湿积气滞。治法:抑肝扶脾,祛风除湿。

党参 15g　白术 15g　茯苓 15g　柴胡 6g　白芍 10g　陈皮 20g
防风 10g　羌活 8g　木香 10g　芡实 15g　煨乌梅 12g

5 剂后,每日大便减为 2 次,无黏液,腹痛腹胀减轻,肠鸣减少。前方再服 5 剂,上述症状消失,患者生活恢复正常。方中白术、茯苓健脾燥湿止泻,白芍柔肝缓急止痛;陈皮理气燥湿、醒脾和胃;柴胡、防风、羌活祛风除湿、升清止泻;木香行气止痛;党参补脾肺气;少量芡实以健脾除湿、收敛止泻。

(二)"祛风药"具有升阳功能。

脾胃为后天之本,气血生化之源,饮食水谷,经过脾胃的运化吸收，在脾气升清的作用下，将精微物质布散全身，故脾气以上行为顺，脾气上升，则阴土始运，中气不升，必致下陷。风类药辛温通达，其性升浮，能助脾气升腾。风药属木，又能疏达肝气，调节脾胃的气机升降。李东垣所著《脾胃论》载方 63 首，而用风燥升阳药者 31 方，其中以升麻、柴胡、羌活、防风最为常用。由于风类药的作用特点，常用于配合补气药物以治疗中气虚弱，阳气下陷的病证，两者配伍，能够鼓舞阳气，升清举陷，使阳升有助益气，气行利于脾健。

典型病例：王某，男，26 岁，2013 年 5 月 18 日来诊。腹泻 2 年，加重伴腹痛肠鸣 6 月。两年前受凉加饮食不慎，出现水样便每日 5 次，经诊所诊治，腹部稍感舒适，腹泻次数略减，照常工作、饮食，不以为意。遂致腹泄日久不愈，时发时止，时溏时稀，夹有完谷不化，每日 2-3 次。近 6 月来每日腹泻稀糊样便 5-6 次，无脓血、黏液，伴腹痛，肠鸣，胃纳不佳，饮食乏味，形瘦神疲，舌质淡苔薄白，脉虚弱。牛老师辨证属中气不足，湿邪阻滞，治宜升举中阳，健脾益气渗湿。

党参 12g　炙黄芪 15g　炒白术 12g　茯苓 12g　炒山药 15g　炒薏苡仁 12g　桔梗 9g　升麻 6g　羌活 6g　防风 9g　焦三仙（各）12g　炙甘草 6g

共服 21 剂诸证悉除，后服参苓白术散以护中焦。上方佐升麻、羌活、防风意在升清中阳。

（三）"祛风药" 具有 "风能胜湿" 功能。

脾居中州，属土，以阳为本，以升为顺，喜燥而恶湿。叶天士指出 "太阴湿土，得阳始运，阳明燥土，得阴自安；以脾喜刚燥，胃喜柔润也"。脾有运化水湿的功能，脾阳虚弱，运化失司，则易致水湿内停。而水为阴邪，一旦停聚，又会困遏脾阳，阻滞气机，加重脾阳虚衰。姚止庵云："脾本湿土，而性则喜燥，盖湿极则气滞而不能运化矣。" 治疗遵《内经》之旨："湿淫所胜，平以苦热，佐以酸辛，以苦燥之，以淡泄之。"应在苦味燥湿，淡渗利湿的基础上，佐以辛味风药。而"风胜则干"，风其性偏燥，风能胜湿，既有燥湿之功，又能振奋脾阳，使脾阳健运，以化湿邪。同时风性善行，走窜力强，能行气发散，宣散湿浊，防止湿邪凝聚，以解除湿邪困脾。李东垣之升阳除湿汤即以羌活、防风健脾化湿，升麻、柴胡升举脾阳，而治疗脾虚湿盛。

典型病例：李某，男，34岁，2014年2月16日就诊。腹泻腹痛半年，便中带粘液，排便不爽，里急后重，纳呆，不喜饮水，舌淡苔白腻，脉濡。

牛老师辨证属脾虚湿盛，湿阻气机，治宜行气燥湿健脾。

苍术10g　厚朴10g　茯苓10g　泽泻10g　白术10g　羌活6g
防风10g　柴胡6g　白蔻仁6g　薏苡仁20g　姜半夏10g　通草5g

共服15剂诸证悉除。

（四）"祛风药"具有醒脾开胃功能。

荆芥、防风、升麻、柴胡、葛根为一组祛风散邪药，同时具有升阳、醒脾、疏肝、解痉、胜湿的作用。《素问·阴阳应象大论》曰："湿伤内，风胜之"。李东垣《脾胃论》曰："凡泄，水谷不化，谓之飧泄，是清气在下，胃气不升，古人皆以升浮药治之"。防风性升散，辛能散肝郁，香能舒脾气，搜肝气而泄木，升阳气而醒脾，又为脾经引经药，为祛风胜湿之仙药，以助止泻之功。升麻、柴胡二药均为气轻味薄之品，性主升。其中升麻长于升阳举陷，疏散风热，引阳明之气，自右而升；柴胡善于疏肝、升阳，和解表里，引少阳之气，自左而上。葛根性味甘辛、和缓，入胃经。升散宣发以引清阳上行而止泻，"鼓舞胃气上升，治脾胃虚弱泄泻圣药也"（李东垣曰）；荆芥味辛、性微温，适用于散全身的风邪、风寒、风热的表证，都可以应用。《本草求真》记载："荆芥，辛苦而温，芳香而散，气味轻扬，故能入肝经气分，驱散风邪"。

典型病例：柳某，女，55岁，2014年1月12日来诊。平素食欲不振，适逢天气炎热，晚间贪凉，大量饮冰水，第二天腹泻身热而来就诊。现恶寒发热无汗，鼻塞声重，头痛腹痛肠鸣泄下清稀，10-12次／天，舌质淡苔白，脉浮。牛老师辨证属暑湿兼风寒之证，治予疏风胜湿。

炒白术12g　茯苓12g　麸枳壳15g　藿香15g　佩兰15g　桔梗10g　独活10g　羌活12g　荷叶10g　白芷6g　苍术12g　荆芥12g　防风12g　柴胡6g

服药2剂汗出，热退痛止，更用2剂，下利自止。方中荆芥、防风、柴胡、藿香、佩兰、桔梗、独活、羌活、荷叶旨在宣肺、醒脾化湿。

（五）"祛风药"具有调节肺脏宣发肃降功能。

IBS多因情志失调，饮食不节及外感风寒等导致肠道气机升降出入失常而致。治疗上着重调整气机，使升降出入平衡，脏腑安和。肺主一身之气，肺失宣肃，则全身之气皆滞。故治气者，皆当治肺。IBS是一种慢性心身疾患，症状发作和加重常与情绪因素有关。肝郁乘脾，土不生金，肺气虚弱，治节不伸，气化不展，降下无权，致肠道气机不利，不通则痛。传化失常，或腹泻或便秘。肺与大肠相表里，主输布津液。肺卫失固，营卫不调，并影响肠道气血不和。反之，肠道气机不利，亦累及于肺。肺气肃降，大肠腑气通畅，出入有常。肺失宣肃，气机升降无主，津液不归正道，必影响肠道传化。肺主气，肝疏气，调和肠胃，IBS因情志抑郁而诱发者，表现为腹痛、腹泻或大便不爽或腹泻便秘交替，嗳气，腹鸣矢气，病情时轻时重。治疗时若疏肝不应，可责之于肺。肺主一身之气，气为血帅。气通则肝能疏泄，情志得畅，肝脾调和，统摄有固，肠道传化正常。同时肺与大肠相表里，肺气逆郁，则大肠壅滞，表现为腹痛、腹胀、腹鸣、大便秘结或不爽。治疗以宣肺理气，调和肠胃。

典型病例：丁某，女，45岁，2012年9月15日来诊。平素易感冒，伴有咳喘，半月前因感冒引发腹泻，服药后发热消失，但仍咳嗽伴腹泻，一日四次，稀便，腹痛怕凉。舌质淡苔白，脉浮。牛老师辨证属风寒外感，湿阻气机，治予宣肺散寒胜湿加入桔梗、麻黄。

桂枝 10g	炒白芍 10g	生姜 10g	甘草 5g
桔梗 10g	厚朴 10g	苍术 10g	茯苓 10g
麻黄 6g			

三剂后诸证皆消失。

（六）"祛风药"性走窜辛散，是很好的引经报使药物。

祛风药在临证中往往借其辛温通达、轻扬上升之性，发挥引药归经的功效。如逍遥散中柴胡、薄荷亦可引药入肝；桔梗为药中之舟楫，载药上行之佳品，治下痢、里急后重时，常加入桔梗，可引药上行开宣肺气而调气导滞。

牛老师在使用"祛风药"时，不是一成不变，而是在治疗脾胃病时辨证使用它们。如湿邪困脾，使用藿香、佩兰，苏叶等"祛风药"化湿醒脾；阳气不升而下陷，使用升麻、葛根、柴胡等；肝气郁结，使用柴胡、防风、薄荷等；肺脏宣发肃降功能失调，使用麻黄、桔梗、羌活等。在用量上，牛老师的经验是少量使用，但煎药时要后下，取其气而不取其味。

参考文献：

［1］Muller-Lissner SA，Bollani S，Brummer RJ et al. Epidemiological aspects of irritable bowel syndrome in Europe and North America［J］.Digestion，2001，64（3）：200-204.

［2］潘国忠，鲁素彩，柯美云等．北京地区肠易激综合征的流行病学研究：一个整群、分层、随机的调查［J］．中华流行病学杂志，2003，35（1）：55–56.

（肖成　整理）

四、祛风药在脾胃病中的应用体会

祛风药是指具有发散风邪，祛风胜湿功能的一类药物，临床上主要用于治疗外感风邪及风湿类疾病。祛风药味辛薄，性辛散，药力升浮、温通，向上可升，向外可散，于表可透，于里可通。因脾胃居于中焦，主气机升降出入，受纳运化水谷，输布水谷精微，升清降浊，而外感邪气、内伤情志、饮食失调均可导致脾胃运化失司，升降失常，而变生诸病。因此，配伍具有升举、发散、透表、温通之特性的风药，可有祛风胜湿、升阳举陷、疏肝解郁、发散郁火、辛温理气等作用。

（一）祛风胜湿止泻：李中梓在《医宗必读》中提到："木可胜土，风亦胜湿，所谓下者举之是也"；治淫雨阴寒所致泄利，法以"寒湿之胜，助风平之"，应用升阳除湿汤治疗水谷不化而完出者；临床常用药物羌活、独活、白芷、柴胡、升麻、防风等。

（二）健脾升清止泻：《脾胃论》中强调脾胃生长和升发的功能，认为谷气上升，春夏令行；谷气下流，收藏令行，病生脾胃，应用补中益气汤，方用升麻、柴胡升阳举陷，升清阳而止泻，其旨在补脾益气，升阳调中，使脾气健运，升降有序，气机畅达。《医碥》中云："泄泻因于湿者，治湿宜利小便，若气虚下陷而利之，是降而又降也，当升其阳，所谓下者举之也。升阳用风药，风药又能胜湿。"

（三）疏肝健脾止泻：刘草窗所制的痛泻要方是治疗肝脾不调泄泻，方中用白术、白芍、陈皮补气健脾、柔肝理气的同时，加入防风一味，即蕴有此意。防风为风中润剂，可散风胜湿又无燥烈伤阴之弊；

即可升举脾阳，又可疏散肝气；其与芍药合用，又可柔肝缓急止痛，使肝气得疏，气机畅达，痛泻自止。正如《医方集解·和解之剂》云："防风辛能散肝，香能舒脾，风能胜湿，为理脾引经要药。"

（四）升散伏火治口疮：火为阳邪，其性炎上，脾开窍于口，脾胃郁热，而生口疮，但火热炽盛，不可单用苦寒直折，以免郁火冰伏于内，当辛温通散之祛风药，散其郁热。牛老师认为，口疮初发多属脾胃湿热所致，多用清泻胃热之法治疗，同时配伍祛风药如清胃散和泻黄散中防风、升麻等，他认为祛风药具有升散伏火之功，有"火郁发之"之意，而寒凉之品易损脾胃阳气，可引起郁火伏于内，导致口疮反复发作。

（五）应用注意：风药属木，辛温通达，能疏达肝气；风药其性升浮，能助脾气升腾，调节脾胃的气机升降，鼓舞阳气，升清举陷，使阳升则有利于脾健，故祛风药在脾胃病中广泛应用。但祛风药多辛香走窜，易于耗气伤阴。所以，方中应用风药时味数要少，而且用量要轻，如补中益气汤中只用升麻、柴胡二味，特别是通幽汤、安胃汤，只配用升麻一味，都体现了这种法度。所谓"脾胃不足之证，须少用升麻，……更少加柴胡"，这样才能起到取其升浮之性，举而升之，以助其阳，使胆气升发，脾胃清气上升。

（肖成　整理）

五、胃术后并发症的用药经验

胃术后并发症是指多种胃部疾患行部分胃或全胃切除术后出现的各种并发症，包括倾倒综合征、低血糖综合症、吻合口溃疡、胆汁反流性胃炎、盲袢综合征、残窦综合征、胃瘫综合征、胃出血、营养不良、吻合口梗阻等。本病临床表现多样、复杂，既有原发疾病（胃肿瘤、消化性溃疡、胃出血、胃憩室等）的临床表现，又有术后新发症状。临床可见上腹部饱胀不适，恶心，呕吐，烧心，反酸，嗳气，腹胀，腹痛，纳呆食少，肠鸣，腹泻，大便稀溏或水泻，或脂肪泻，或恶臭，或黑便，或有血，可伴有消瘦，头昏，眩晕，疲乏无力，大汗淋漓，烦躁不安，面色苍白等症。

由于本病病情复杂，牛老师强调要中西医结合诊治，把握生命体征，在排除手术指征和禁食的情况下，中医积极介入，中西结合治疗以提高临床疗效。要与外科医生密切配合，认真观察病情变化，随时调整治疗方案，切不可固执莽撞。

祖国医学无此病名，牛老师依据本病的临床表现认为可参照"胃脘痛""痞满""呕吐""呃逆""泄泻""便血"等辨证施治。胃为中空且能盛物的器官，上接食管，下通小肠。胃主受纳、腐熟水谷；胃为六腑之一，主通降，以降为和，以通为顺；胃喜润而恶燥。而脾为五脏之一，主运化水谷和水液，为气血生化之源；脾主升清，脾主统血；脾喜燥而恶湿。脾胃同居中焦，互为表里，一脏一腑，一升一降，为气机升降之枢纽。生理上相互协调统一，共同完成饮食物的收纳、腐熟、运化之功能，正如张景岳所言："脾主运化，胃主受纳，同主水谷，故兼为仓廪之官，五味入胃，由脾布散，故曰五味出焉"；"脾以升为健，胃以降为和"（叶天士语）。病理上相互影响，脾胃枢机不利，则"清气在下，则生飧泄，浊气在上，则生䐜胀"。牛老师认为患者原有脾胃虚弱（脾胃气虚、脾胃阴虚、脾胃阳虚）、或兼有气滞、血瘀、湿蕴、痰阻、热郁、食滞。又行胃部手术后，胃之受纳、腐熟、通降功能降低，气血失和，脾胃受损，加重脾胃之虚。脾胃之气虚而失于健运，脾胃阳气亏虚而失于温煦，胃之阴液亏虚而失于濡润；或手术前后精神紧张焦虑，肝气郁结，横逆犯胃；或久病入络，或手术胃络瘀阻、或气滞血瘀、或气虚血瘀；或肝郁化火、或痰湿食滞，蕴而化热。以上诸因均可导致胃痛、痞满、呕吐、泄泻、便血等症。因此，牛老师认为本病病位在胃，脾胃虚弱是病机之本，而气滞、血瘀、湿蕴、痰阻、热郁、食滞为疾病之标。治法当用调气、活血、解毒。调气即健脾气、降胃气、疏肝气；活血即养血、活血、化瘀；解毒即化痰、除湿、祛浊、清热、消积。临证时牛老师多将其分为七型进行辨证施治。

（一）脾胃气虚型：

症见胃脘隐痛，喜温喜按，得食痛减，伴有神疲乏力、气短懒言、面色萎黄，动则汗出，纳少便溏或泄泻，每因进食油腻之品而诱发。舌质淡，苔薄白，脉细弱。治以健脾养胃，代表方为参苓白术散合黄芪建中汤加减，药用党参、炙黄芪、炒白术、云苓、炒山药、炒扁豆、陈皮、桂枝、炒白芍、生姜、焦三仙、炙甘草等。胃脘胀满者，加枳壳、木香、厚朴；纳呆厌食者，加鸡内金、砂仁；舌苔厚腻，湿浊内蕴者，加姜半夏、炒薏仁、白豆蔻等。

（二）中焦虚寒型：

症见胃脘隐痛，喜温喜按，遇寒则发，得温痛减，伴有形寒肢冷，口淡不渴，食少纳呆，大便稀溏，完谷不化，小便清长。舌质淡胖，苔薄白润，脉沉迟。治以温中健脾，代表方为理中汤合黄芪建中汤加减，药用党参、炙黄芪、炒白术、干姜、桂枝、炒白芍、陈皮、丁香、砂仁、赤石脂、禹余粮、炙甘草等。呕吐清水者，加吴茱萸、生姜；嗳腐吞酸者，加鸡内金、焦三仙、乌贼骨；腹中冷痛，形寒肢冷，腰膝酸软者，加附子、肉桂等。

（三）脾胃阴虚型：

症见胃脘隐痛，饥饿时加重，但饥而不欲食，伴消瘦乏力，口干口渴，大便干燥，舌质红少津，脉细弱。治以养阴益胃，代表方为益胃汤合芍药甘草汤加减，药用北沙参、麦冬、石斛、玉竹、生地、太子参、白芍、白术、山药、扁豆、陈皮、佛手、火麻仁、炙甘草等。胃脘灼痛、嘈杂泛酸者，加黄连、吴茱萸、乌贼骨；胃脘胀痛者，加厚朴花、玫瑰花；大便干燥难解者，加郁李仁、瓜蒌仁等。

（四）肝胃不和型：

症见胃脘胀痛，两胁胀满，情志不舒时诱发或加重，嗳气或矢气后则痛减，胸闷喜太息，腹胀纳呆，大便不畅，舌质淡，苔薄白，脉弦细。治以疏肝理气，健脾和胃，代表方为柴胡疏肝散合逍遥散加减，药用醋柴胡、炒枳壳、炒白芍、醋香附、川芎、白术、云苓、薄荷、香橼、佛手等。胃痛较甚者，加川楝子、延胡索；嗳气频频者，加沉香、旋覆花；泛酸者，加乌贼骨、煅瓦楞、浙贝母等。

（五）肝胃郁热型：

症见胃脘灼痛或胀痛，两胁胀满，心烦易怒，烧心反酸，口干口苦欲饮，大便干燥，小便色黄，舌质红，苔薄黄，脉弦数或滑数。治以疏肝清热，理气和胃，代表方为化肝煎合左金丸加减，药用丹皮、栀子、醋柴胡、青陈皮、炒枳壳、炒白芍、大贝、黄连、吴茱萸、白术、川楝子、醋元胡、生甘草。胸胁胀满，疼痛较甚者，加郁金、香附；恶心呕吐者，加姜半夏、生姜；嗳气频频者，加姜竹茹、沉香等。

（六）胃肠积热型：

症见脘腹胀痛或绞痛，痛时拒按，面红心烦，口干口臭，大便干结，小便短赤，舌质红，苔黄燥，脉滑数。治以清热散结，通腑泄浊，代表方为麻仁滋脾丸加减，药用火麻仁、大黄、枳实、厚朴、白芍、生白术、桃仁、大腹皮、炒莱菔子、芦根、生甘草等。烦渴引饮者，加生地、麦冬、玄参；咳喘便秘者，加瓜蒌仁、苏子、黄芩；两胁胀满、口苦烦躁者，加栀子、柴胡等。

（七）胃络瘀阻型：

症见胃脘疼痛，痛有定处，固定不移，痛如针刺或刀割，夜间为甚，痛时拒按，伴乏力倦怠，面色萎黄，食少纳呆，大便溏薄，舌质淡暗或有瘀点、瘀斑，脉细涩。治以化瘀通络，代表方为四合汤（焦树德方）加味，药用高良姜、香附、百合、乌药、丹参、檀香、砂仁、蒲黄、五灵脂、黄芪、党参、炒白术、炒白芍、柴胡、炙甘草等。胃脘痛甚者，加元胡、木香、郁金；大便色黑者，加三七粉、白及粉；阳虚肢冷胃寒者，加炮姜、艾叶、鹿角霜等。

（郭增元　整理）

六、胃、肠息肉用药特点

胃息肉是指胃黏膜局限性良性上皮隆起性病变，属于胃癌前疾病。大肠息肉是指高出于黏膜、突向肠腔的赘生物，无论有蒂无蒂，统称为大肠息肉。大肠息肉分为腺瘤性息肉与非腺瘤性息肉两大类，大肠息肉特别是腺瘤性息肉，已被公认为大肠癌的癌前病变，西医对胃、肠息肉治疗多采用内镜下高频电凝电切、活检钳钳除、激光、微波灼切等方法，但并发症多、复发率较高，目前尚无有效预防息肉复发的方法。

牛老师在 50 余年的临证中，对胃、肠息肉治疗形成独到见解。他认为胃、肠息肉根本病机为脾胃虚弱，浊毒内蕴。根据胃肠息肉病机特点，牛老师创立了以扶正化积为基本治法的专病专药，即治疗胃息肉的"胃息化积汤"和治疗肠息肉"肠息化积汤"。

"胃息化积汤"处方组成：黄芪 20g、党参 15g、炒白术 15g、枳壳 15g、厚朴 20g、陈皮 15g、九香虫 10g、醋莪术 10g、丹参 15g、山慈菇 15g、半枝莲 20g、白及 15g、炙甘草 10g，每日 1 剂，分早晚两次服。

"肠息化积汤"处方组成：黄芪20g、党参15g、炒白术15g、醋莪术10g、丹参15g、山慈菇15g、半枝莲20g、九香虫10g、炒内金15g、每日1剂，分早晚两次服。

方中炙黄芪善入脾胃，补而不腻，补脾益气之要药，党参、白术、甘草取四君子汤之意，益气健脾。加陈皮取"异功散"之意，使补气而不壅滞，陈皮、枳壳合用理气开胃，促进脾胃功能恢复，患者开胃进食，正气得养。

牛老师强调在补虚旺脾的基础上化浊解毒，使邪去正安。常用药有：丹参、莪术、山慈菇、半枝莲、九香虫、鸡内金等。丹参味苦、性微寒、归心、肝经，具有祛瘀止痛、活血通经之功效；醋莪术味辛、苦，性温，归肝、脾经，功能破血行气，消积止痛；丹参与莪术相须为用，养血不留瘀，祛瘀不伤正。山慈菇，味甘、微辛，性凉，归肝、脾经，功能清热解毒，消痈散结；半枝莲，辛、苦、寒，有清热解毒，活血化瘀，消肿止痛等功效；九香虫专入肝、脾、肾经，可疏肝郁、醒脾气、助肾阳，《本草用法研究》中言：九香虫"理胸膈之凝滞，气血双宜"，文中所谓之"滞"，并非单指气滞之意，还包括瘀血、食积等实邪阻滞于中焦。鸡内金，味甘性平，无毒，归脾、胃、小肠、膀胱经，和胃降逆，宽中健脾，消食开胃，配莪术攻瘀积，消食助运。张锡纯"鸡内金人皆用以消食，而以消癥痛亦甚有力""鸡内金不但能消脾胃之积，无论脏腑何处有积，鸡内金皆能消之"。《药性解》云：莪术，味苦辛，气温，无毒，入肝脾二经……开胃消食，《日华子本草》："治一切血气，开胃消食，通月经，消瘀血……"且莪术活血瘀而不伤阴，故二药皆有攻瘀消食的作用：鸡内金消食力较莪术强，莪术攻瘀之力较佳，二药相配，相辅相成。现代药理研究表明丹参、莪术、山慈菇、半枝莲、九香虫均对多种肿瘤细胞具有较强的抑制和杀伤效应。

脾胃虚弱，升降失常，津液不能输布、运化，聚而成湿，湿属阴邪，大肠处下焦，同类相求，湿邪更易侵犯大肠，正如《素问·太阴阳明论》曰："伤于湿者，下先受之"。凤尾草味苦、性寒，入肝、胃、肺、大肠、膀胱经，具有清热解毒除湿、凉血止血的功效；藤梨根具有健胃、清热、利湿的功效，并擅长祛风除湿，主要用于胃肠道肿瘤。

牛老师熟谙医理，对中药的性味、功效、配伍等有独到见解，选方用药虚实兼顾、寒温得宜、升降并调、气血同治、刚柔相济、补破之药并用，破不伤正，补不留邪，其用药遵古而不泥古。

对于胃、肠息肉的治疗，应根据临床病程及表现的不同，视患者的具体情况区别对待。若息肉发现较早，患者病程短，正气尚足，邪气不至于太深者，治当以驱邪为主，重在消除息肉；而病程相对较长，临床症状表现明显，邪气深入、病机复杂者，则分型论治最为适宜。

（一）胃息肉分型论治

1. 脾胃虚弱，痰瘀互结型

症见：食少，腹胀，神疲，倦怠，纳可，口干不甚，欲饮水，怕冷不甚。舌苔薄白，舌质暗红，脉沉滑。治以补脾益气，化瘀消积。代表方胃息化积汤（自拟方）药用：黄芪、党参、炒白术、炒枳壳、厚朴、陈皮、九香虫、醋莪术、丹参、山慈菇、半枝莲、白及、炙甘草等。

2. 肝胃不和，痰瘀互结型

症见：胃脘部憋胀，两胁胀痛，情志抑郁，喜叹息，或反酸，舌质胖，苔薄白，脉滑。治法：理气活血，化瘀散结。主方胃息化积汤合柴胡疏肝散加减。药用：醋莪术、丹参、山慈菇、半枝莲、炒枳壳、茯苓、蒲公英、大贝、醋柴胡、赤白芍[各]、川芎、醋香附、香橼、佛手等。

3. 胆胃不和，痰瘀互结型

症见：胃脘顶胀伴消瘦，反酸，口苦，欲饮水，怕冷不甚，舌苔薄白，舌质暗红，脉沉弦滑。治法：清热利胆，扶正化积；胆失疏泄者，扶正化积兼化痰降浊，清热燥湿，主方胃息化积汤加减。炙黄芪、党参、炒白术、醋莪术、丹参、山慈菇、半枝莲、鸡内金、金钱草、醋郁金、醋柴胡、枳实等。

4. 寒热错杂，痰瘀互结型

症见：反酸、烧心胃中嘈杂，伴有恶心、纳差、口干喜饮怕凉，大便不成形。舌苔薄白，脉微弦滑。治法：平调寒热，化瘀消积。主方：胃息化积汤合半夏泻心汤加减。药用黄芪、党参、炒白术、醋莪术、丹参、山慈菇、半枝莲、云苓、炒薏米、姜半夏、干姜、黄连、黄芩、生姜等。

5. 湿热内阻，痰瘀互结型

症见：胃脘隐痛，嘈杂不怕食凉，嗳气、烧心，食少，腹胀满，无反酸，时有口干不苦，饮水正常，便溏不爽，身体困重，舌质红，舌苔黄腻，脉数滑。治法：健脾益气，清热化湿，化瘀消积。主方：胃息化积汤合连朴饮加减。药用：黄芪、炒白术、醋莪术、丹参、山慈菇、半枝莲、姜半夏、厚朴、生薏米、鸡内金、炒大黄、白花蛇舌草、茵陈、黄连等。

6. 中焦虚寒，痰瘀互结型

症见：胃脘部隐痛，空腹痛甚，喜温喜按，伴嗳气，腹胀食少，畏冷肢寒，大便稀溏。舌质淡，苔白，脉弱。治以：温中健脾，化瘀消积方用胃息化积汤合黄芪建中汤加减；药用：炙黄芪、丹参、醋莪术、半枝莲、山慈菇、陈皮、炒山药、桂枝、炒白芍、炙甘草、白及、干姜、砂仁等。

7. 浊毒内盛，痰瘀互结型

症见：胃脘胀满，纳可早饱，嗳气较多，伴口干口苦，饮水一般，大便干燥，排便费力，舌质淡红，舌苔薄黄微腻，脉象沉弱。治以：扶正化积兼化痰降浊，清热燥湿，方用"胃息化积汤"加减。药用；

炙黄芪、党参、生白术、醋莪术、丹参、山慈菇、半枝莲、陈皮、九香虫、土元、云苓、黄芩、炒薏米、姜半夏、炒枳实、全瓜蒌、杏仁、藤梨根等；

（二）肠息肉分型论治

1. 脾肾阳虚，痰瘀互结型

症见：大便稀，晨起即泻，伴有腹痛，小便频数。四肢不温，全身怕冷、倦怠乏力。纳差消瘦，睡眠一般。舌质淡舌苔薄白，脉沉紧。治以温补脾肾，化瘀散结。方以：自拟"肠息化积汤"合"四神丸"加减。黄芪、党参、炒白术、醋莪术、丹参、山慈菇、半枝莲、九香虫、炒内金、补骨脂、肉豆蔻、盐吴茱萸、肉桂、炮姜、熟附子等。

2. 湿热内盛，痰瘀互结型

症见：胃脘及腹部胀满不适、不怕冷，纳一般，口干不甚饮水，腰痛腿软，舌质略红，舌体胖，舌苔薄白黄，脉沉。治以健脾化湿，理气活血，化痰消积。方用"肠息化积汤"加凤尾草、苦参等。

3. 寒湿困脾，痰瘀互结型

症见：胃胀痛，嗳气，反酸，口干，饮水少，怕冷，时有便秘，双膝关节疼痛，小便黄。舌质淡，苔薄白润，脉滑。治以：健脾温阳，扶正化积：方以：肠息化积汤合三仁汤加减，药以：黄芪、党参、炒白术、醋莪术、丹参、九香虫、炒内金、藤梨根、肉桂、肉苁蓉、炮姜、阿魏等。

（魏玉霞　整理）

七、附子的应用特点

附子，辛甘，大热，有毒。归心、脾、肾经。其功能回阳救逆，补火救阳，逐寒除湿，温经止痛。其性纯阳无阴，刚烈迅捷，走而不守，能通上达下，行表彻里，通行十二经脉，乃治疗阳衰阴盛，风寒湿痹，水湿肿满，寒凝疼痛等病症之要药。

（一）牛老师认为附子的临床适应证主要有以下六方面：

1. 附子是回阳救逆，为强心回苏要药，可治心力衰竭；

2. 是助阳祛湿，为风寒镇痛药，治痛风、寒湿痿痹拘挛；

3. 是通阳止痛，治胸痹、心痛、疝痛、腹痛、神经痛；

4. 四是扶阳止泻，治中焦虚寒泄泻，完谷不化；

5. 是温阳逐水，有利尿发汗作用，治阳虚水肿，痰饮喘嗽；

6. 是强阳摄阴，用于肾阳衰微，机体功能衰退。指出凡属面色苍白，倦怠无力，身寒足冷，精神萎靡，唇色淡白，大便溏泄，小便清长，呼吸怯弱，嗜睡自汗，脉来虚沉迟或虚大，而舌质淡胖、舌苔白润等阳虚之症，皆用之。

（二）附子在临床上的配伍：

1. 牛老师以四逆汤（姜、附、草三味同用）之回阳救逆作用胜于单味附子，表明干姜、甘草能加强附子的治疗作用，并使附子的不良副作用有所减弱或消除，起到了解毒增效的作用，故在临床多以三药同煎、久煎。

2. 学习应用历代擅用附子的名家对附子的运用配伍积累了丰富的经验，并有所发挥。例如：人参加附子（参附汤），提高了救逆之效，可治疗虚脱；干姜加附子（姜附汤），增强回阳之功，用治心力衰竭；黄芪加附子（芪附汤）促进固表之功，治气虚自汗；白术加附子（术附汤），增强温中之功，治脾虚泄泻；当归加附子（温经汤），增强温经作用，治妇人月经愆期，血海虚寒；桂枝加附子，增强通阳作用，治风湿相搏，肢体酸楚；石膏加附子（千金越婢汤），发挥清热强心作用，用治肺炎合并心力衰竭有良好效果。亦有取附子之温以抵消主治药之消伐作用者。如：麻黄加附子（麻黄附子细辛汤），虑麻黄发汗惧其亡阳，加附子则汗出而阳不脱，治少阴表寒证，心力不振；大黄加附子（大黄附子汤），使下不伤中，可治伤寒心下痞实；黄连加附子（附子泻心汤），取其黄连泻心，附子护阳，虚人汗出心下痞宜之；龙胆泻肝嫌其寒，加附子成温养强肝之方（柴牡附龙煎），治慢性肝炎有效。败附同用（苡仁附子败酱汤），治慢性肠痈。

（三）附子的药用剂量和毒性反应：

1. 牛老师一般主张对症下药，适量而止。凡属阳虚之证，药证相符，不管生附子、炮附子，经煎煮以后，皆已除去毒性，对从未服过附子的初诊患者，宜从小量（加解毒药）开始，逐步加量，至显效为度，临床一般使用炮附子或附子颗粒剂，从6g开始，最大量用到270g。

2. 通过久煮多煎方法，可以使附子中所含的生物碱——乌头碱受到破坏，对减毒方面起到积极的作用。煎煮的条件，即用温水先浸后煎，要求宽水（加大煎水量）慢火熬透（不可急火加热），煎煮时间在2～5小时以上，看剂量的大小而伸缩，然后再加入其它药同煎。总之，关键在宽水慢煎，与干姜、甘草同煎，这样有利于附子生物碱的破坏而起到安全作用。

3. 识别附子中毒：

附子属毛茛科多年生草本植物乌头的子根加工品，有毒性，应用不当可导致中毒，中毒表现可概括为"麻、乱、颤、竭"；中毒后先见口舌麻，继之面麻，甚至全身麻木，痛觉消失、意识混乱、烦躁不安、心律失常，甚至有间歇，舌唇肢体颤动，语言含混不清，肢体无力，无法持物行走，可见心源性休克，心房纤颤，呼吸衰竭，甚至死亡。现代药理研究显示乌头具有明显的心脏毒性，可导致心律失常。附子中毒可用淘米水一大碗即服，有缓解中毒症状的作用。然后可用甘草

60g 水煎服，或用绿豆、甘草、双花、生姜水煎后加白糖溶服，较重者肌注阿托品。

4. 附子中毒后的解救方法：

（1）用高锰酸钾或浓茶反复洗胃；

（2）以迷走神经兴奋为主要表现者（心动过缓、传导阻滞）可肌肉注射阿托品；对异位心律失常（室早、室速）明显者，则应用利多卡因，如两者皆有，可同用之；

（3）中药解救方为：金银花 30g，绿豆 100g，生甘草 60g，水煎内服；或蜂蜜内服，每次 120g，必要时可服至 500g。也可参照国医大师张学文的"绿豆甘草解毒汤"，绿豆 120 克，生甘草 15～30 克，草石斛 30 克，丹参 30 克，连翘 30 克，白茅根 30 克，大黄[后] 15 克或 30 克。该方具有解毒益阴，兼顾心肾的功能。

（高原　整理）

临证医案篇

一、胃痛

病例一：

姓名：周某某　性别：男　年龄：58 岁　职业：商人

住址：内蒙古呼和浩特市武川县　初诊日期：2014 年 10 月 7 日

主诉：反复心悸、胃脘隐痛 3 年，加重 5 日。

现病史：患者近 3 年来经常出现胃脘疼痛，伴心悸，失眠，烦躁，饮冷后上述诸症加重。2014 年 10 月 2 日，患者因饮冷后，再次出现胃脘疼痛，心悸，且症状较前明显加重，经社区医院治疗后未见明显好转（具体用药不详），为求系统诊治，于 2014 年 10 月 7 日来我院门诊就诊。

刻下症：心悸，胃脘隐痛，饮冷后疼痛加重，烦躁，失眠多梦且睡中易醒，严重时一天至多入睡 2 小时，畏寒，手足冰冷，乏力，纳差，二便正常，舌淡，苔薄白，脉沉缓。

既往史：2014 年 2 月 29 日北京 304 医院查胃镜显示：慢性非萎缩性胃炎伴糜烂。幽门螺杆菌（HP）：阴性。

中医诊断：心悸胃痛（脾胃虚寒　心肾阳虚）

西医诊断：慢性非萎缩性胃炎

辨证分析：患者年近六旬，商旅之人，饮食无律，饮冷无度，久则脾胃失运，脾阳受损，兼之年老则脾肾之阳俱虚。脾主运化水谷，脾失健运，气血生化不足则乏力，舌淡，苔薄白，脉缓；脾阳虚弱，寒从内生，寒凝气滞，故见胃脘隐痛；肾阳虚不能温煦心阳，以致心阳不振，故见心慌、心悸、烦躁、睡眠较差；脾肾阳虚，鼓动无力，故见畏寒、手足厥冷、脉沉。

治法：健脾温中，温补心肾。

处方：黄芪建中汤合茯苓四逆汤加减。

炙黄芪 30g	桂枝 10g	炒白芍 20g	干姜 10g^{先煎}
附子 5g^{先煎}	饴糖 30g	人参 9g	茯苓 15g
川芎 15g	木香 10g^{后下}	大枣 7 枚^{去枣核}	炙甘草 15g

7 剂，日 1 剂，水煎 400ml，早晚分服。

二诊：2014 年 10 月 21 日

服上药后，纳可，心悸、胃脘隐痛、乏力、怕冷明显减轻，入睡时间约 5-6 小时，但睡眠质量差。舌苔薄白，舌质淡红，脉象沉缓。

处方：效不更方，守上方改附子 10g^{先煎}，干姜 20g^{先煎}。

14 剂，日 1 剂，水煎 400ml，早晚分服。

三诊：2014 年 11 月 14 日

胃脘不适感明显缓解，仅在清晨出现心悸，乏力，睡眠时间大约能达 7-8 小时，质量仍差，饮食二便正常。舌苔薄白舌质淡红，脉象沉滑。

处方：守上方改附子 15g^{先煎}，干姜为 30g^{先煎}。

7 剂，日 1 剂，水煎 400ml，早晚分服。

四诊：2014 年 12 月 2 日

除脐左侧早晨空腹压痛及睡眠质量稍差外，余证均消失。舌苔薄白舌质淡红，脉滑。对上方略做调整，嘱患者每周服两剂，服一月，巩固疗效。

处方：

炙黄芪 30g	桂枝 10g	炒白芍 20g	干姜 20g^{先煎}

附子 10g^{先煎}　　饴糖 30g　　人参 9g　　茯苓 15g

川芎 15g　　木香 10g^{后下}　　大枣 7 枚^{去枣核}　　远志 15g

炙甘草 15g

7 剂，日 1 剂，水煎 400ml，早晚分服。

按：该患者系脾胃虚寒，心肾阳虚而致心悸胃痛。脾胃阳虚，寒从中生故胃脘隐痛。心肾阳虚，心君空虚无所主而见失眠、心悸，烦躁。牛老师据《金匮要略》第 14 条："虚劳里急，诸不足，黄芪建中汤主之。"和《伤寒论》第 69 条云"发汗，若下之，病仍不解，烦躁者，茯苓四逆汤主之"，用黄芪建中汤合茯苓四逆汤治疗其因阳虚而致胃脘隐痛、心悸失眠之病证。茯苓四逆汤包括干姜附子汤、四逆汤、四逆加人参汤三个方剂，此三方均有回阳救逆之功。因此茯苓四逆汤本身的核心功能为回阳救逆，加人参益气生津，安神。茯苓亦具有宁心安神之功。本方之配伍特点为人参配干姜、附子于回阳之中有益气养阴之功；益阴之中有助阳之力。患者食冷则胃脘隐痛加重，失眠多梦、烦躁加重，即脾阳已伤，病程迁延日久，由脾及肾，肾阳不足，累及至心，而致心阳亦虚。观其症状，心脾肾阳虚可知；又病延既久，伤津损气可知。故用茯苓四逆汤既可温少阴之阳，益少阴之阴，又可交通心肾，坎离既济，心君得养，切合病机，则失眠，心悸，烦躁得除。因患者阳虚较甚，虽方药对证，但因温阳药力不足以填补阳虚之本，故于二诊，三诊患者诸症虽明显好转，但未能痊愈。牛老师遵从效不更方之则，在原方基础上逐渐加重制附子，干姜之剂量，以温补心脾肾之阳而攻逐阴寒之邪。方中病机，是获良效。临证牛老师对于因心肾阳虚而致失眠，心悸，烦躁者，使用本方屡治屡验，收效显著。

（贾敏　整理）

病例二：

姓名：郭某某　性别：女　年龄：74 岁　职业：退休职员

初诊日期：2011 年 2 月 11 日　　住址：呼和浩特市回民区

主诉：阵发胃脘胀痛 6 年，加重 5 天。

现病史：患者近 6 年常于进食过冷或过热食物后，出现胃脘不适，甚则疼痛胀满，自服吗丁啉、香砂养胃丸、颠茄片等药可暂时缓解症状。5 天前因饮食失当，上症加重，为求系统治疗前来就诊。

刻下症：胃脘胀满疼痛、喜按，腹胀，食欲差，嗳气，时有反酸，口干，漱水不欲咽，睡眠正常，大便干，2-3 日一行，小便正常，舌质暗红，舌苔薄白，脉沉涩。

既往史：2010 年 12 月 14 日于我院行胃镜检查示：慢性萎缩性胃炎（CAG），十二指肠球部囊肿？幽门螺旋杆菌（HP）阴性

中医诊断：胃痛（脾虚瘀滞）

西医诊断：慢性萎缩性胃炎

辨证分析：《脾胃论》曰："故夫饮食失节，寒温不适，脾胃乃伤"。患者年过七旬，饮食时寒时热，脾胃受损。脾胃气虚，则运化失职，见胃脘胀满，不欲饮食；脾胃虚则气机升降失调，胃气不降，气滞于肠，大肠传导失职，则见腹胀，便干；胃气上逆，则见嗳气，反酸；脾气虚弱，气血生化不足，气虚无力行血，则血瘀脉络，瘀血内停，津液失布，故见口干，漱水不欲咽，舌质暗红，脉沉涩。

治法：健脾理气，活血通腑

处方：消痞萎胃康汤（牛兴东经验方 - 见前《学术思想篇》）加减

炙黄芪 20g	太子参 15g	生白术 30g	炒莱菔子 30g
炒枳实 15g	炒白芍 15g	醋莪术 10g	丹参 15g
醋元胡 10g	姜半夏 10g	醋柴胡 10g	炒内金 15g 冲
炙甘草 10g	炒大黄 10g 免煎冲剂		

7 剂，日 1 剂，水煎 400ml，早晚分服。

二诊：2011 年 2 月 18 日

胃脘胀痛消失，无口干，仍有腹胀、嗳气、大便偏干 2-3 天一行，

小便正常。舌质暗红舌苔薄白，脉沉涩。

处方：守上方去元胡，加芒硝4g^冲，炒槟榔10g，火麻仁50g，7剂，服法同前。

三诊：2011年2月25日

腹胀，腹部凉感，得温则舒，嗳气，纳可，大便仍偏干2-3日一行，小便正常，舌质正常，舌苔薄白，少苔，脉沉涩。

处方：守上方改生姜为干姜15g，改炒枳实20g，7剂，服法同前。

四诊：2011年3月4日

腹部胀满，嗳气明显减轻，大便1-2日一行，便质正常，小便正常，舌质淡红，脉沉。

处方：守上方去枳实、大黄、去芒硝，7剂，服法同前。

五诊：2011年3月11日

诸症愈，予消痞萎胃康胶囊服药2个月后，复查胃镜显示：慢性浅表性胃炎，HP（－）。

按：李东垣《脾胃论》云："脾胃之气既伤，而元气亦不能充，而诸病之所内生也。"本患为饮食不节致脾胃气虚，气机阻滞，瘀血内生之证，牛老师认为此乃虚实夹杂之证，属因虚致实，治疗应当兼顾健脾助运与理气通滞，应用经验方"消痞萎胃康汤"加减治疗本证。该患气机阻滞中焦，胃失通降较著，而瘀血内阻之证较轻，故牛老师在经验方基础上减九香虫，土元，加炒莱菔子、炒大黄、醋元胡。治疗后二诊胃脘胀痛消失，但腹部胀满未除，故去元胡，加芒硝4g^冲、炒槟榔10g、火麻仁50g以通积滞。三诊患者胃脘胀满微痛，腹部凉感，得温则舒，考虑二诊加用芒硝，炒槟榔伤及脾阳所致，故改生姜为干姜15g，改炒枳实20g，仿温脾汤之义。四诊诸症缓解，大便干情况较前改善，中病即止，去导滞之品，继以补气，行气，活血以调理。五诊诸证已除，牛老师结合"镜下望诊"及临床经验，给予经验方制剂治疗，继续服药2个月，复查胃镜显示：慢性浅表性胃炎，HP（－），疗效显著。

（张瑞芬　整理）

病例三：

姓名：王某某　性别：男　年龄：55 岁　职业：农民工

住址：呼和浩特市郊区　初诊日期：2013 年 1 月 10 日

主诉：反复胃脘疼痛 8 年，加重 2 日。

现病史：患者自述间断胃脘疼痛 8 年余，并伴有嗳气、烧心、恶心，每于饮酒或恣食肥甘厚味后上述诸症加重。2010 年 7 月 11 日于内蒙古中医医院查胃镜结果显示：慢性浅表性胃炎（CSG），幽门螺旋杆菌（HP）阳性，当时服用丽珠维三联杀菌药加兰索拉唑胶囊 10 天，停药 1 个月后查 ^{13}C-UBT 即呼气实验转阴。同时服用半夏泻心汤合连朴饮加减 6 周诸证减轻而停止治疗。2013 年 1 月 8 日，患者因大量饮酒后，再次出现胃脘疼痛不适。为求系统诊治，遂来我院门诊就诊。

刻下症：胃脘部烧灼疼痛，时有刺痛，夜间加重，胃痛拒按，嗳气，纳呆，自觉口中黏腻不爽，渴欲饮水但不多，大便色黄质稀，小便正常，舌质暗，舌苔薄黄而腻，舌下脉络瘀阻，脉滑数。

既往史：前列腺增生；2013 年 1 月 10 日于内蒙古中医院复查胃镜显示：CSG，HP（+），胃底憩室。病理活检报告示：部分腺体腺瘤样增生，轻中度异型增生，肠上皮化生。

个人史：吸烟 20 年，每日约 20 支；饮酒无度，嗜食肥甘厚味。

中医诊断：胃痛（湿热蕴脾，瘀血内阻）

西医诊断：1.慢性浅表性胃炎；2.前列腺增生

辨证分析：患者平素饮酒无度，恣食肥甘厚味，酒为湿热之品，肥甘厚味亦为助湿之辈，日久湿热之邪蕴结于脾胃，见口中黏腻不爽，胃脘部烧灼疼痛；湿热内蕴，气化不利，津液不能上乘而见渴欲饮水，但因湿邪内蕴，故渴不多饮；湿热下注于大肠而见大便色黄质稀；脾失健运，胃失和降故见纳呆，嗳气，舌苔薄黄而腻，脉滑数；湿热内蕴，气机受阻，血行涩滞而成瘀。正如《活血化瘀专辑》载"血与水，上下内外，皆相济行，故病血者，未尝不病水；病水者，亦未尝不病血也"。瘀血停滞于胃，故见时有胃脘刺痛，拒按，因有形瘀血停积于局部，气血不得通达之故，由于夜间血行缓慢，瘀阻加重，故夜间疼痛加剧。

治法：清热化湿，活血祛瘀。

处方：连朴饮合失笑散加味。

厚朴 20g	黄连 6g	石菖蒲 25g	制半夏 10g
焦山栀 10g	生薏仁 30g	蒲黄 10g	丹参 15g
醋莪术 12g	半枝莲 30g	山慈菇 15g	土元 6g
黄芩 10g	五灵脂^{醋} 10g	藤梨根 15g	

7剂，日1剂，水煎400ml，早晚分服。

二诊：2013年1月17日

胃脘部烧灼疼痛明显减轻，已无刺痛，嗳气、口中黏腻不爽消失，纳可，大便色黄质稀，舌质红，舌苔薄黄而腻，脉滑数。

处方：守上方去五灵脂^{醋}加大黄6g^{后下}，木香^{后下}10g，7剂，服法同前。

三诊：2013年1月24日

胃脘部烧灼疼痛基本消失，大便便质正常，观其舌质淡红，舌苔薄黄，诊其脉滑，嘱其忌恣肆饮酒，饮食以清淡为宜，嘱其服下方调理，一年后复查胃镜。

调理方：

炙黄芪 20g	党参 10g	炒白术 15g	醋莪术 10g
丹参 12g	土元 10g	九香虫 10g	白蔻仁 12g^{后下}
黄连 6g	姜半夏 10g	白及 20g	藤梨根 10g
半枝莲 10g	山慈菇 10g	白花蛇舌草 10g	

每周服 1 剂，早晚分服。以此方为主，连服 3 个月，随证加减。

四诊：2014 年 1 月 20 日

2014 年 1 月 20 日于内蒙古中医医院复查胃镜显示：慢性浅表性胃炎、胃底憩室、HP 阴性。活检病理诊断：慢性浅表性胃炎、部分呈息肉状隆起、部分腺体轻度非典型增生（ATP）。患者自述无明显不适。嘱其节饮食。

按语：该患者三诊，诸症明显好转。但大便仍偏软知肠中湿热未除，故加大黄，木香以清湿热，行气滞。方切病机，故显效。四诊后，以调理方加减服之。牛老师临床辨证善抓主证，并擅长用经方治病，注重对中医诸多著作的研究，他潜心研究数十年，对于温病的研究有很深的造诣。连朴饮出自《霍乱论》，用于湿热蕴伏，清浊相干，胃失和降，胸脘痞闷，心烦躁扰，舌苔黄腻，脉滑数等。连朴饮具有清热化湿，理气和中之效。对于证属脾胃湿热日久者，因湿性胶着黏滞，不宜速去，湿滞气阻，气不能行血，常常导致痰瘀积聚，日久蕴毒。牛老师除了用清热化湿之法外，常常加用藤梨根解毒抗癌，清热消肿；半枝莲、山慈菇、白花蛇舌草清热解毒、祛湿消肿。临证治疗本病，常常根据胃镜病理辨证：对于腺体腺瘤样增生，轻中度异型增生，肠上皮化生者牛老师常常以醋莪术、土元、九香虫、藤梨根、半枝莲、山慈菇、白花蛇舌草等以活血化瘀止痛，解毒消肿散结。牛老师在治疗湿热胃痛时，往往以清热化湿、调气、活血、解毒清热、化湿消积为其治法。临证收效甚著，值得总结。

（贾敏 整理）

病例四：

姓名：周某某　性别：男　年龄：54 岁　职业：农民

住址：呼和浩特市郊区　初诊日期：2014 年 9 月 18 日

主诉：胃脘及脐周隐痛 3 年，加重 3 月现病史：患者近3年来经常出现空腹时胃脘及脐周隐痛，食后缓解，未予重视。3个月前上症加重，经诊治，诊断为慢性萎缩性胃炎，治疗后效果不佳，求治于牛老师门诊。

刻下症：空腹时胃脘及脐周隐痛，胃部怕凉，食凉后痛甚、胀满，时有反酸，纳食较差，不欲饮水，阴囊湿冷、足冷出汗、大便黏腻不爽或呈水样，小便清长，睡眠正常，舌质暗边有齿痕，舌苔薄白，脉象沉濡。

既往史：胃镜（2014.06.12）检查示：慢性萎缩性胃炎，幽门螺旋杆菌（HP）阴性。

个人史：吸烟史30年。

中医诊断：胃痛（脾胃虚寒、寒湿下注）

西医诊断：慢性萎缩性胃炎

辨证分析：经云："男子六八阳气衰竭于上，面焦，发鬓颁白，七八肝气衰，筋不能动，天癸竭，精少，肾藏衰，形体皆极。"患者年逾五旬，饮食不节又兼劳累久病，使三阳脉衰，肝气不足。脾胃阳虚，运化失权，则饮食一般，胀满；空腹时水谷精微化源不足，阳气益虚，不能温养脏腑，"不荣则痛"，故见胃脘及脐周隐痛；脾阳虚衰，水湿不化，则饮水少，小便不利，大便不爽，若饮邪上逆，则见反酸；湿注下焦，累及肝肾，肝肾之阳不能温煦则见阴囊湿冷，足冷汗出；脾阳虚衰，水湿内停，阻遏阳气，血运不畅，故见舌暗，边有齿痕，苔白，脉沉濡。

治法：健脾温中、温化寒湿

处方：经验方

| 熟附子15g^先 | 干姜15g^先 | 细辛6g^先 | 肉桂15g^{后下} |

熟附子15g^先　干姜15g^先　细辛6g^先　肉桂15g^后下

党参15g　　炒白术15g　　厚朴30g　　炒苍术15g

橘核10g　　荔枝核10g　　小茴香15g^盐炒　川椒10g

蛇床子30g　炙甘草6g

7剂，日1剂，水煎400ml，早晚分服。

二诊：2014年10月9日

上述诸证均有减轻，仍足冷、自汗，舌有齿痕，苔薄白黄，脉象沉弱。

处方：守上方加桂枝15g、改熟附子30g^先、干姜20g^先。

14剂，日1剂，水煎400ml，早晚分服。

三诊：2014年10月23日

饮食欠佳，饮水不多。阴囊潮湿，大便偏干，每日一次，小便正常，寐可。舌苔薄白，舌质淡红，脉沉弱。

处方：守上方去肉桂，加肉苁蓉30g，炮姜30g，细辛改为10g。

14剂，日1剂，水煎400ml，早晚分服。

四诊：2014年11月13日

胃脘隐痛、胀满消失，饮食二便正常，怕冷及阴囊潮湿症状消失，舌苔薄白后根微黄，舌质淡红，脉象沉弱。

处方：守上方再7剂，巩固疗效。然后改服消痞萎胃康胶囊（院内制剂）2个月。

按语：《脾胃论》曰："百病皆由脾胃衰而生。"本病病程较长，多因气候时令变化和饮食所伤而复发，病程日久，病情缠绵，脾虚健运失职，运化乏力，不能为胃"行其津液"，纳运无力，水谷不化，脾虚而滞胃，阻滞中焦。太阴湿土得阳始动，脾阳不振则寒从中生，肾阳不足，寒水则气化无权，温运无力而发本病。牛老师选用加味理中汤为主以健脾温中、温阳散寒，而重点在于以茴香、橘核、荔枝、川椒理气散寒，细辛温经散寒，蛇床子温肾燥湿，使寒湿之邪得以温化，二诊、三诊逐步加重温药力度，以助阳化湿，正所谓"病痰饮者，当以温药和之"。正如《内经》云"阳气者，若天与日，失其所则折寿而不彰；故天运当以日光明。是故阳因而上，卫外者也"。牛老师认为，任凭疾病之万变万化，不越阴阳两端。对于阳虚阴寒内盛之证，牛老师谨遵仲景之"四逆汤""白通汤""理中"之辈。本患者因阳虚甚而致寒湿内生，阳虚甚非四逆之辈而不得温补，寒湿甚非重剂温阳化湿之品联用而不得化。故牛老师以大剂量之附子，干姜，蛇床子，肉桂，肉苁蓉温阳散寒，祛湿止痛。药证相投，标本兼治，诸症得除，成药巩固。

（贾婷婷　整理）

病例五：

姓名：张某某　性别：女　年龄：56 岁　职业：退休记者

住址：内蒙古呼和浩特市县府街　初诊时间：2010 年 3 月 15 日

主诉：胃脘胀痛 15 年，加重 2 个月。

现病史：患者 15 年前因在外地采访，适逢梅雨季节，感受寒湿之邪而发胃痛。复因长期饮食无律，胃痛时轻时重，痛时自服吗丁啉好转。近 2 月因食油腻之品后胃脘部胀满不舒，胃痛持续不缓解，影响食欲，遂来就诊。

刻下症：胃脘胀痛拒按，伴胃部烧灼感，时有反酸，口干口苦，不欲饮水，纳呆，食入恶心，大便干 2-3 日一行，小便色黄，舌边红，舌根苔黄腻，脉滑数。

既往史：慢性浅表性胃炎；反流性食管炎

辅助检查：2010 年 3 月 3 日内蒙古医科大学第一附属医院胃镜示：HP（＋），胃体息肉，息肉 0.3cm*0.3cm。

病理检查：2010 年 3 月 3 日内蒙古医科大学第一附属医院示：胃体增生性息肉。

中医诊断：胃痛（脾胃不和，湿热中阻）

西医诊断：胃息肉

辨证分析：《冯氏锦囊秘录》云："脾主运化，调则运化五谷精微而致精华，伤则动火，熏蒸五谷而为湿热。"本例患者病程日久，初起感受寒湿之邪而发病，复因饮食无律，服药不当，日积月累，损伤中焦，脾胃虚弱，脾气不升，胃气不降，气机受阻，故胀满疼痛。脾不运化，津液不行，势必存湿，湿郁之久，又可化热；胃失降纳，必生内热，均可导致湿热中阻。湿热蕴结脾胃，纳运失健，气机阻滞，故脘腹胀痛，纳呆食少。湿热上蒸于口，口腻，不欲饮水。湿热交蒸，郁阻中焦，气机升降失常，胃气夹热上逆，故见胃脘部烧灼感、反酸、恶心；湿热下注肠道，腑气不通，故见大便干，小便黄。湿郁化热，热重于湿，故见口干口苦，舌边红，舌根苔黄腻，脉滑数。

治法：理气健脾，清热化湿

处方：清中汤加减

姜半夏 10g	陈皮 15g	炒苍术 15g	炒白术 15g
炒枳实 20g	云苓 15g	黄芩 10g	黄连 6g
薏苡仁 30g	元胡 10g	山慈菇 10g	阿魏 1.2g
半枝莲 30g	土鳖虫 10g		

14 剂，日一剂，水煎 400ml，早晚分服。

二诊：2010 年 3 月 22 日

胃脘痛及胃部烧灼感减轻，食少，食后无恶心感，于晨起略感口苦，偶感心烦，嗳气则舒，大便质干，日 1 行，舌边尖鲜红，苔薄黄微腻，脉弦数。

守上方去黄连，加炒山栀 10g，柴胡 10g。

7 剂，日一剂，水煎 400ml，早晚分服。

三诊：2010 年 3 月 30 日

患者用药后诸症减轻，继服上方 10 剂胃脘胀痛症状消失，无明显烧灼感及反酸，纳可，二便正常。

按语：湿邪为病，一为外来湿邪过盛，二为胃纳湿毒，三为后天脾虚。牛老师对湿滞中土的主要治疗大法是健运，在临床辨证上善用与巧用经典方剂，而在实际运用中灵活化裁，立法处方，均有独特见解。本例患者病程日久，脾胃虚弱，湿浊内生，郁而化热，火热内结，而发胃痛，牛老师选以《医宗金鉴》之清中汤为基础方，取其清热燥湿之功，理气和中之效。方中半夏与陈皮二者相配，等量合用，体现治痰先理气，气顺则痰消之意。《临证指南医案·胃脘痛》早已有关于这种病机的论述："胃痛久而屡发，必有凝痰聚瘀。"本例患者久痛入络，瘀血阻滞，土鳖虫、阿魏行气活血，散结止痛。另外，萎缩性胃炎有癌变可能，胃镜下可见肠上皮化生者，多以山慈菇、半枝莲清热解毒，以达预防或抗癌之作用。牛老师在临床中师于古而不拘泥于古，重视中医传统的辩证论治，同时不忽视现代医学检测手段，或审证求因，寻因论治，或对文献源流，理法方药逐一考证，临证化裁，配伍精当，辩治效果有桴鼓之应。

（李嵘嵘　整理）

病例六：

姓名：武某某　性别：男　年龄：48　职业：农民

住址：商都县　入院日期：2012 年 11 月 28 日

主诉：胃脘胀痛反复发作半年余，加重 1 周。

现病史：患者半年前因农忙晚餐进食时间偏晚，食后出现胃脘胀满疼痛，于 2012 年 5 月 9 日就诊于内蒙古医科大学附属医院，诊断为慢性萎缩性胃炎，经治疗（具体治疗经过不详）后症状减轻，但每遇劳倦及饮食不节时反复。近 1 周饮食偏油腻再次出现胃脘胀满、疼痛，并伴嗳气、烧心、反酸，为求中医系统治疗，于 2012 年 11 月 28 日就诊于牛老门诊。

刻下症：胃脘胀满、疼痛，并伴嗳气、烧心、反酸，口干口苦，不欲多饮，纳差，小便正常，大便偏粘。影像下见：（幽门前区）慢性轻—中度慢性萎缩性胃炎（活动期）伴糜烂，轻度肠化及腺颈部增生。舌质偏暗，舌体略胖，苔薄黄偏腻。脉象：涩。

既往史：患者平素形体瘦弱，食少纳呆，每遇农忙时节则食后胃脘胀满、疼痛。内蒙古医科大学附属医院胃镜显示为慢性非萎缩性胃炎（CNAG），HP（-），病理检查显示为（幽门前区）慢性轻—中度慢性萎缩性胃炎（活动期）伴糜烂，轻度肠化及腺颈部增生，HP（-）。

中医诊断：胃脘痛（脾虚气滞、湿热中阻、瘀血阻络）

西医诊断：慢性萎缩性胃炎

辨证分析：患者素体脾虚，每遇劳倦伤脾气则脾失健运，升降失常，气机不畅，则见胃脘胀满疼痛。胃失和降，则见嗳气、纳差。脾胃运化失司，水湿内停，日久郁而化热，则舌胖苔薄黄偏腻，湿热（湿重热轻）蕴结肝胆则口干口苦，反酸，湿热蕴结肠道则见便粘。"气为血之帅，血为气之母"，气机不畅，气不帅血，则瘀血阻于络，舌质偏暗脉涩。

治法：健脾理气，清热化湿，活血化瘀

方药：消痞萎胃康汤加减

党参 15g	炙黄芪 20g	炒苍术 15g	炒枳壳 20g
三七 6g	白及 12g	元胡 10g	炒白芍 15g
醋莪术 15g	丹参 15g	半枝莲 20g	黄连 6g
土元 10g	陈皮 30g	鸡内金^{冲} 12g	茯苓 12g

14剂，日1剂，水煎400ml，早晚分服。

二诊：（2012年12月17日）

胃痛减轻，仍胃胀，口苦口干，饮水少，纳可，小便尚可，大便偏粘。舌苔薄黄，舌质略有齿痕、偏红，脉细。

处方：原方加川楝子10g、改枳壳为30g。14剂，服法同前。

三诊：（2012年12月31日）

胃痛胃胀均减轻，口干不苦，二便正常，舌质略暗，苔薄白，脉细。

处方：守上方，去黄连加砂仁10g后下，改炒枳壳为20g。14剂、服法同前。

四诊：（2013年1月16日）

腹胀痛，口苦，口唇干，生气后加重。睡眠饮食可，二便正常。

处方：守上方加柴胡12g。10剂，服法同前。

五诊：（2013年1月27日）

诸症减轻，处方守上方加炒山药30g，15剂巩固疗效。

2013年2月15日复查胃镜，显示为慢性非萎缩性胃炎（CNAG），HP阴性，病理检查显示为（幽门前区）轻度慢性萎缩性胃炎。

按：本患的首诊主要病机为素体脾虚，劳倦伤脾后，气机升降失常，气结中焦，血行不畅，瘀血内停；脾虚运化无权，水湿内停，郁而化热。故以"消痞萎胃康汤"（此方为牛老调气活血解毒法代表方）治疗，牛老的调气活血解毒法中首重调气，故在本患的治疗中用黄芪、党参、白术健脾益气；枳壳、陈皮破气理气。气虚得补，气滞得行，则津液得以输布、血液得以运行。同时牛老通过"镜下望诊"镜像辨证，镜下见糜烂考虑瘀阻肉腐而成，故用三七、白及活血化瘀，敛疮生肌；见肠化增生考虑热毒血瘀而致，用半枝莲、土元清热减毒，活血散瘀。本患首诊服药后，胃痛虽有所减轻，但胃胀等其他症状仍存在，牛老认为此时理气活血止痛之药已起效，但是已结之气机仍未打开，故二诊增加枳壳剂量破气开结。同时加川楝子，即增强疏肝行气之效，又为牛老川楝子配元胡之药对，牛老认为川楝子性降属阴，散于下行，功能清肝理气止痛，元胡能行血中之气，调血中之血，功能行气活血，通络止痛，二药配伍，气血并用寒温同施，且一泄气分之热，二行血分之滞。在胃脘痛的临证应用中，牛老常用此药对治疗肝郁气滞，胃络瘀阻之证。三诊观其症，热已清，气结已开，故去黄连、减枳壳，加砂仁化湿和胃，温脾理气。四诊患者因生气，病情稍有反复，加柴胡增强疏肝理气之力。五诊诸症减轻，加山药平补肺脾肾，调和各脏腑功能，使水液代谢运行正常，巩固疗效。

（张雪峰　整理）

病例七：

姓名：周某某　性别：男　年龄：62　职业：退休工人

住址：呼和浩特市新城区　初诊日期：2014 年 9 月 11 日

主诉：胃脘疼痛、胀满 3 个月

现病史：患者自六月份出现胃脘胀痛拒按，常于饱食、受凉或饮食不适时疼痛发作，疼痛持续数小时甚则一天以上，餐后加重，曾服用西药奥美拉唑，丽珠得乐和中药健脾理气活血方未见明显疗效。

刻下症：胃脘胀痛，餐后加重。胃脘部怕凉，喜温喜按，嗳气，乏力，纳差，面色无华，大便时干，一至二日一次，小便正常。睡眠差，一日仅入睡三至四小时。舌苔薄白，舌质淡，脉沉细。

既往史：患者退休前在车机床附件厂上班，工作劳累，餐后经常胃脘部不适。2013 年 4 月 23 日于内蒙某三甲医院查胃镜显示：慢性萎缩性胃炎伴隆起糜烂（CAG+E），十二指肠息肉，0.2cm*0.3cm，幽门螺杆菌（HP）阳性。

中医诊断：胃脘痛（中阳不足　气血两虚）

西医诊断：慢性萎缩性胃炎

辨证分析：正如《脾胃论》云："形体劳役则脾病"，该患者曾长期劳累过度故而脾失健运，脾气耗伤则见胃脘胀痛，嗳气。饱食后耗气运化水谷，气虚更甚，而见餐后胀痛加重。脾为"后天之本"、"气血生化之源"，脾气虚，气血生化不足。气虚则一身之气不足而见乏力，脾胃气虚日久而阳虚渐成，见胃脘怕凉而纳差，喜温喜按；血虚则可见面色无华，血不养心，则见寐差，舌质淡，脉沉细。

治法：温中健脾　益气生血

处方：黄芪建中汤合枳术丸加减

炙黄芪 20g	桂枝 10g	干姜 10g	炒白芍 20g
饴糖 40g^{冲}	生白术 20g	炒枳实 10g	炒莱菔子 30g

三七粉 4g^冲　　白及 15g^冲　　砂仁 10g^{后下}　　甘松 12g

炙甘草 10g　　大枣 5 枚　　醋莪术 10g　　丹参 15g

九香虫 6g

7 剂，日 1 剂，水煎 400ml，早晚分服。同时配合口服丽珠维三联杀菌药 10 天。

二诊：2014 年 9 月 25 日

胃脘怕凉减轻，饮食好转，仍有胃脘胀痛，嗳气，余症及舌脉同前。加远志 10g，酸枣仁 30g。

7 剂，日 1 剂，水煎 400ml，早晚分服。

三诊：2014 年 10 月 23 日

因吃了 30 多枚大枣，胃脘胀满疼痛加重，昼夜不止，伴有嗳气、压痛，口干欲饮温水，纳差，大小便正常。舌苔薄白，舌质淡，脉沉细。改白术为 30g，枳实 15g，醋莪术 20g，甘松 10g，焦三仙各 30g。

14 剂，日 1 剂，水煎 400ml，早晚分服。

四诊：2014 年 11 月 20 日

服药后胃脘胀痛减轻，饮食二便正常，睡眠好转，舌苔薄白，舌质淡红，脉略沉。复查胃镜显示：CAG，贲门炎，HP 阴性。守上方再服 14 剂，一个月后电话随访，诸证消失，一切正常。

按：该患者为中阳不足、气血两虚之症。牛老治疗此患者以温中健脾、益气生血之法，选方以黄芪建中汤合枳术丸加减以应此证。方中以桂枝、炙甘草、大枣、芍药、干姜、胶饴、黄芪温中补气，和里缓急；以炒枳实、白术健脾消痞；结合胃镜镜像视诊，见糜烂、炎症，予炒莱菔子、三七、白及、砂仁、甘松、醋莪术、丹参、九香虫以调气、活血、解毒。患者二诊时脾气转充，阳气渐盛，胃脘怕凉减轻，饮食好转，大便较前略好转，但气滞之证无明显好转，仍有胃脘胀痛，嗳气，余症及舌脉同前。牛老于原方加入醋莪术、丹参、九香虫，以助行气、解毒、活血之力。患者三诊时因吃了 30 多枚大枣，病情反复,胃脘胀满疼痛加重,昼夜不止,喜温喜按,伴有嗳气,压痛,口干欲饮温水,纳差,大便干,二、三日一行。大枣中含有膳食纤维,适当食用具有舒解便秘、降低胆固醇、促进排泄等作用。但膳食纤维不能被人体消化道中的酶分解,本身的体积又很大,进食过多,不利消化,无疑会增加胃肠负担,尤其是对于有胃肠道疾病的患者。过食后,还会影响人体对脂肪、蛋白质、无机盐和某些微量元素的吸收,如果没有注意同时摄入足够的水分,还有可能发生肠梗阻。患者过食大枣,饮食失宜,病机同前,予黄芪建中汤合枳术丸加减,酌加醋元胡、川楝子、木香等行气导滞之品。患者四诊,胃脘胀痛减轻,饮食二便正常,舌苔薄白,舌质淡红,脉微沉。复查胃镜显示:CAG,贲门炎,HP 阴性,胃镜视诊,较前明显好转。继服原方 14 剂,一个月后电话随访,诸证消失,一切正常。

黄芪建中汤出自《金匮要略》,"虚劳里急,诸不足,黄芪建中汤主之。"原方功用:温中补气,和里缓急;主治阴阳气血俱虚证。枳术丸出自《内外伤辨惑论》卷下,原方功用:健脾消痞,主治脾虚气滞,饮食停聚。胸脘痞满,不思饮食。牛老通过对这两方的加减,以温中健脾 益气生血法来治疗脾中阳不足、气血两虚。牛老在治疗慢性萎缩性胃炎时,根据多年经验,采用胃镜镜像视诊,见糜烂、炎症,可辨知其浊毒内存,注重浊毒瘀滞胃脘,组方用药常加入解毒行瘀、调气活血中药,如此方中炒莱菔子、三七、白及、砂仁、甘松。莱菔子消食除胀,降气化痰,尤善行气消胀而解毒;三七化瘀止血,活血定痛解瘀;白及收敛止血、消肿生肌解毒;砂仁化湿行气,温中止泻;甘松行气止痛,开郁醒脾。诸药合而治之,气行则血畅,血行则瘀消毒解。本医案充分体现了牛老"调气、活血、解毒"的思想。在健脾温中的辨证基础上,借助胃镜视诊,注重血瘀、浊毒的病理变化。患者行之有效,症状改善明显。

（宝音德力格　整理）

病例八：

姓名：王某某　　性别：男　　年龄：57 岁　　职业：工人

住址：内蒙古鄂尔多斯市杭锦旗　　初诊日期：2013 年 8 月 10 日

主诉：间断胃脘痛 20 年，加重 2 周。

现病史：20 年前患者因多次进食寒凉之物，出现胃脘部胀闷，未予重视。后逐渐发展为胃脘部疼痛。1 个月后疼痛无缓解，在当地医院行胃镜检查显示：慢性浅表性胃炎（CSG），幽门螺杆菌不详，西医给予对症治疗，但症状仍时好时差。2 周前，患者因受凉，胃脘部疼痛、怕冷加重，经私人门诊治疗半月未见好转，经人介绍，遂来牛老师门诊。查胃镜（2013.7.25）显示：慢性萎缩性胃炎（CAG）伴有糜烂（Ⅱ级），幽门螺杆菌（HP）阳性（＋）；病理诊断为慢性中度萎缩性胃炎伴肠上皮化生，腺上皮增生活跃呈轻度不典型增生。

刻下症：胃脘疼痛，胃部怕冷，肠鸣漉漉，口干、口苦，饮水不多，纳差，反酸，睡眠可，进食寒凉后出现腹泻，平素喜食辛辣之物，大便黏腻不爽，小便黄。舌质红，舌体胖大，边有齿痕，舌苔黄腻，脉濡。

既往史：慢性浅表性胃炎

中医诊断：胃痛（脾虚湿阻，寒热错杂）

西医诊断：慢性萎缩性胃炎（CAG）

辨证分析：患者多次进食寒凉之物，损伤脾胃，"寒为阴邪，易伤阳气"故脾阳虚弱。脾阳虚则中焦失于温养，则见胃脘痛、怕冷，进食寒凉后腹泻；脾主运化，阳虚则运化无权，水湿内停，"清阳不升走于肠间"，见肠鸣漉漉，平素大便黏腻不爽；水湿内停，津液不得上承于口见口干，但湿邪在内，故饮水不多；水湿内停，津液输布障碍，在舌则见舌体胖大，边有齿痕；湿困脾胃，阻遏阳气，脉气不振，则见濡脉。加之患者平素喜食辛辣之物，蕴而生热，热邪蕴于中焦，胃失和降，见纳差，反酸，小便黄，胃热上蒸见口干，口苦，舌质偏红，舌苔黄。

治法：健脾祛湿、调理寒热

处方：半夏泻心汤合平胃散

黄连 5g	干姜 18g	黄芩 12g	党参 15g
大枣 12g	炙甘草 10g	姜半夏 12g	炙黄芪 20g
炒白术 15g	九香虫 10g	土元 10g	苍术 12g
厚朴 9g	陈皮 6g		

14 剂，日 1 剂，水煎 400ml，早晚分服。

二诊：2013 年 8 月 24 日

服上药后胃痛、怕冷减轻，饮食较前好转，余证同前。

处方：守上方继续服 14 剂，煎法服法同前。

三诊：2013 年 9 月 7 日

服上方后胃脘疼痛明显减轻，已无肠鸣漉漉，仍口干口苦，饮水尚可，小便正常，大便仍不爽。舌质略红，边有齿痕，舌苔黄微腻，脉濡。

处方：守上方加猪苓 10g、公英 10g、半枝莲 10g 增强滋阴利湿，清热利湿解毒之功。

14 剂，煎法服法同前。

四诊：2013 年 9 月 21 日

服药后偶有胃脘疼痛，饮水饮食正常，大便质软，余证均已消失，舌质淡红，舌苔黄微腻，边有齿痕，脉濡。嘱患者停药一个月后复查胃镜。

停药后 1 个月复查胃镜及病理显示：CSG–CAG（轻），部分腺颈部轻度增生。嘱咐患者疗程暂时告一阶段，加强饮食调护，忌食寒凉、辛辣之物，保持心情愉快、劳逸结合，定期复查。处方：消痞萎胃康方原方，继续服 14 剂，煎法服法同前。

按：本患者胃痛日久，食冷加重，系脾阳不足，运化无权，通降失度，而致胃脘疼痛、怕冷，肠鸣漉漉，进食寒凉后出现腹泻，舌胖，边有齿痕，乃一派虚寒之象；患者平素喜食辛辣之物，中焦蕴而生热，而致口干、口苦，小便黄，舌质红，苔黄，又系有胃火偏盛；脾居中州而主运化，湿滞中焦，脾运不健而致口干而饮水不多，大便黏腻，苔腻，脉濡，此为湿邪内阻之征。病机总缘脾虚湿阻，寒热错杂。故以健脾祛湿，调理寒热为法。方用半夏泻心汤合平胃散，半夏泻心汤以平调寒热，益气和胃，平胃散以燥湿运脾，行气和胃，二方合用，使中焦之寒热调，气机畅。根据牛老师治疗 CAG 的经验，患者患病日久，中气更虚，加党参、黄芪、炒白术益脾气；加之患者久病易入络，故加九香虫、土元通络止痛。二诊时，胃寒得温，效不更方。三诊时湿热仍在，故加猪苓 10g、公英 10g、半枝莲 10g 以增强滋阴利湿，清热利湿解毒。四诊时，诸症均消失，病理亦有所改善，故嘱患者以 CAG 经验方 – 消痞萎胃康方调理，后电话随访，胃痛已消除。

（陈春　整理）

病例九：

姓名：黄某某　性别：女　年龄：48 岁　职业：高级工程师
住址：江苏省南京市　初诊日期：2014 年 11 月 7 日
主诉：间断性晨起胃脘疼痛 10 年，加重半个月。
现病史：近 10 年来患者经常出现晨起胃脘胀痛，每次发作半小时左右。近半月发作较前频繁，同时伴有胃脘胀满，不欲食，纳少，神疲乏力。2014 年 10 月 20 日在内蒙古国际蒙医医院诊断：慢性浅表性胃炎，HP（阳性），经治疗 HP 转阴，但胃痛未见明显缓解，求中医治疗，前来我院门诊。
刻下症：平素胃脘部胀满，不欲食，纳少，神疲乏力，胃脘部怕凉，畏寒肢冷，寐差，小便清长。近半个月晨起寅卯相交之时胃痛胃胀，同时腹胀加重，大便偏软。舌淡苔白，脉缓。

既往史：2014 年 10 月 20 日查胃镜（内蒙古国际蒙医医院）：慢性浅表性胃炎，HP（+）。

体格检查：腹平坦，未见胃肠形及蠕动波，无腹壁静脉曲张，腹壁柔软，无紧张度增加及减弱。未触及腹部包块，无压痛反跳痛。

实验室检查：碳 14 呼气实验示：HP（-）。

中医诊断：胃痛（脾虚气滞 肾阳亏虚）

西医诊断：慢性浅表性胃炎

辨证分析：患者平素工作繁忙，餐无定时，久之损伤脾胃之气。脾气虚弱，运化失职，输精散精无力，故见胃脘部胀满，腹胀，不欲食，纳少；心主血脉，脾胃为气血生化之源，脾气虚弱，运血无力，心失所养则寐差；脾气虚弱，气血生化不足，脏腑功能衰退，故见神疲乏力；女子六七，三阳脉衰于上，面皆焦，发始白。患者年逾四八，脾肾阳虚，运化、吸收水谷精微及排泄二便功能减弱，则大便软，小便短少；寅卯相交，阴气极盛，阳气未复，命门火衰，阴寒凝滞，则黎明前胃痛胃胀；脾肾阳虚，不能运化水液，则小便短少；阳虚阴寒内盛，气机凝滞，故胃脘部疼痛怕冷；阳虚不能温煦全身，故见畏寒肢冷；舌淡苔白，脉缓为脾胃虚弱之征。

治法：益气健脾、补肾温阳

处方：厚朴生姜半夏甘草人参汤合理中、四神丸加减

厚朴 30g	生姜 18g	姜半夏 18g	党参 10g
炙甘草 6g	炒白术 15g	炒苍术 15g	干姜 15g
炒枳实 15g	陈皮 30g	三七粉 6g$^{(冲)}$	白及 12g$^{(冲)}$
肉豆蔻 10g$^{(后下)}$	吴茱萸 10g		

7 剂，日 1 剂，水煎 400ml，早晚分服

二诊：2014 年 11 月 21 日

服上方后晨起胃痛消失，不欲食，纳少，神疲乏力，胃脘部怕凉，畏寒肢冷均减轻但未除，胃脘部胀满，二便可。舌苔薄白舌质淡红，

脉濡。

处方：守上方去白术，减党参至 6g。7 剂，服法同前。

三诊：2014 年 11 月 29 日

诸症基本消失，舌脉同前。服厚朴生姜半夏甘草人参汤加减鸡内金。服 7 剂巩固疗效。

厚朴 15g　生姜 9g　姜半夏 9g　党参 6g　炙甘草 6g　鸡内金 6g

7 剂，日 1 剂，水煎 400ml，早晚分服

按语：胃痛最早记载于《黄帝内经》。如《伤寒论》第 66 条："胃痛者，腹胀满者，厚朴生姜半夏甘草人参汤主之，"用于治疗脾虚气滞腹胀之证。方中行气消满之药大于健脾益气之药，对脾虚气滞来讲，具有治标宜急，治本宜缓之意。牛老师使用厚朴生姜半夏甘草人参汤治疗脾虚气滞，肾阳亏虚之证；因脾胃虚弱，中阳不足，寒从中生，故加理中汤加减温中祛寒，补气健脾；四神丸加减温肾暖脾。《临证指南医案·胃脘痛》亦云："初病在经，久病入络，以经主气，络主血，则可知其治气活血之当然也，"故牛老师治疗脾胃病中常用益气兼活血化瘀之法，故加三七和白及。二诊时患者胃痛消失，不欲食，纳少，神疲乏力，胃脘部怕凉，畏寒肢冷均减轻，但胃脘部胀满未除，故去行气之白术，党参量至 6g。三诊时患者上述诸症基本消失，根据牛老师经验脾胃病者多用鸡内金健脾消食，服厚朴生姜半夏甘草人参汤加减鸡内金，服 7 剂后随访患者愈。

（于宏晶　整理）

病例十：

姓名：鲁某某　性别：男　年龄：71 岁　职业：公务员

住址：内蒙古阿拉善盟巴特市　初诊日期：2015 年 1 月 12 日

主诉：胃脘胀满疼痛一个半月，伴心悸 15 天。

现病史：患者经他人介绍自 3 个月前开始服用红酒泡洋葱，服用

一月后又同时吃蒜蓉辣酱 2 个月以 "预防心脑血管疾病"，服用洋葱泡红酒一个半月，蒜蓉辣酱半月后出现了胃脘胀满，疼痛日渐加重，近15 天更甚，并伴有心悸，胸闷。自服摩罗丹，麦滋林，奥美拉唑效果不佳，为求中医治疗，故来我院诊治。

刻下症：胃脘胀满疼痛，食后加重，胸闷，心悸，嗳气，夜间口干不苦，饮水少，怕冷不明显，乏力，动则自汗，纳差，寐差，二便正常。舌质暗，边有齿痕，舌苔薄白，脉涩。

既往史：2010 年 1 月 1 日做胃镜诊断为慢性萎缩性胃炎（CAG）后经牛老师诊治 4 月而愈。

辅助检查：（2015 年 1 月 9 日）胃镜显示：慢性非萎缩性胃炎伴糜烂，幽门螺旋杆菌阴性。病理诊断：（胃窦）：黏膜慢性萎缩性胃炎伴中度肠化；（胃体）：黏膜慢性萎缩（轻度）；^{14}C–UBT：HP（–）。肠镜显示：盲肠憩室。心电图显示：完全性左束支传导阻滞。

中医诊断：心悸胃痛（脾虚气滞，心胃瘀阻证）

西医诊断：1. 慢性萎缩性胃炎；2. 冠心病　心律失常　完全左束支阻滞

辨证分析：李东垣 "口嗜而欲食之，必自裁制，勿使过焉，过则伤其正也"。该患所食红酒泡洋葱及蒜蓉辣酱中洋葱味甘、微辛、性温，归肝、脾、胃、肺经；大蒜味辛、性温，归脾、胃、肺经；辣椒味辛、性热，归心、脾经。患者每日服用，连服数月，辛辣过量，致损伤脾胃之气，脾失健运，则胃脘胀满，纳差，嗳气；纳食后，健运无权，则食后胀满加重；"脾胃为后天之本，气血生化之源"，脾胃虚弱，气血生化乏源，心无所养，则心悸、寐差，舌有齿痕，心气不足，无力温运血脉，气滞脉中，血瘀痹阻，则胸闷、心悸、胃痛，舌质暗，脉涩。

治法：健脾理气，益气活血，和胃护膜

处方：消痞萎胃康汤（自拟方）加减。

炙黄芪 20g	党参 15g	炒白术 15g	醋莪术 10g
丹参 15g	三七粉 6g^冲	白及 15g	九香虫 10g
土元 6g	半枝莲 20g	炒内金 15g^冲	砂仁 10g^{后下}
炒莱菔子 30g	焦三仙各 30g	炒白术 12g	炒枳壳 15g
炙甘草 10g			

14 剂，日一剂，水煎 400ml，早晚分服。

二诊：2015 年 1 月 26 日

服上方后诸证无变化，舌质暗，舌苔薄白，脉涩。

处方：守上方去党参，加红参 15g（另炖），改炒白术 20g，炒鸡内金 20g，炒枳壳 25g。

14 剂，日一剂，水煎 400ml，早晚分服。

三诊：2015 年 2 月 9 日

诸症基本同前，体重下降，1 个月减少 4 公斤，舌质暗，舌苔薄白，脉涩。

处方：守上方改红参 30g（另炖兑服）。

以上方为主，随证个别加减继服 2 个月后观察疗效。

四诊：2015 年 4 月 27 日

胃脘胀满同前，纳差，轻微嗳气，二便正常，自汗止，体重下降缓慢，2 月份减少 2 公斤，3 月份减少 1 公斤，4 月份未减少。

患者服药 3 月，但主要症状无明显改善，胃纳脾运之功虚弱严重，考虑还有未反应出来的证候及潜在隐患，需要再查胃镜及活检，做明确诊断。建议去北京三甲医院。

五诊：2015 年 5 月 18 日

患者仍有胃脘胀满疼痛，早饱，但食欲有所好转，心悸胸闷仍有，口干不欲饮水，二便正常，寐尚可。舌质暗，舌苔薄白，脉涩。

辅助检查：2015 年 5 月 6 日复查胃镜显示：胃窦溃疡（A1 期）0.9×0.7cm 浅溃疡，底覆薄白苔，周围黏膜稍隆起，触之尚软，胃窦蠕动正常；慢性非萎缩性胃炎，十二指肠斑样溃疡（多发），球部及球后黏膜充血。病理诊断:（胃窦大弯）：窦部腺体中度慢性活动性炎伴中度肠上皮化生及淋巴细胞浸润;（胃窦前壁）：窦部腺体轻度慢性活动炎；HP（－）。

处方：

生黄芪 25g	太子参 15g	生白术 20g	炒枳壳 25g
陈皮 25g	炒鸡内金 25g^冲	焦三仙各 30g	杏仁泥 20g
三七粉 6g^冲	白及 20g^冲	大贝母 10g^冲	凤凰衣 4g^冲
木蝴蝶 10g

以上方为主，随证微调，每日 1 剂，煎服 2 个月后观察临床症候及疗效。

六诊：2015 年 7 月 20 日

患者自述胃脘胀满减轻，饮食好转，饮水一般，二便正常，寐尚可。从 6 月初开始体重保持恒定。需继续服药治疗，以上方为主，随证微调，继续服药 50 天，观察临床症候及疗效。

七诊：2015 年 9 月 16 日

患者自诉于 2015 年 9 月 8 日入住天津医科大学一附院，进行了全面检查，胃镜检查显示：慢性浅表性胃炎（CSG），幽门螺旋杆菌（－）。病理诊断:（胃窦）轻度萎缩性胃炎伴散在糜烂，肠化（－），胃窦溃疡，十二指肠球部溃疡均愈合。肝肾功，血常规均未见异常。冠脉造影显示；前降支狭窄 30%，近端狭窄 50%。心电图显示：完全左束支传导阻滞。腹部彩超：轻度胆囊炎。

患者自觉胃脘胀满消失，饮食二便睡眠均正常，体重逐渐增加，心情愉快，精神尚好。并且自我总结"三不一及时"，即得病就医不能拖，病情反复不放弃，有病不能乱投医。治疗过程中及时复查，防止小病发展成大病。

按：该患者因饮食不节而发病，脾虚健运失职，运化乏力，不能为胃"行其津液"，纳运无力，水谷不化，脾虚而滞胃，阻滞中焦。脾胃虚弱，气血生化乏源，心气不足，导致血瘀痹阻。根据辨证属本虚标实，但本虚更重，故牛老师选用自拟方消痞萎胃康加减以健脾理气，益气活血，和胃护膜。方中以炙黄芪、党参、炒白术、炒枳壳、九香虫等健脾行气为主，兼以醋莪术、丹参等活血化瘀。二诊、三诊症状变化不明显，考虑健脾理气之功不足，故加重补气健脾、行气之力，四诊时患者服药3月，但主要症状无明显改善，胃纳脾运之功虚弱严重，考虑还有未反应出来的证候及潜在隐患，需要再查胃镜及活检，做明确诊断。建议去北京三甲医院。五诊时患者仍有胃脘胀满疼痛，早饱，但食欲有所好转，仍有心悸、胸闷，口干不欲饮水，二便正常，寐尚可，舌质淡红，舌苔薄白，脉涩。分析胃脘胀满仍由脾虚气滞，运化功能减弱所致（腺体萎缩，肠化，分泌消化液减少所致），虽无典型的上消化道溃疡临床表现，但胃镜下所见有胃窦部溃疡及十二指肠斑样溃疡，究其原因一是第一次胃镜有误或者漏诊；二是应用土元时间较长，由于土元的破血逐瘀力猛，患者年老体弱不支所致。故调整治法为健脾理气，祛瘀生新，养血护膜。在健脾理气减少活血的剂量，同时辅以养血、生新之药。六诊胃痛、心悸、胸闷以消失，余证均明显好转，效不更方，随证微调续服。七诊诸症好转，且镜下检查，胃萎缩级别降低，溃疡及肠化消失，病愈止后服。

（黄新生　整理）

病例十一：

姓名：李某某　性别：女　年龄：33岁　职业：职员

住址：呼和浩特市新城区　初诊日期：2011年01月24日

主诉：胃脘痛、反酸2年。

现病史：患者2年前贪吃凉食后出现胃痛，饮开水后痛减，未予重视，后间断出现胃脘痛并伴有反酸，未系统诊治，于今日就诊于我院门诊。

刻下症：胃脘痛，喜暖喜按，腹胀纳差，口微干，大便偏干，日行一次，小便频，寐差，舌暗苔薄黄，脉弱。

既往史：胃痛

中医诊断：脾胃虚寒

西医诊断：慢性浅表性胃炎

辨证分析：患者因饮食不节，过食寒凉后损伤脾胃、耗伤中阳，致脾阳不足，运化失健，则腹胀纳少；阳虚阴盛，寒从中生，寒凝气滞，故胃脘疼痛、喜温喜按；脾阳虚衰阴寒之气内盛，水湿不化，见小便不利；饮邪上逆，则见反酸；脾胃虚弱精血化生无源，不能濡养心神，见寐差，营阴化生不足，失于濡润，则口微干，大便偏干；脾阳虚衰，推动无力，血运不畅，故见舌暗；苔薄黄，脉弱为脾胃虚寒之舌脉。

治法：温中健脾 理气止痛

处方：黄芪建中汤加减

炙黄芪 25g	桂枝 25g	干姜 15g	炒白芍 15g
炒山药 20g	醋元胡 10g	高良姜 15g	醋香附 15g
砂仁 10g^{后下}	鸡内金 6g^冲	丹参 15g	九香虫 10g
木香 10g^{后下}	黄芩 6g	炙甘草 10g	

14 剂，日一剂，水煎 400ml，早晚分服。

二诊：2011 年 02 月 11 日

胃脘痛、反酸减轻，仍怕凉，口干，咽干，咳嗽，纳差，尿频，大便不成形，睡眠不佳，舌苔薄黄，舌质正常，脉沉滑。

处方：守上方去高良姜、醋香附，加黄芩为 12 克，大贝 10 克，元参 15 克，芦根 20 克。

14 剂，日一剂，水煎 400ml，早晚分服。

三诊：2011 年 03 月 02 日

胃脘痛、反酸基本消失。胃脘怕凉，有气，口干，咽干，咳嗽好转。纳差，大便不成形，日行一次，小便正常，睡眠差，舌苔微黄，舌质正常，脉弦滑。

处方：守上方去黄芩，加浮小麦50克，煅龙牡各30克（先煎）。14剂水煎服，每日1剂。

按：患者素体脾胃虚弱，又因过食生冷耗伤中阳，则出现胃痛喜暖喜按，治疗当以温运脾阳，理气止痛，方中以炙黄芪，桂枝，炒山药，干姜，高良姜温补脾阳；以醋元胡、丹参、九香虫行气活血逐瘀；醋香附，砂仁，木香理气，防诸补益药之滋腻碍胃，稍加黄芩反佐以制诸药之温燥之性；二诊患者口干，咽干，舌苔薄黄，考虑温阳药助热伤津，去掉高良姜、醋香附，患者脾胃受损，运化功能减弱，津液不化，予元参、芦根滋阴润燥。三诊患者诸症减轻而睡眠差，加用浮小麦、煅龙牡以养心重镇安神，中病则止。牛老师在治疗慢性浅表性胃炎并具有反酸等病症过程中，具有独特的经验，常用养血活血护膜之品，具有鲜明的特色。

（张海荣　整理）

病例十二：

姓名：李某某　性别：女　年龄：40岁　职业：商人
住址：呼和浩特市新城区　初诊日期：2014年9月16日
主诉：夜间胃脘刺痛一年
现病史：患者近1年来经常夜间胃脘刺痛伴有嗳气，胃脘部喜温、拒按，饮食二便正常，睡眠尚可，上述症状反复发作，故来求治。

刻下症：除见上述诸症外，还可见口腔下唇内侧散在溃疡，大小约为0.5cm*0.3cm，舌苔薄白，舌质紫暗，脉象沉细小弦。

既往史：2013年9月10日胃镜检查示：胃窦部溃疡，0.8cm*0.3cm大小2个，幽门螺杆菌阳性，^{14}C呼气试验：750。

中医诊断：胃脘痛（脾胃虚寒，胃络瘀阻）

西医诊断：1. 胃溃疡；2. 复发性口腔溃疡（RAU）

辨证分析：《素问·五脏别论》载："水谷入口，则胃实而肠虚；食下，则肠实而胃虚"，"更虚更满，故气得上下"。有节制而适量的饮食，是维持胃腑通降有规律运动所必要的条件。患者因饮食不节加之素体虚弱，致脾胃损伤，升降失司，见胃脘胀痛、嗳气，日久瘀血内停，不通则痛，故胃脘刺痛拒按、夜间加重，舌苔薄白，舌质紫暗，脉象沉细小弦为脾胃虚损兼有瘀血之象。

治法：健脾温中，理气活血

处方：黄芪建中汤加减

炙黄芪 20g	桂枝 10g	炒白芍 15g	饴糖 40g^{冲}
干姜 10g	三七粉 4g^{冲}	白及 12g^{冲}	醋元胡 12g
木香 10g^{后下}	炙甘草 10g	大枣 5 枚	姜半夏 10g

7 剂，日一剂，水煎 400ml，早晚分服。同时口服杀菌四联药 10 日。

二诊：2014 年 9 月 23 日

服药后上述症状均有明显好转，出现轻微口干口苦，舌苔薄白微黄腻，舌质暗红，脉象沉细小弦。

处方：守上方，加封髓丹（黄柏 6g，砂仁 10g，生甘草 10g）10 剂，煎服法同前。

三诊：2014 年 10 月 22 日

服药后除胃脘微有怕凉外，余症消失，舌苔薄白微黄，舌质淡红，脉沉弱。

处方：守上方，改桂枝 15g，14 剂，煎服法同前。

四诊：2014 年 11 月 13 日

诸症痊愈，^{14}C 呼气试验阴性。

按语：牛老师认为本患者因饮食不节加之素体虚弱，致脾胃损伤，升降失司，日久瘀血内停，进一步损伤脾胃，形成本虚标实之证，故用黄芪建中汤补益中焦虚损，方中黄芪性味甘温，为补气诸药之首，宗"虚者补之""劳者温之"之旨，黄芪配饴糖，则甘温益气之力更佳，与桂枝相合，则温阳又益气，与芍药合用，又有益气和营之效，诸药合用，使阳生阴长，五脏可养，诸虚不足者得益，里急亦除。患者胃脘刺痛，每于夜间加重，兼见舌苔薄白，舌质紫暗，脉象沉细小弦，为胃络瘀血之象。故方中加入木香以行气，三七以活血，白及可收敛生肌促进溃疡面愈合，醋元胡以加强行气止痛之功。此外干姜性温，能温中止呕，姜半夏善于降逆化痰，两药合用，一降一散，可治疗胃失和降之恶心呕吐，全方可收"健脾温中，理气活血"之功。二诊服药后上述症状均有明显好转，出现轻微口干口苦，效不更方，继服原方巩固，并加入黄芩 10g 以清少阳胆热。三诊服药后除胃脘微有怕凉外，余症消失，在二诊方基础上改桂枝 15g 加砂仁 10g。四诊见诸症消失，^{14}C 呼气试验阴性。

（高原、李峰　整理）

病例十三：

姓名：吴某某　性别：男　年龄：58 岁　职业：公务员

住址：呼和浩特市新城区　初诊日期：2015 年 1 月 13 日

主诉：胃脘隐痛 1 年伴早饱。

现病史：患者长期饮食不规律，饮酒过量，嗜好吸烟，于 1 年前开始出现胃脘隐痛、早饱、嗳气症状，曾服用丽珠胃三联等西药，无明显效果。

刻下症：胃脘隐痛、夜间尤甚、喜温畏寒，早饱嗳气，饮食尚可，口干不甚，饮水一般。无烧心、反酸等症状，体重 1 年内下降 5kg。大便干燥，2-3 日 1 行，小便正常，睡眠尚可。舌体胖有齿痕，舌质淡红，舌苔薄白，脉象弦滑。

既往史：2014 年 8 月 15 日在北京某三甲医院行胃镜检查显示：贲门炎，糜烂性胃炎。活检:（胃窦）幽门型粘膜轻度慢性炎，HP（－），便秘。

个人史：有饮酒嗜好，（每日 0.5 斤左右，连续 20 年），吸烟嗜好（吸烟 20 年，每日 1 包）。

中医诊断：胃脘痛（脾胃虚弱证）

西医诊断：1.贲门炎；2.糜烂性胃炎；3.功能性便秘

辨证分析：患者因长期饮食不规律、饮酒过量、嗜好吸烟，损伤脾胃阳气，导致中焦虚寒、胃络瘀阻，而出现胃脘隐痛，夜间加重，喜温怕冷，早饱嗳气。由脾阳损及肾阳，脾肾阳虚，运化无力，失于温煦。肾主前后二阴，致传导失司而出大便干燥。舌体胖，有齿痕，舌苔薄白，脉弦滑，皆为脾气虚弱，肝失濡养之象。

治法：健脾温中、理气通腑

处方：黄芪建中汤合济川煎加减

炙黄芪 20g	桂枝 12g	干姜 12g	炒白芍 20g
饴糖 40g^冲	生白术 45g	炒莱菔子 30g	三七粉 6g^冲
白及 15g^冲	当归 20g	肉苁蓉 30g	火麻仁 50g
炒内金 15g^冲	甘松 12g	炙甘草 10	

7 剂，日 1 剂，水煎 400ml，早晚服

二诊：2015 年 1 月 20 日

服药后胃脘隐痛、早饱减轻，偶尔嗳气。仍怕冷，饮食睡眠尚可。大便偏干，每日 1 次，小便正常。舌体胖有齿痕，舌质淡红舌苔薄白，脉弦滑。

处方：守上方去三七粉、当归加丹参 15g，砂仁 10g（后下），檀香 6g（冲服）。每日 1 剂水煎服，连服 21 剂。

三诊：2015 年 3 月 3 日

服药后嗳气减轻，饭后饱胀消失，饮食饮水正常，胃脘怕冷明显好转，有时夜间出现胸脘憋闷疼痛，大便偏干两日 1 次，小便正常，舌质淡，舌体胖，脉弦滑。

处方：守上方去鸡内金，加薤白 15g。14 剂，日 1 剂，煎服法

同前。

四诊：2015 年 3 月 17 日

诸症基本消失，停药 2 周后去北京解放军医院复查胃镜显示：慢性非萎缩性胃炎，无糜烂，HP 阴性，贲门口正常。64 排心脏螺旋 CT 未见明显异常。

按语：《内经》曰："寒气入经而稽迟，涩而不行，客于脉外则血少，客于脉中则气不通，故卒然而痛"，"寒气客于肠胃之间，膜原之下，血不得散，小络急引故痛，按之则血气散，故按之痛止"。本患者证属"寒气客于胃肠间"，中焦虚寒证。以黄芪建中汤为主方健脾温中，黄芪、饴糖健脾，桂枝、干姜温胃，白芍、甘草缓急止痛，并加甘松以温胃活血止痛；因患者有胃粘膜糜烂，加三七、白及粉末冲服，以保护胃粘膜，内金以健胃消食，治疗纳差、早饱。再合济川煎加减，用肉苁蓉、火麻仁、当归、炒莱菔子等温阳通腑，大剂量生白术，有健脾润燥、理气通腑之功，一举两得。其中肉苁蓉、当归、火麻仁等为富含脂液之品，兼有润肠通便之效。

二诊时患者仍有胃脘隐痛，而且夜间加重，参胃镜检查胃粘膜糜烂面积较大，且胃络瘀阻明显，加入丹参饮，心胃同治。三诊时嗳气减轻，饱胀消失，故而去鸡内金，针对胸闷疼痛加薤白一味，治以宽胸理气。

治疗过程中嘱患者注意生活调理，忌过量烟酒。正如《内经》所言："告之以其败，语之以其善，导之以其便，开之以其所苦"，让患者积极配合，以达到良好的治疗效果。

现代药理研究表明，三七能够明显治疗大鼠胃粘膜的萎缩性病变，并能逆转腺上皮的不典型增生和肠上皮化生，具有预防肿瘤的作用，白及对胃粘膜损伤有明显的保护作用。

（杨巧芳　整理）

二、呃逆

病例一：

姓名：吕某　性别：男　年龄：54 岁　职业：职员

住址：呼和浩特市赛罕区　初诊日期：2014 年 4 月 29 日

主诉：频发呃逆 1 周

现病史：患者 1 周前因受精神刺激而彻夜思虑难眠，继而出现呃逆频发，胃脘胸胁胀满拒按，按之则呃逆加重，经服镇静安眠药无明显效果。

刻下症：频发呃逆，太阳穴及巅顶胀痛，自汗，以头部为主，纳呆，口干欲饮水，二便可，睡眠差，烦燥易怒，舌质偏红，舌苔薄白，脉沉弦。

既往史：慢性胃炎

中医诊断：呃逆（肝气犯胃证）

西医诊断：胃肠神经官能症

辨证分析：患者因遭受突然巨大精神打击而大怒伤肝，肝气横逆犯胃而出现胸脘两胁胀满，气窜全身，上犯清阳则头痛，齐颈汗出，胃气上逆而呃逆频发，肝不藏魂则难眠，肝脉受邪，则舌红脉弦。

治法：疏肝理气，和胃降逆，平冲止呃

处方：柴胡疏肝散合旋覆代赭汤加减。

醋柴胡 20g	炒枳实 15g	赤白芍各 15g	川芎 15g
醋香附 12g	代赭石 6g^{先煎}	旋覆花 15g^包	姜半夏 6g
柿蒂 12g	沉香 10g^冲	太子参 15g	炒槟榔 12g
威灵仙 15g	生甘草 6g		

7 剂，日 1 剂，水煎 400ml，早晚分服。

二诊：2014 年 5 月 7 日

服上方后诸证减轻，但仍有口干欲饮水，舌质偏红舌苔薄白，脉沉弦细。

处方：守上方去半夏，加焦山栀 10g。7 剂，服法同前。

三诊：2014 年 5 月 14 日

症状同前，舌质略暗红舌苔薄白微黄，脉沉弦细。

处方：

醋柴胡 10g	炒枳实 15g	赤白芍各 15g	川芎 15g
醋香附 12g	薄荷 12g^{后下}	焦山栀 12g	旋覆花 15g^包
代赭石 6g^{先煎}	炒槟榔 12g	太子参 15g	

7 剂，日 1 剂，水煎 400ml，早晚分服。

四诊：2014 年 5 月 21 日

服上方后诸证消失，呃逆止，情绪稳定，饮食二便睡眠恢复正常。舌质淡红舌苔薄白脉沉细。

处方：守上方改赤白芍各 15g，丹皮 12g，焦山栀 12g。

7 剂，日 1 剂，水煎服 400ml，早晚分服。以巩固疗效，随访观察。

电话随访：服上方 7 剂后停药 1 周，患者自述过去的症状再未出现，精神状态也恢复正常，饮食二便睡眠也恢复正常，自己努力配合医生治疗，调整情绪，宽慰自己，巩固疗效。

按：呃逆是指胃失和降，气逆动膈，上冲喉间，呃呃连声，声短而频，不能自止的疾病。西医临床上膈肌痉挛，胃肠神经官能症，胃炎，胃扩张以及胃肠手术后，脑血管病出现以呃逆为主要症状。中医临床常见病因有饮食因素、情志因素、六淫因素、正气、素体虚弱、痰饮血瘀等。其病机为一般发病急骤，亦有缓慢者。病位在膈，与肝、胃、脾、肺及肾关系密切。病性多为本虚标实，初以实为主，日久则虚或虚实夹杂。本例患者起病因受到巨大精神打击而抑郁恼怒骤发，因肝气过盛、疏泄太过，横逆乘脾犯胃，致脾胃气机逆乱，胃气上冲扰膈，故呃逆连作；肝气上犯清阳则见头顶胀痛，齐颈汗出；肝喜条达而恶抑郁、胁为肝之分野，抑郁恼怒肝失条达，肝气横逆，肝胃不和，故胸脘胁肋胀满，嗳气；肝气窜经则全身不适不能按压；舌苔、脉象均为肝气不疏之象。治以疏肝理气、和胃降逆，平冲止呃。选用方为柴胡疏肝散（《景岳全书》）合旋覆代赭汤（《伤寒论》）加减。方中柴胡苦平，入肝胆，疏泄气机，透泄肝胆之热，旋覆花下气降逆，二药为君药；辅以沉香味辛走散，行而不泄，能化气降气，调诸气郁结不伸，逆而不顺；炒枳实辛苦微寒，行气消痞，降气破积，除胃中痞满；代赭石苦寒有降低阳的升温性、动性的作用，仿《伤寒论》原意剂量宜小仅用 6g 则宜；槟榔味辛性温，破滞行气较强，如焦树德所言："性如铁石之降，能把人体最高部位之滞气，降泄至极下之处"，四药合用，降逆行气之力得以加强，共为臣药，并助柴胡、旋覆花疏泄气机，下气降逆之力；香附微苦辛平，入肝经，长于疏肝理气，并能行气止痛；川芎味辛性温，入肝胆经，能行气活血，开郁止痛，二药助柴胡疏肝解郁，行气活血；赤白芍养血柔肝，活血缓急；太子参益气健脾，半夏、柿蒂和胃降逆，五药共为佐药；威灵仙味辛咸、性温，其性善走，无处不到，可以宣通五脏、十二经络、兼能除痰消积，甘草调和诸药，二药相合为使药。二、三诊时出现肝郁化热之象，故去半夏、柿蒂加山栀、薄荷以清肝热。以上诸药配合，共奏疏肝理气，和胃降逆，平冲止呃，益气健脾之效，故药到病除。

（牛克梅　整理）

病例二：

姓名：王某某　性别：女　年龄：50 岁　职业：职员

住址：呼和浩特市　初诊日期：2010 年 1 月 5 日

主诉：嗳气、胃胀 6 月。

现病史：6 个月前因行胃镜胃息肉切除术后出现嗳气频发，纳差，早饱，胃脘胀满，口干口苦欲饮水，胸骨后不适，曾不规律口服奥美拉唑胶囊，效果不佳。

刻下症：嗳气频发，纳差，早饱，胃脘胀满。口干、口苦欲饮水。胸骨后不适。二便正常，睡眠差。舌质淡红微腻舌苔薄黄，脉象弦滑。

既往史：2009 年 8 月 4 日胃镜显示：Barrett 食管、胃体腺瘤息肉 0.4cm 钳除。幽门螺杆菌 HP（－）。

中医诊断：呃逆（胃失和降　湿热内蕴）

西医诊断：1.Barrett 食管；2. 胃体腺瘤息肉钳除

辨证分析：呃逆古代称为"哕"。《素问·宣明五气》说："胃为气逆，为哕"。《杂病源流犀烛·呕吐哕源流》："盖呃之为证，总属乎火，即如胃寒证，亦必火热为寒所遏而然，若纯由乎寒，则必不相激而逆上矣"。肝气郁结，郁而化热，则口苦、口干饮水；肝气横逆犯胃，胃脘胀满，胃气不降，则呃逆；"木克脾土"，脾失运化，则纳差。舌质淡红舌苔薄黄微腻，脉象弦滑，为胃失和降，湿热内蕴之征。

治法：和胃降逆，清热化湿

处方：旋覆代赭汤合黄连温胆汤加减

黄连 8g	黄芩 12g	姜半夏 10g	陈皮 20g
云苓 15g	炒枳实 15g	旋覆花 10g[包煎]	代赭石 10g[先煎]
厚朴 30g	菖蒲 30g	生苡仁 30g	醋莪术 10g
姜竹茹 6g	生姜 10g	党参 10g	鸡内金 15g[冲]

14 剂，日一剂，水煎 400ml，早晚分服。

二诊：2010 年 1 月 20 日

饮食好转，饮水尚可，嗳气、胃胀，口干口苦减轻，胸骨后不适明显减轻，二便正常，睡眠好转。舌苔薄黄舌质淡红，脉弦滑。

处方：守上方去黄芩、厚朴加藤梨根 15g，炒莱菔子 30g，改黄连 6g。14 剂，服法同前。

三诊：2010 年 2 月 5 日

嗳气、胃胀消失，饮食二便正常，寐可。舌苔薄白舌质淡红，脉滑。

处方：

旋覆花 12g^{包煎}	代赭石 12g^{先煎}	姜半夏 10g	陈皮 15g

旋覆花 12g^{包煎}　代赭石 12g^{先煎}　姜半夏 10g　陈皮 15g

云苓 15g　醋莪术 10g　丹参 15g　生姜 10g

党参 15g　内金 15g^{冲服}　炒枳实 12g　炒白术 15g

半枝莲 30g　生甘草 6g

14 剂，日一剂，水煎 400ml，早晚分服。

四诊：2010 年 2 月 20 日

诸证消失。舌苔薄白舌质淡红，脉滑。嘱咐以上方为主，随证加减服 6 周，停药 2 周后再复查胃镜。

2010 年 3 月 10 日查胃镜显示：慢性浅表性胃炎，HP（-），食管黏膜光滑柔软，血管纹理清晰，扩张度好，齿状线清晰。

按：本病属于中医称为"呃逆""胃痞""胃痛"范畴。对于呃逆，《内经》首先提出病位在胃，并认识到与中焦及寒气有关，《金匮要略·呕吐哕下利病脉证治》将其分为三证辨治，属寒、属虚热、属实。其病机总由胃气上逆动膈而成，病因有寒邪蕴蓄、燥热内盛、气郁痰阻、脾胃虚弱。病位在膈，病变的关键脏腑在胃，胃居膈下，其气以降为顺，胃与膈有经脉相连属，胃失和降，逆气动膈，上冲候间，发生呃逆。肺处膈上，其气肃降，手太阴肺之经脉，环循胃口，上膈，属肺；生理上相互联系，病理上相互影响，膈居肺胃之间，若肺胃之气不降，气逆动膈，使隔间气机不畅，逆气上于喉间，则逆气不止。肺胃之气的和降，尚有赖于肾气的摄纳，若久病及肾，肾失摄纳，则肺胃之气不降气逆动膈。且胃之和降，还赖于肝之条达，若肝气郁滞，横逆犯胃，胃失和降，气逆动膈。

黄连温胆汤，该方出自清代陆廷珍的《六因条辩》，是在《三因极一病证方论》所载温胆汤基础上，去大枣、加黄连而成。黄连温胆汤的主要作用是去燥化痰、清热除烦。旋覆代赭石汤出自《伤寒论·太阳病中篇》病机为中阳虚寒，痰阻气逆，症见上腹部痞塞满闷不适，按之紧硬而不痛，频频嗳气，或见呃逆，呕吐。方中黄连温胆汤，旋覆花、代赭石是和胃降气，清除痰饮并镇逆除嗳气，人参、甘草补正气虚，半夏、生姜止呕。厚朴、枳实、陈皮、菖蒲、苍术、薏苡仁健脾开胃、燥湿除满。黄芩、黄连清胆胃湿热。胃镜下为息肉，结合微观辨证，用莪术、丹参活血化瘀。二诊湿热症状减轻，去黄芩、厚朴，减黄连，加藤梨根清热解毒，清热利湿，防肿瘤抗癌，炒莱菔子消食除胀，降气化痰。三诊湿热已除，嗳气、胃胀消失，为恢复脾胃之气，继续予旋覆代赭汤加活血化瘀之品。

牛老师经验：本方为气机郁滞，上逆动膈，赭石必须加用，方能制其上亢；对于胃息肉牛老师认为淤毒内生为其主要病机故本方中加活血化瘀之三七、丹参、莪术，同时加用半枝莲、藤梨根消瘤化积。

病例三：

姓名：苏某　性别：男　年龄：29岁　职业：助理工程师

地址：呼和浩特市　初诊日期：2014-2-13

主诉：嗳气频发伴胃脘胀1年

现病史：患者1年前因生气后出现嗳气伴胃脘胀满、时有反酸、早晨咽部不适、有异物感，间断自服吗丁啉片及奥美拉唑胶囊，症状减轻但仍反复。

刻下症：嗳气频发、胃脘胀满、时有反酸。晨起咽部不适，有异物感，口干不明显、饮食尚可。舌体偏胖质正常苔薄白，脉弦滑。

既往史：胃镜报告（2012-10-16）反流性食管炎（REI），慢性浅表性胃炎（CSG）幽门螺旋菌（HP）阳性。

中医诊断：呃逆（肝胃不和　脾虚气滞）

西医诊断：1.反流性食管炎；2.慢性浅表性胃炎

辨证分析:《证治准绳·呃逆》即有"暴怒气逆痰"而致呃逆的记载。患者生气后肝气郁结,横逆犯胃,故嗳气,胃脘胀满,反酸;肝乘脾土,脾虚运化失司,津液失布,聚湿生痰,痰气交阻,故咽部不适、异物感。舌体偏胖质正常苔薄白,脉弦滑,为肝胃不和,脾虚气滞之征。

治法:疏肝和胃　健脾理气

处方:柴胡疏肝散合四磨饮子加减

醋柴胡15g	炒枳壳15g	炒白芍30g	醋青皮15g
陈皮15g	川芎15g	醋香附15g	清半夏10g
沉香6g^{冲}	炒槟榔15g	党参10g	木香12g^{后下}
苏梗15g	桔梗15g	炙枇杷叶15g	

10剂,日一剂,水煎400ml,早晚分服。

二诊:2014-2-27

服药后嗳气、胃脘痞满明显减轻,饮食二便正常,寐可,咽部异物感也减轻、情绪较好,舌苔薄白舌质胖齿痕脉弦滑。

处方:效不更方,上方继续服7剂,以巩固疗效

三诊:2014-3-13

服完上药后诸证消失、舌苔薄白舌质淡红,脉弦滑,停止服药。

按语:其病机总由胃气上逆动膈而成,本例为肝胃不和,脾虚气滞。该病变在胃,病机在肝、脾、胃。脾胃居于中焦,中焦受阻,土虚木克,气机郁滞则克脾犯胃,脾为后天之本,脾胃之气为一身之气的枢机,中气虚弱则枢转气机被郁,导致中焦脾胃之气升降失调,气血运行受阻出现肝胃不和的一系列症候。因此治疗必须求本,本标结合,故疏肝理气,畅通气机,调理脾胃使之脾胃功能恢复。

柴胡疏肝散出自《景岳全书》,方用四逆散去枳实,加陈皮、枳壳、川芎、香附,增强疏肝行气,活血止痛之效。柴胡、芍药以和肝解郁为主;香附、枳壳、陈皮以理气滞;川芎以活其血;甘草以和中

缓痛。四磨饮子即四磨汤，出自《严氏济生方》由人参、槟榔、乌药、沉香各等份组成，功能为破滞降逆、顺气扶正，用于治疗肝气横逆、上犯肺胃之证。

病例四：

姓名：滕某某　性别：男　年龄：35 岁　职业：军人

住址：呼和浩特市赛罕区　初诊日期：2015 年 1 月 8 日

主诉：呃逆、嗳气、胃脘胀满 10 年，加重 4 年

现病史：患者 10 年前因当兵多年，工作生活紧张，饮食冷热不均，进食过快，出现呃逆，嗳气，胃脘胀满，食后加重，经常口干。自服质子泵抑制剂如奥美拉唑、雷贝拉唑之类药物缓解症状。

刻下症：嗳气频发，胃脘胀满食后加重，无明显怕冷，时有呃逆、烧心反酸，轻微口干，饮水少，纳可早饱，二便正常，睡眠尚可。舌体边有齿痕，质淡红，苔薄白，脉沉滑。

既往史：河北某解放军医院查胃镜示（2014-1-2）：慢性浅表性胃炎，贲门炎，幽门螺旋杆菌阴性。

中医诊断：呃逆（胃失和降　脾虚气滞）

西医诊断：慢性浅表性胃炎，贲门炎

辨证分析：饮食不节，损伤脾胃，中气不足，胃失和降，上逆动膈，发生呃逆。舌体有齿痕，舌质淡红，苔薄白，脉沉滑为胃失和降脾虚气滞之证。

治法：和胃降逆，健脾理气

处方：旋覆代赭汤合厚朴生姜半夏甘草人参汤加减

旋覆花 12g^包	代赭石 6g^{先煎}	姜半夏 10g	生姜 30g
党参 10g	厚朴 30g	焦三仙各 30g	炒莱菔子 30g
内金颗粒 15g^冲	炒白术 15g	炒枳实 15g	三七粉 5g
白及颗粒 20g^冲	炙甘草 15g		

14剂，日一剂，水煎400ml，早晚分服。

二诊：2015-1-22

嗳气明显减少，每晚饭后打嗝，胃脘胀满明显减轻，偶尔有轻微反酸、烧心，饮食二便睡眠正常，舌苔薄白舌质正常脉沉弦滑。

处方：守上方再服14剂，服法同前。

三诊：2015-3-5

诸症消失，饮食二便睡眠均正常，舌苔薄白舌质正常脉沉弦滑。

按：旋覆代赭汤出自《伤寒论·太阳病中篇》由旋复花、代赭石、半夏、人参、大枣、生姜、甘草组成，病机为中阳虚寒，痰阻气逆，症见上腹部痞塞满闷不适，按之紧硬而不痛，频频嗳气，或见呃逆，呕吐。厚朴生姜半夏甘草人参汤出自《伤寒论·太阳病中篇》由厚朴、生姜、甘草、半夏、人参组成。本属桂枝证误用麻黄发汗，浊阴之邪乘虚入里而致喘满，与泻心汤证似同而实小异。浊气填满，故首取厚朴以泄气滞，姜、半以破痰结，参，草以助清阳，清阳运动，而浊阴自除。本非结胸之寒热互结，故无藉于干姜，芩连，大枣也。

本病病机为胃失和降，脾虚气滞。方中旋覆花与代赭石、降气、除痰。半夏、生姜止呕。厚朴、枳实、陈皮、菖蒲、白术、薏苡仁健脾开胃、燥湿除满。焦三仙、炒莱菔子、内金健胃消食。三七粉、白及化瘀收敛生肌。党参、甘草扶正益气。

病例五：

姓名：赵某某　性别：男　年龄：69岁　职业：工程师

住址：呼和浩特市　初诊日期：2014年9月26日

主诉：呃逆、嗳气2月。

现病史：患者近2个月来每日早晨空腹时频发呃逆、嗳气，平素饥饿时胃不适，饮食不规律但食欲尚可，口干微苦，饮水一般，胃不怕凉，二便正常。睡眠尚可。自述已服他医50余剂药无效。舌苔薄白，舌质淡红，脉象沉滑。

刻下症：晨起空腹呃逆，饥饿时胃不适，胃不怕凉，口干微苦，饮水一般，睡眠尚可，二便正常。

既往史：胆囊切除术后，慢性非萎缩性胃炎，HP 阴性（2013 年 6 月胃镜报告），结肠炎。

中医诊断：呃逆（肝胃不和　胃失和降）

西医诊断：1. 慢性非萎缩性胃炎；2. 胃食管反流性疾病。

辨证分析：患者平素饮食不节，损伤脾胃，"脾虚则肝乘"，肝胃不和，胃失和降，则见呃逆。舌质淡苔薄白，脉弦滑为肝胃不和，胃失和降之舌脉。

治法：疏肝健脾，和胃降逆

处方：旋覆花代赭石汤加减

| 旋覆花 12g^包 | 代赭石 30g^{先煎} | 姜半夏 12g | 生姜 12g |

旋覆花 12g^包　　代赭石 30g^{先煎}　姜半夏 12g　　生姜 12g

党参 15g　　　　炒莱菔子 15g　柿蒂 12g　　　沉香 6g^冲

柴胡 10g　　　　黄芩 10g　　　炙甘草 10g

10 剂，日 1 剂，水煎 400ml，早晚分服。

二诊：2014 年 10 月 10 日

服上方后呃逆、嗳气无明显缓减，余证同前，舌苔薄白，舌质淡红，脉象弦滑有力。以脉象分析弦滑有力应加大柔肝药的用量。

处方：守上方去柴胡、黄芩，加降香 15g，改炒白芍 50g、姜半夏 15g、生姜 15g、炒白术 15g。10 剂，服法同前。

三诊：2014 年 10 月 21 日

患者自述，服药 5 剂后呃逆嗳气开始减轻，待全服完后嗳气完全消失。心情愉悦，饮食、二便、睡眠均正常。嘱咐患者注意调理情绪，多吃清淡饮食，细嚼慢咽，饥饱适度，寒热适宜。

按：旋覆代赭汤出自《伤寒论·太阳病中篇》方由生姜泻心汤去黄芩、黄连、干姜，再加旋覆花、代赭石为七味。清·尤在泾"伤寒发汗，或吐或下，邪气则解，而心下痞硬，噫气不除者，胃气弱而未和，痰气动而上逆也"。

本病病机为脾胃虚弱，肝胃不和，胃失和降。《医方考》"汗、吐中虚，肺金失令，肝气乘脾而作上逆，逆气干心，心病为噫，此方用代赭石固所以镇心，而亦所以平肝也。亦是究理之论"。方中旋覆花、代赭石降气、除痰，半夏、生姜止呕，柿蒂、炒莱菔子降气化痰，沉香温中降逆，柴胡、黄芩疏肝泄热，党参、炙甘草补正气虚。二诊诸症无改善，脉弦滑有力，加大柔肝之白芍 50g，加降香同时增加半夏、生姜，增强降气化痰之功，去柴胡、黄芩。三诊诸症改善。

本病例特点，病机为脾虚肝乘，从临症及脉象，肝乘明显，故牛老师予大剂量白芍养血柔肝，加大代赭石剂量镇肝潜阳，同时加用益气健脾之品，使中土旺，肝气舒，而病自愈。

（任国华　整理）

三、痞满

病例一：

姓名：金某某　性别：女　年龄：78 岁　职业：退休工人

住址：呼和浩特市回民区　初诊日期：2013 年 3 月 25 日

主诉：胃脘、胸胁胀满一年。

现病史：患者因情志不遂，饮食不规律而出现胃脘及胸胁胀满、时痛、嗳气、吐痰，曾在北京某医院治疗 3 个月病情不见明显好转，后在当地诊所服用中药汤剂 2 个月也无明显好转，尤其是黄腻舌苔无变化，故今日前来就诊。

刻下症：除了上述症状仍然存在外，还有口干口苦不欲饮水，纳呆早饱，大便不爽每日 1 次，小便不利，自觉后背发热，自汗。舌质略红，舌苔黄厚腻，脉弦滑。

既往史：2012 年 2 月查胃镜显示：慢性浅表性胃炎（CSG）伴糜烂，十二指肠球炎（DI），反流性食管炎（REI）A 级；病理活检为胃角轻度萎缩性胃炎（CAG）；高血压，心肌缺血。2013 年 2 月 18 日复查胃镜显示：，慢性非萎缩性胃炎、胃体炎。幽门螺杆菌（HP）阴性。

中医诊断：痞满（肝气犯胃、脾胃湿热证）

西医诊断：1.慢性非萎缩性胃炎；2.高血压

辨证分析：患者因情志不遂，肝气不疏而出现胸胁胀满，肝气犯胃，胃失和降则脘胀，嗳气，木乘土而脾失运化，蕴久化热则纳呆，口干口苦不欲饮，湿热内蕴则后背发热，二便不利，舌苔黄腻，脉弦滑。

治法：疏肝理气解郁，清热化痰健脾

处方：四逆散合连朴饮加减

醋柴胡 12g	炒枳实 15g	炒白芍 10g	厚朴 30g
黄连 6g	黄芩 10g	焦山栀 10g	茵陈 30g
石菖蒲 25g	云苓 30g	生薏米 30g	杏仁 25g
滑石 10g^{冲}	旋覆花 10g	制半夏 10g	

14 剂，日 1 剂，水煎 400ml，早晚分服。

二诊：2013 年 4 月 17 日

服上方后除了背热自汗减轻，二便正常，余证无明显改变，舌质淡红，舌苔黄厚腻，脉弦滑。需要在上方的基础上调整剂量，加大药量，增加化浊去痰之药，加藿香 20g、佩兰 20g、胆南星 10g、炒苍术 15g、大腹皮 30g，减旋复花、滑石、白芍，改菖蒲 50g、生薏米 50g。

14 剂，日 1 剂，水煎 400ml，早晚分服。

三诊：2013 年 5 月 5 日

服上方后胃脘及胸胁胀满减轻，嗳气上顶减少，饮食好转，口苦口干减轻，二便正常，舌质淡红，舌苔转变为薄白黄微腻。在上方基

础上加醋郁金以增强疏肝理气、活血化浊之功，加炒内金，增加消食
开胃、消水谷、助运化之功。

处方：

醋柴胡 10g	炒枳实 15g	黄芩 12g	黄连 4g
姜半夏 12g	云苓 30g	生薏米 50g	胆南星 10g
藿香 15g	石菖蒲 40g	茵陈 30g	炒内金 15g
大腹皮 30g	炒苍术 15g	醋郁金 15g	厚朴 20g

14 剂，日 1 剂，水煎 400ml，早晚分服。

四诊：2013 年 5 月 20 日

服上方后诸证减轻，仍有口干口苦咽干，饮水少，纳一般，二便
正常，舌质正常，舌苔薄白微黄而不腻脉滑。调整治法和处方。以疏
肝理气、和解少阳、清热化湿为主，选用四逆散合小柴胡汤、三仁汤
加减。

处方：

醋柴胡 12g	炒枳实 15g	炒白芍 10g	黄芩 15g
制半夏 12g	党参 12g	杏仁 20g	生薏仁 50g
滑石 10g^{包冲}	白蔻仁 6g	茵陈 30g	鸡内金 15g
厚朴 20g	旋覆花 12g^包	生姜 6g	醋郁金 15g

以此方为基础，随证略加减，继续服用 1 月后，诸证基本消失，
舌质正常舌苔薄白微黄

按：本例患者秉性刚强，所欲不遂，肝常有余，脾常不足，木郁
则土壅，土壅则气滞，致使肝失疏泄，胃失和降，脾失运化症见胃脘
胀满，胸胁满闷不舒，嗳气上顶，口干口苦；脾失运化，症见纳呆、
大便不爽；肝郁化热，脾虚湿阻、湿热交固；症见后背发热夜间自
汗，舌质红，舌苔黄厚腻，脉弦滑。《素问·宝命全形论》云："土得
木而达"，脾胃之运化，有赖于肝的疏泄，胆的和降。肝属木，木性喜
调达而恶抑郁。肝失疏泄，肝气郁结，气机不畅，可致肝经病症，如

上所见胸胁满闷不舒，急躁心烦，善太息等，木气乘土，脾胃气机失调，气血不和又可出现胃脘胀满、嗳气上顶、纳呆吞酸、大便不爽等脾胃病症，最终形成肝脾胃同病。反之由于长期脾失运化，湿阻气滞，升降失常，也可影响肝胆疏泄功能，正如《内经》所云："土壅木郁"，故治疗应肝脾胃兼顾，即疏肝理气解郁，健脾化湿清热，选用四逆散（《伤寒论》）合连朴饮（《霍乱论》）加减。方中柴胡疏肝解郁，枳实行气消滞，二药一升一降，调畅气机，黄连清热燥湿，厚朴行气化湿，四药共为君药；黄芩、焦山栀清泻肝胆、三焦湿热，茵陈蒿性苦微寒，功善清热利湿退黄，石菖蒲芳香化浊，又能醒脾开胃，制半夏化湿和中，云苓、生薏米性味甘淡，能健脾利湿消水，众药共为臣药；白芍柔肝敛阴，可抑制诸药之燥散，使之理气而不耗气，滑石甘淡性寒，能利水渗湿，通淋滑窍（滑利尿道）、寒能清热；旋复花能下气降逆消痰，三药共为佐使药。诸药共凑疏肝理气解郁，清热化湿健脾。

　　用滑石体现了"治湿不利小便非其治也"，用旋复花体现了"善治痰者不治痰而治气"的思想。

（蔚永胜　整理）

病例二：

　　姓名：吴某某　性别：女　年龄：34 岁　职业：工人

　　初诊日期：2013 年 11 月 11 日

　　主诉：痞满 10 余天

　　现病史：痞满喜温 10 余天，伴嗳气、口苦不干，恶心，肠鸣。无反酸、烧心。饮水少，纳呆，二便可，舌质胖，苔薄白，脉滑。

　　辅助检查：电子胃镜检查（2013 年 11 月 7 日）：1. 慢性非萎缩性胃炎；2. 十二指肠球部多发息肉（大小约 0.1cm×0.3cm）3.Hp（＋）

　　中医诊断：痞满，积聚（脾虚湿阻，少阳邪热，痰瘀互结）

　　西医诊断：1. 慢性非萎缩性胃炎；2. 十二指肠球部多发息肉

辨证分析：脾胃虚弱，运化无权，水湿内停，湿阻中焦，日久生痰，郁而化热，邪郁少阳，症见纳呆、嗳气、肠鸣、口苦等症状。舌质胖，苔薄白，脉滑为脾虚湿阻之象。

治法：健脾化湿，和解少阳，痰瘀互结

处方：藿朴夏苓汤合小柴胡汤加减

炒苍术 20g	厚朴 15g	云苓 20g	陈皮 15g
姜半夏 12g	白蔻仁 12g	藿香 15g	紫苏 15g
柴胡 10g	黄芩 10g	生姜 20g	党参 15g
草豆蔻 12g			

7剂，日1剂，水煎400ml，早晚分服。

二诊：2013年11月20日

诸证减轻，舌质胖，舌苔微黄腻

守上方加：半枝莲20g，改厚朴30g，陈皮30g。再服7剂，每日1剂，早晚服。

三诊：2013年12月2日

大便干，2日1行，口苦，痞满，无嗳气，无恶心，纳可。守原方：加大黄10g，去紫苏。再服7剂，每日1剂，早晚服。

按：小柴胡汤是和解少阳的代表方。临床应用以寒热往来，胸胁苦满，默默不欲饮食，心烦喜呕，口苦，咽干，苔白，脉弦为辨证要点。《伤寒论》中说：伤寒中风，有柴胡证，但见一证便是，不必悉俱。该患有口苦、喜呕、默默不欲饮食等症状，使用小柴胡汤当属药证相合。十二指肠球部息肉当属于祖国医学的"癥瘕、积聚"范畴。按中医理论辨证，十二指肠球部息肉是痰瘀互结的结果。该患者脾胃虚弱，升降失调，运化无权，水湿内停，湿阻中焦，日久生痰，郁而化热，邪郁少阳，故出现纳呆、嗳气、肠鸣、口苦等症状。藿朴夏苓汤除湿运脾，小柴胡汤和解少阳。方中藿香、苍术、厚朴、白蔻仁、云苓、半夏化湿和中，柴胡、黄芩、党参、生姜和解少阳，草豆蔻加强化湿之功。药证相合取效甚速。二诊时患者诸症减轻，脾虚症状改善，扶正固本的基础上，使用山慈菇、半枝莲等牛教师治疗息肉常用药对。加大厚朴、陈皮用量，增强行气除湿之功效。

（魏玉霞　整理）

病例三：

姓名：夏某某　性别：女　年龄：46岁　职业：无

住址：内蒙古二连浩特市　初诊日期：2015年3月2日

主诉：胃脘胀满伴上顶6个月

现病史：半年前因生气而出现了胃脘胀满，曾服西药胃动力药吗丁啉之类，症状暂时缓解，继而复发，故求治中医。

刻下症：胃脘胀满、上顶，按之更甚有嗳气。晨起口苦明显，无胃部烧灼感及反酸症状，纳可，饮水一般，胸部汗出。大便不爽，每日1次，小便正常，寐可。舌质淡红舌体偏胖有齿痕，脉沉细。

既往史：2015年2月11日做胃镜：慢性非萎缩性胃炎（CNAG）伴糜烂、胆汁反流性胃炎（BRG）、幽门螺杆菌（HP）：阴性。2002年胆囊切除。

中医诊断：痞满（胆胃不和证）

西医诊断：1.慢性非萎缩性胃炎伴糜烂；2.胆汁反流性胃炎

辨证分析：《景岳全书·痞满》言："怒气暴伤，肝气未平而为痞"。患者因大怒伤肝，肝气不疏，肝郁气滞，横逆犯胃，致气机郁滞，故见胃脘胀满、按之胀甚；肝气不疏，胃失和降，脾失运化，故见大便不爽；舌质淡红，舌体偏胖有齿痕，脉沉细均为胆胃不和之舌脉。

治法：疏肝利胆、和胃降逆

处方：小柴胡汤合旋覆代赭汤加减

柴胡15g	黄芩12g	姜半夏10g	生姜10g
太子参15g	生白术30g	炒枳实15g	金钱草30g

醋郁金 15g　　　　炒鸡内金 15g^冲　炒白芍 12g　　　白及 15g^冲

三七粉 5g^冲　　　生甘草 10g　　　旋覆花 12g^另

10 剂，日 1 剂，水煎 400ml，早晚分服。

二诊：2015 年 3 月 25 日

胃脘胀满明显减轻，无口干口苦，饮水饮食二便均正常，睡眠正常，右胁部不舒，舌质正常舌苔薄白脉沉弦。

处方：

醋柴胡 12g　　　姜半夏 10g　　　炒枳实 12g　　　金钱草 20g

醋郁金 15g　　　炒鸡内金 15g^冲　炒白芍 12g　　　醋香附 12g

白及 12g^冲　　　三七粉 5g^冲　　　生甘草 10g　　　旋覆花 12g^另

降香 12g

10 剂，日 1 剂，水煎 400ml，早晚分服。

三诊：2015 年 4 月 15 日

诸症消失，饱食则胀。舌质正常舌苔薄白，脉沉有力。

处方：守上方加焦三仙各 30g。10 剂，日 1 剂，水煎 400ml，早晚分服。

嘱咐饮食不宜过饱，保持乐观心情，巩固疗效。

按：小柴胡汤首见于东汉医家张仲景的《伤寒杂病论》，原为治疗少阳而设，但由于其组方合理，疗效卓著，后世医家对其适应症有了广泛的扩展，在许多疾病的治疗方面取得了良好的疗效。小柴胡汤由七味药物组成，即柴胡、黄芩、人参、半夏、甘草、生姜、大枣。具有和解少阳枢机之功，又称"和解"剂。若从小柴胡汤药物的性味来看，其配伍特点：柴胡、黄芩苦降，性属寒；生姜、半夏辛苦，性属热；人参、大枣、甘草性属甘。集寒热补泻于一方，从而达到寒温并用、攻补兼施、通利三焦、调达上下、宣通内外、和畅气机的目的。刘渡舟教授认为小柴胡汤的功效不仅具有和解少阳的功效，其疏肝利胆，开郁调气以利升降出入之机的功效更不该忽略。小柴胡汤证的主要表现"往来寒热，胸胁苦满，心烦喜呕，默默不欲饮食，口苦、咽干、目眩"，只要邪入少阳，徘徊于半表半里，枢机不利为主要病机的病证，又见一二主证，便可考虑运用小柴胡汤，遵和解之法，从少阳施治，方可达到疗效。即按仲景"但见一症便是，不必悉具"，这就体现了中医"异病同治"的法则。旋覆代赭汤出自东汉张仲景《伤寒论》："伤寒发汗，若吐，若下，解后，心下痞硬，嗳气不除者，旋覆代赭汤主之"。"心下"主要指胃脘部，胃脘位于中焦，中焦乃脾胃升降之枢纽，为《伤寒论》中治疗胃虚气逆之名方，方中旋覆花味苦而咸，能下气消痰，降逆除噫，代赭石味苦性寒，质重沉降，善镇冲逆；生姜既能辛散温通化饮，又能和中降逆，半夏既能辛开散结除痞，又能降逆和胃，二者虽辛温升散，但均俱降逆和胃之功，皆同俱升降之性，可谓升降相因；人参、炙甘草、大枣味甘主补益脾气，三者相和使脾虚得补，脾气健运，则脾之清气得升，胃之浊气得降，诸药相合，标本兼顾，升降兼施，共奏"益气和胃，调和中焦升降"之功，旋覆代赭汤全方用药顺应了脾胃气机升降的生理特点，可谓仲景运用"脾胃气机升降"理论组方配伍的典型代表《内经》言："升已而降，降者谓天；降已而升，升者谓地"。

二诊时，胃脘胀满现象消失，口干口苦消失。纳食可，仍有右胁部不适，脾胃功能恢复，胆随胃降，故口苦消失，故去太子参、黄芩、白术，加香附、降香等疏肝理气，白芍柔肝，郁金、鸡内金、金钱草疏肝利胆。白及、三七粉保护胃粘膜。

三诊时，诸症消失，饱食则胀。舌质正常舌苔薄白，脉沉有力。加焦三仙消食化积，巩固疗效。随访至今无复发。

该患者因生气导致胃胀，气机升降失常，口苦。《经》云："善呕，有苦……邪在胆，逆在胃，胆液泄则口苦，胃气逆则呕苦"。基本病机为肝郁气滞，横逆中焦，脾失健运，胃失和降。牛老师用小柴胡汤加旋覆代赭汤二方合用有泄胆和胃，降逆化痰之功效，使脾升胃降，肝气疏达，而保持机体的正常消化功能。

（任国华　整理）

病例四：

姓名：陈某某　性别：女　年龄：65 岁　职业：退休

住址：呼和浩特市玉泉区　初诊日期：2013 年 12 月 13 日

主诉：胃脘痞满不适 20 年伴嘈杂加重 1 月

现病史：患者 20 年来不间断地出现胃脘痞满、嘈杂、恶心、心烦，近 1 个月上述症状加重，体重下降 5Kg，故来门诊求治。

刻下症：胃脘自觉胀满伴口干舌干，饮水一般，纳寐差。怕冷，手足尤甚。自汗，大便正常，小便频数。舌苔白根薄黄，舌质偏红，脉象沉滑。

辅助检查：2013 年 10 月 29 日胃镜示：十二指肠小弯侧见巨大溃疡，1.5cm² 底深，覆盖浑浊分泌物，周围粘膜充血水肿，活检质脆，弹性差。活检病理报告：十二指肠球部粘膜慢性炎症伴活动，部分腺体轻度非典型增生（ATP），另见部分炎性渗出物，符合溃疡形成，如临床怀疑恶变，建议再取材送检。2013 年 11 月 1 日腹部彩超报告：胆囊炎。颈部 CT 报告：颈椎骨质增生。

中医诊断：痞满（寒热互结、气虚血瘀）

西医诊断：十二指肠球部巨大溃疡

辨证分析：《类证治裁·痞满》："伤寒之痞，从外之内，故宜苦泄；杂病之痞，从内之外，故宜辛散。……虽虚邪，然表气入里，热郁于心胸之分，必用苦寒为泻，辛甘为散，诸泻心汤所以寒热互用也。杂病痞满，亦有寒热虚实之不同。"患者老年女性，平素纳差，致脾气虚弱，中虚而致痞满作胀，久病入络，气虚日久，无力行血则渐致成瘀，脾胃居于中焦，脾气虚弱，不能交通上下，故在上则口干舌干，在下则怕冷，舌脉均为寒热互结之征象。

治法：辛开苦降，益气活血

处方：半夏泻心汤加减

姜半夏 12g	黄连 5g	黄芩 12g	干姜 15g
党参 15g	炙甘草 10g	大贝母 6g^冲	三七粉 6g^冲
白及粉 12g^冲	陈皮 15g	白芷 6g	炒枣仁 30g
柏子仁 15g	生黄芪 20g		

14 剂，日 1 剂，水煎 400ml，早晚分服。

二诊：2013 年 12 月 31 日

胃脘痞满、嘈杂减轻，口干口苦，饮水一般，饮食尚可，眠差，手足怕冷，二便正常，舌苔后根薄黄，舌质偏红，脉弦滑。

守上方，去枣仁、柏子仁，加柴胡 10g，炒内金 12g^冲

14 剂，每日 1 剂，早晚分服。

三诊：2014 年 1 月 10 日

胃脘痞满、嘈杂基本消失，时有不适感，口干口苦饮水正常，寐可，手恶寒，二便正常，舌苔薄白，舌质淡红，脉弦滑。

守上方，加蒲公英 20g。

14 剂，日 1 剂，水煎 400ml，早晚分服。

四诊：2014 年 5 月 9 日

胃脘痞满、嘈杂消失，出现右胁痛，口干口苦口臭，饮水二便正常，舌苔薄白，舌质淡红，脉弦缓。

复查胃镜（北京协和医院）显示：十二指肠球部巨大溃疡愈合，慢性浅表性胃炎伴胆汁反流性胃炎，慢性萎缩性胃炎，幽门螺杆菌阳性。

嘱口服四联杀菌药即可：阿莫西林、奥硝唑、兰索拉唑、铝碳酸镁，疗程 10 天。

后电话随访，症状消失，体重逐渐增加，情绪乐观。

按：半夏泻心汤首见于东汉医家张仲景《伤寒杂病论》的"但满

而不痛者，此为痞，柴胡不中与之，宜半夏泻心汤"。原为和解剂，为调和肠胃而设。半夏泻心汤由以下药物组成，即半夏、黄芩、黄连、干姜、人参、大枣、炙甘草，具有平调寒热，消痞散结之功。

本病的病机为寒热互结，气虚血瘀。本方中半夏、干姜辛热之品以温中散寒；黄芩、黄连苦寒之品以泄热开痞，以上四味相伍，具有寒热平调，辛开苦降之用。然寒热互结又源于中虚失运，故方中又以人参、大枣甘温益气，以补脾虚，陈皮、炙甘草理气、健脾和中而调和诸药。寒热互结中焦，以浙贝母散郁清热、消痰散结，佐以三七、白及活血散瘀，生黄芪补气升阳，托疮生肌，酸枣仁、柏子仁养心安神。二诊时，患者胃脘胀满，口干口苦，邪入少阳，加以柴胡，体现和解少阳治法，加以鸡内金消食散滞。三诊时加蒲公英入肝胃经，以消肿散结。而牛老师正是抓住寒热互结这一病机，加之"虚久必瘀"这一思想，佐以补气活血之药，消除痞满，散其瘀滞，使脾胃升降有度，气机和畅。

（高原、李峰　整理）

病例五：

姓名：田某某　性别：男　年龄：42 岁　职业：销售商人

住址：呼和浩特市赛罕区　初诊日期：2014 年 8 月 5 日

主诉：胃脘胀痛 15 年伴腹泻

现病史：患者因经常出差在南方做生意，工作压力大，饮食不规律，生活不适应而常出现胃脘胀满、大便稀，每日 5-10 次，而来院就诊。

刻下症：胃脘胀满，泛酸烧心，纳差，口干口苦饮水少，时冷时热，大便稀每日 10 次左右，尿频，寐差，自汗，乏力，左手热右手凉。舌质淡红舌苔薄白脉沉细。

查胃镜显示：慢性浅表性胃炎（CSG），幽门螺杆菌（HP）阴性，腹部彩超显示：胆囊炎，胆囊息肉样病变（2mm×3mm）.

既往病史：胆囊炎、胆囊息肉样病变，左手热右手凉 10 年。结肠炎（肠镜报告）

中医诊断：痞满、泄泻（胆胃不和证）

西医诊断：1. 慢性浅表性胃炎；2. 胆囊炎、胆囊息肉样病变；3. 结肠炎。

辨证分析：本例患者因长期在南方工作，生活不适应、不规律，损伤脾胃，导致脾失运化，脾不升清、胃失和降，证见胃脘胀满、纳差、大便稀溏、烧心反酸；又因脾虚则百病生，太少合病，即太阳表虚、邪郁少阳，而致阴阳气血营卫不和，证见：左手热、右手凉、自汗、时冷时热、口干、口苦、饮水少。舌质淡红、舌苔薄白、脉沉细，均太少合病、升降失调之象。

治法：和解少阳、调和营卫、升清降浊

处方：小柴胡汤合桂枝汤、升麻补胃汤加减

柴胡 10g	黄芩 10g	姜半夏 10g	干姜 10g
桂枝 10g	炒白芍 10g	黄芪 15g	升麻 6g
党参 15g	炒白术 15g	草豆蔻 10g	炙甘草 6g
乌贼骨 12g^冲	白及 12g^冲	炒枳壳 12g	

14 剂，日 1 剂，水煎 400ml，早晚分服。

二诊：2014 年 9 月 30 日

胃脘胀满，反酸烧心消失，饮食好转，口干口苦减轻，大便次数减少，每日 2-3 次，偏软，尿频改善，时冷时热，自汗，左手热右手冷也有所减轻。时有心慌。舌质淡红舌苔薄白，脉沉弱。

处方：守上方加煅龙牡各 30g^{先煎}，继续 14 剂，煎服法同上。

三诊：2014 年 10 月 15 日

除左手热右手凉减轻，大便偏稀每日两次，余证均消失。舌质正常，舌苔薄白，脉沉细。

处方：守上方去龙牡，加鹿角霜 15g，再服 14 剂。

四诊：2014 年 11 月 1 日

诸症消失而病愈，停止服药。

按：本病辨证为太少合并，升降失调，用小柴胡汤和桂枝汤为主方加减。小柴胡汤为《伤寒论》名方，牛老师学习已故伤寒名家刘渡舟先生善用此方，治疗和解少阳，调和营卫，通达内外，调节升降，以有"口苦"但见一证便是，且用此方曾治疗左右半身冷热差异之症，疗效显著。患者左手热右手凉，说明其阴阳气血营卫不和，不平衡表里，左右不能交通，用小柴胡汤能够通达阴阳表里。桂枝汤治表虚有汗之方，针对本患时冷时热、自汗之症。方中以干姜易小柴胡汤原方之生姜，加强温胃之力，且取半夏泻心汤（半夏、黄芩、干姜配伍）之意，治疗寒热错杂痞满之症。在此基础上加黄芪、白术加强益气健脾之力，加升麻、枳壳升举阳气，加乌贝散（乌贼骨、白及）以护膜制酸，治烧心泛酸之症。诸药合用，共凑治以和解少阳，调和营卫，升清降浊之功。

二诊时改善，时有心慌，加之有寐差之证，用龙牡镇静安神，且从西医角度认为患者时冷时热、左手热右手凉，可能与植物神经功能为紊乱有关，用重镇之药可以达到维稳的作用。三诊时诸症好转，大便偏稀，认为可能与阳虚有关，鹿角霜能够有温阳和潜镇的双重功效，故换之，效果显著。

本案治疗过程中牛老师学习刘渡舟先生的医案结合自己的临证经验用之，效如浮鼓。近贤章太炎曰："中医之成绩，医案最著"，历代医家均十分重视医案的总结记录，习医者无不究习之，以启迪思维，获取经验。

（杨巧芳　整理）

四、吞酸

病例一：

姓名：谢某　性别：男　年龄：46 岁　职业：公务员

住址：乌兰察布市丰镇县　出诊日期：2015 年 1 月 8 日

主诉：反酸伴烧心 4 年。

现病史：患者因长期饮食不规律，有饮酒吸烟嗜好，逐渐出现了受凉后反酸伴有烧心。

刻下症：遇寒则反酸、烧心，生气及饭后出现胃脘胀满，口干口苦，饮水尚可，饮食二便正常，睡眠一般。有时突然起立则头晕。曾因检测出幽门螺旋杆菌阳性而口服四联杀菌药而转阴，舌质淡红，舌苔薄白黄，脉沉弦细。查胃镜显示：糜烂性胃炎，幽门螺旋杆菌（HP）（＋）。

既往史：胆结石术后，血脂高（胆固醇 5.8mmol/L），颈动脉斑块生理性狭窄，鼻息肉。

中医诊断：吞酸（肝胃郁热证）

西医诊断：1.糜烂性胃炎；2.颈动脉斑块生理性狭窄；3.鼻息肉

辨证：肝胃郁热，脾失健运

治法：疏肝理气，健脾清胃，护膜止酸

处方：四逆散（《伤寒论》）合左金丸（《丹溪心法》）、乌及散（《经验方》见《上海中医药杂志》1958 年 9 期。由乌贼骨、白及各等分、为细末）加减。

醋柴胡 10g	炒枳壳 15g	炒白芍 10g	陈皮 15g
醋青皮 15g	党参 10g	炒白术 15g	黄连 4g
盐吴茱萸 20g	云苓 12g	生姜 12g	乌贼骨 15g^冲
炒内金 15g^冲	白及 15g^冲	三七粉 5g^冲	

7剂，日一剂，水煎400ml，早晚分服。

二诊：2015年1月15日

服上方后反酸、烧心消失，饮食二便正常，舌质淡红，舌体略胖，舌苔薄白，脉沉弦细。

处方：效不更方，守上方再7剂，煎法服法同前。

三诊：2015年1月25日

服上方后诸证消失而治愈，舌质淡红舌苔薄白，脉沉弦缓。

处方：守上方再7剂，煎法服法同前。

按：吞酸与吐酸症状相类似，俗皆称泛酸。其病因、病机、治疗方法均不相同。《医林绳墨》云："吞酸者，胃口酸水攻激于上，以致吞酸之状也。"《沈氏尊生书·嗳气嘈杂吞酸恶心源流》曰："吞酸者，郁滞日久，伏于脾胃间，不能自出，有咽不下。尚肌表复遇风寒，则内热愈郁，而胃酸刺心；肌肤得温暖，则腠理开发，或得香热汤丸，则津液流通，郁热暂解。"胃酸过多原因甚繁，因佛逆而起者属神经性，古人所谓肝气泛胃；受寒而起者属消化不良，古人谓胃寒。胃溃疡也有胃酸过多，其溃疡即因胃酸过多引起，其他则胃酸分泌不正常，则因胃之实质变化。本患者属于胃粘膜糜烂酸蚀者，则当保护胃粘膜、止酸收敛、祛瘀生新，如乌及散，三七粉；复遇风寒，则内热愈郁而吞酸加重，故生姜发散表寒，郁热得解；再加青皮、陈皮解肝脾气郁，助四逆散热壅气郁之功；加鸡内金消食化积，以四君子汤健脾益气。诸药相合共奏疏肝理气、健脾清胃，护膜止酸、祛瘀生新之功效。

（牛克梅 整理）

病例二：

姓名：徐某某　性别：女　年龄：41岁　职业：个体商人

住址：呼和浩特市赛罕区　初诊时间：2015年4月13日

主诉：反酸、烧心5年。

现病史：患者因生意繁忙而饮食不规律、冷热不均、进食过快，喜食辛辣而出现反酸、烧心、胃痛症状，常服些质子泵抑制剂类药物，如奥美拉唑、雷贝拉唑等暂时缓解症状。

刻下症：近 10 天除上诉症状明显加重外，伴有胃脘上顶但无明显嗳气，口干口苦，饮水尚可，纳差，咽部炽痛，咳嗽，胸闷气短。大便正常、小便黄少。睡眠差常因夜间烧心而醒，舌质红、舌体略胖舌苔薄黄，脉沉细。

既往史：胆囊炎、下肢静脉曲张。

胃镜检查显示：反流性食管 B 级（REI-B 级）、慢性非萎缩性胃炎（CNAG）、幽门螺杆菌（HP）阴性。

中医诊断：胃脘炽热（吞酸）（肝胃郁热证）

西医诊断：1. 反流性食管 B 级；2. 慢性非萎缩性胃炎

辨证分析：肝胃郁热、肝火犯肺，患者因常年饮食不节，喜食辛辣，助热生火，肝胃郁热，胃失和降，故见反酸、烧心；热灼津液，故见口干口苦；木火刑金，则见咽部灼热、咳嗽、胸闷。舌质红、舌苔薄白，为肝胃郁热之证。

治法：疏肝和胃、解郁清热

处方：化肝煎合乌贝散乌及散加减

丹皮 15g	炒山栀 10g	醋青皮 15g	陈皮 15g
柴胡 10g	生白芍 15g	乌贼骨 20g^{冲服}	黄芩 12g
大贝 10g^{冲服}	白及 12g^{冲服}	马勃 6g^{冲服}	滑石 12g^{冲服}

7 剂，日一剂，水煎 400ml，早晚分服。

二诊：2015 年 4 月 23 日

服上方后诸证明显减轻，仅有食后胃脘胀感，余无明显不适。舌体略胖舌苔薄黄，脉沉细。

处方：于上方加炒内金 15g（颗粒）、生白术 15g

7 剂，日一剂，水煎 400ml，早晚分服。

三诊：2015 年 4 月 27 日

服上方后诸证消失，仅有大便略稀每日 1 次。舌质正常舌苔薄白黄，脉沉弦。调整方药巩固疗效。

处方：乌贼骨、白及、大贝母、滑石、马勃各 12g（均为颗粒剂冲服）。

| 柴胡 10g | 焦山栀 10g | 丹皮 10g | 炒枳壳 12g |
| 醋青皮 12g | 陈皮 15g | 生山药 30g。 | |

7 剂，日一剂，水煎 400ml，早晚分服。

按："吞酸"或"吐酸"为脾胃病常见之症状。酸水由胃中上泛，若随即咽下者，称为吞酸；不咽下而吐出者，则称为吐酸。本症状既可单独出现，也可与胃痛、嗳气等兼见。其病名首见于《素问·至真要大论》，"诸呕吐酸，暴注下迫，兼属于热"，"少阳之胜，热客于胃，烦心心痛，目赤欲呕，呕酸善饥"。认为胃经有热，酝酿成酸。本证多由肝火内郁，胃气失和而发，或因脾胃虚寒，不能运化而成。"化肝煎"为明代医学家张景岳所创，由青皮、陈皮、山栀子、丹皮、泽泻、芍药、贝母七味药组成，列于《景岳全书·新方八阵·寒阵》之中，治疗"怒气伤肝，因而气逆动火，致为烦热，胁痛，胀满，动血等证"。分别见于《郁证》、《胁痛》、《血证》等篇。秦伯未在《谦斋医学讲稿》中对本方做了精辟的方解，谓："本方重在治肝，用白芍护肝阴，青、陈皮疏肝气，丹、栀清肝火，宜于肝脏气火内郁所致的胸胁满痛，或气火上逆犯肺的咳吐痰血等症。因气火能使湿痰阻滞，故加川贝、泽泻，川贝兼有解郁作用。"牛老师常用本方治疗肝胃郁热型胃痛、嗳气、呃逆、吞酸等证。

化肝煎以清肝火、疏肝气、柔肝阴，乌贝散、乌及散以化痰散结、制酸止痛，黄芩清肺热兼清肝火，马勃以清肺利咽解毒，滑石以清热利湿，导热下行。全方共奏疏肝和胃、解郁清热之功。二诊患者诸症明显减轻，仅有食后胃脘胀感，余无明显不适，舌体略胖舌苔薄黄，脉沉细。肝胃郁热减轻，脾虚健运失司，加白术、鸡内金以健脾消食。三诊时患者诸证消失，仅有大便略稀每日1次。舌质正常，舌苔薄白黄，脉沉弦。原方去黄芩之苦寒以免伤脾，加山药以健脾涩肠止泻，并可防止理气药耗气伤阴。

（郭增元　整理）

五、嗳气

姓名：殷某　性别：女　年龄：39岁　职业：教师

住址：乌兰察布市卓资县　初诊时间：2014年1月3日

主诉：嗳气、胃脘痞满3年。

现病史：患者三年前因工作紧张劳累，饮食不洁而于出现胃脘胀满、嗳气、纳差、消瘦。间断口服西药雷贝拉唑，吗丁啉，四联杀菌药，于2011年1月查胃镜报告为慢性非萎缩性胃炎、食管下段为鳞状上皮细胞。

刻下症：嗳气，胃脘畏寒胀满，烧心，时有反酸疼痛，纳差，口微干饮水不多，二便正常，睡眠一般。舌苔薄黄，舌质淡红，舌体胖齿痕，脉沉细。

既往史：2013年9月13日查胃镜显示：Barrett食管，慢性非萎缩性胃炎，幽门螺旋杆菌HP（＋）。活检:（贲门）黏膜组织没覆粘液性柱状上皮——轻度炎症。慢性胆囊炎、息肉样病变。

家族史：父亲患食道癌60岁去世。

个人史：嗜好辛辣食物，不吃早点。

中医诊断：嗳气（中虚气逆，寒热错杂）

西医诊断：1.Barrett食管；2.慢性非萎缩性胃炎；3.慢性胆囊炎，胆囊息肉样病变。

辨证分析：患者长年工作紧张劳累，肝气郁结，木郁土壅，肝失疏泄，胃失和降，浊气上逆，故见嗳气、胃脘胀满、纳差；脾胃虚寒，故见胃脘部怕凉；肝郁化火，故见烧心、时有反酸疼痛，舌苔薄黄，舌质淡红，舌体胖有齿痕，脉沉细，皆属中虚气逆，寒热错杂。

治法：疏肝理气、健脾和胃、调理寒热。

处方：四逆散合六君子汤、左金丸加减

柴胡 10g	炒枳壳 15g	炒白芍 12g	党参 20g
炒白术 15g	茯苓 12g	姜半夏 10g	陈皮 256g
黄连 6g	盐吴萸 3g	降香 15g	旋复花 12g ^(包煎)
甘草 10g	生姜 10g	大枣 5 枚	

14 剂，日一剂，水煎 400ml，早晚分服。

二诊：2014 年 1 月 17 日

胃脘胀满、嗳气、烧心、怕冷、胃脘压痛，饮水饮食一般，二便正常，寐尚可。舌质淡红，舌体略胖，舌苔薄黄，脉沉细。

处方：守上方加丹参 12g、砂仁 10g（后下）、改党参 30g，盐吴萸 6g

14 剂，日一剂，水煎 400ml，早晚分服。

三诊：2014 年 2 月 13 日

诸症均有减轻，舌质淡红，舌体略胖，舌苔薄白，脉沉细。

处方：守上方加炒鸡内金 15g（颗粒剂）、佛手 12g。

14 剂，日一剂，水煎 400ml，早晚分服。

四诊：2014 年 2 月 28 日

诸症减轻，其中烧心反酸基本消失，饮食二便正常。舌质淡红，舌体正常，舌苔薄白，脉沉弦。

处方：上方中改黄连 3g，继续服 14 剂。

五诊：2014 年 3 月 15 日

诸症继续减轻，饮食二便正常，舌质正常舌苔薄白，脉沉弦缓。

处方：守上方继续服至 90 剂，诸症基本消失后停药。于 2014 年

6月22日复查胃镜显示：Barrett食管？慢性非萎缩性胃炎，HP（－）；病理报告：（齿状线子点处）送检2块组织、1块为鳞状上皮；另1块为贲门粘膜，成慢性炎症、间质出血。

处方：三七粉2g、白及粉3g、凤凰衣2g，每日2次、饭前服用1个月，以巩固疗效。

按：嗳气是指胃中浊气上逆，经食道由口排出的病症。本证《内经》称为"噫"。《灵枢·口问篇》谓"寒气客于胃，厥逆从下上散，复出于胃，故谓噫"。本病多由于感受外邪，或饮食不节，或痰火内扰，或七情内伤等，导致脾胃不和，清浊升降失常，气逆于上而成。

患者中虚气逆，寒热错杂，治以疏肝理气、健脾和胃、调理寒热。方用四逆散（《伤寒论》）合六君子汤（《太平惠民和剂局方》）、左金丸（《丹溪心法》）加减。四逆散以疏肝理气解郁，六君子汤以健脾行气化痰，左金丸清肝泻火，降逆止嗳。降香、旋复花行气化瘀降逆。二诊患者仍胃脘胀满、嗳气、烧心、怕冷、胃脘压痛、中气不足需用力深吸气，饮水饮食一般。舌质淡红，舌体略胖，舌苔薄黄，脉沉细。守上方加丹参12g、砂仁10g（后下）、改党参30g、盐吴萸6g以化瘀行气止痛，并加强健脾温中散寒的作用。三、四诊患者诸症明显缓解，肝火减轻，原方黄连减为3克防其苦寒伤胃，加鸡内金以助消食。五诊患者诸症基本消失，胃镜检查示Barrett食管？慢性非萎缩性胃炎，HP（－）；病理报告：（齿状线子点处）送检2块组织、1块为鳞状上皮；另一块为贲门粘膜，成慢性炎症。牛老师用三七粉2g、白及粉3g、凤凰衣2g，每日2次、饭前服用1个月，以益气化瘀，止血生肌，巩固疗效。

（郭增元　整理）

六、口疮

病例一：

姓名：刘某某　　性别：男　　年龄：73 岁　　职业：退休职工

住址：呼和浩特市玉泉区　　初诊日期：2014 年 10 月 22 日

主诉：口腔溃疡反复发作 3 年。

现病史：患者平素饮食偏于辛辣，近三年来舌尖、舌根、两颊黏膜经常性溃烂，溃后又愈，反复发作，导致进食进水困难，颇觉痛苦，故来求治。

刻下症：饮食饮水一般，微有口干口苦，兼有头晕手麻，肩困，大便干燥 5-6 日一行，小便正常，舌苔薄黄腻，舌质偏红，脉弦滑。

既往史：既往颈椎病史，2012 年胃镜示胃溃疡。

个人史、家族史：无特殊。

中医诊断：口疮（阳明燥热 心脾积热）

西医诊断：复发性口腔溃疡

辨证分析：患者平素喜食辛辣，口腔溃疡反复发作三年，伴口干口苦，大便干燥 5-6 日一行，是阳明燥热、胃热上攻所致，舌苔薄黄腻，舌质偏红，脉弦滑，皆为热邪内盛之象。正如《圣济总录》谓："口疮者，由心脾有热，气冲上焦熏发口舌，故作疮也。"指出实热与口疮的关系。

治法：清热通腑，导热泻心

处方：清胃散、泻黄散合导赤散加减

黄连 6g	生地 12g	丹皮 10g	升麻 6g
石膏 30g（先煎）	防风 12g	藿香 12g	牛膝 10g
大黄 12g（后下）	生黄芪 15g	芒硝 4g（冲）	

10 剂，日一剂，水煎 400ml，早晚分服。

二诊：2014 年 11 月 7 日

口疮基本愈合，大便干燥 3~4 日一行，饥饿时胃痛，口干欲饮水，饮食一般，舌苔薄黄，舌质淡红，脉沉滑。

守原方加炒枳实 10g，十付，病愈。

按：患者平素喜食辛辣，日久脾胃积热，热盛化火，火邪循经上攻，因脾开窍于口，足阳明胃经绕唇，心开窍于舌，故而出现口舌生疮。采用清心泻火、和胃解毒的方法，选《兰室秘藏》的清胃散，《小儿药证直决》泻黄散、导赤散治疗，方中石膏、黄连均性寒而泻火，石膏清泻肺胃之火，一般选 30g，黄连直折胃腑之热，用于热毒、口疮等症，有泻火解毒作用。丹皮、生地清热凉血，藿香能芳香化湿，防风疏散脾中之伏火，牛膝引火下行，黄芪托疮生肌，大黄、芒硝、炒枳实清泻阳明燥热，大便通则火随便排除，有利于口疮愈合，诸药相合，共奏清热解毒、通腑泻火、凉血活血、托疮生肌、消疮止痛之功效。现代药理研究证实，石膏具有抗病毒作用，能促进吞噬细胞的成熟、控制感染；生地有抗病菌消炎，促进细胞免疫功能，能提高机体免疫力，促进血液循环，黄芪提高机体应激能力，促进上皮修复，加速溃疡愈合之功。

病例二：

姓名：郝某某　性别：男　年龄：61 岁　职业：职员

住址：呼和浩特市玉泉区　初诊日期：2014 年 7 月 18 日

主诉：口唇、舌尖反复溃烂 1 年。

现病史：患者 1 年前因为突然戒烟开始出现口唇，舌头溃烂，发作时疼痛炽热，每月 2 次，反复发作，常年不愈，劳累或遇冷加重，为系统治疗，故来我院门诊求治。

刻下症：口唇、舌体可见数个溃疡面伴灼痛，手足心发热，口干不苦，饮水尚可，二便正常，舌苔薄白，舌质淡红，脉滑。

既往史：高血压、脑梗、2 型糖尿病史，糜烂性胃炎 7 年，幽门螺杆菌 HP 阴性。

个人史、家族史：无特殊。

中医诊断：口疮（寒热互结 虚实夹杂 阴虚火旺）

西医诊断：复发性口腔溃疡

辨证分析：患者既往有消渴病史，属阴虚火旺体质，因突然戒烟出现情志不遂，五志化火，火邪上攻而发生口疮，属实证、热证；口疮反复发作，劳累或遇冷加重，是中焦虚证、寒证的表现，正如《医贯》中所说："口疮上焦实热，中焦虚寒……"，结合舌脉辨证为寒热互结 虚实夹杂型。

治法：补虚泻实 调理寒热

处方：甘草泻心汤合封髓丹加减

生甘草 13g	黄连 4g	干姜 10g	姜半夏 10g
太子参 10g	黄柏 6g	砂仁 6g^{（后下）}	生地 12g
生黄芪 15g	丹皮 12g	黄芩 10g	

7 剂，日 1 剂，水煎 400ml，早晚分服。

二诊：2014 年 7 月 25 日

服上药后，口腔溃疡基本愈合，饮食大便正常，小便微黄，手足心发热减轻，舌苔薄白，舌质淡红，脉滑。

守上方，再服 7 剂，巩固疗效。

随访：到 2014 年 12 月 9 日口腔溃疡未复发。

按：本案患者因突然戒烟出现情志不遂，五志化火；既往有消渴病史，故津液亏虚，阴虚火旺；火邪上攻、熏蒸口腔、阻滞气机、热腐肌膜而发生口疮。口疮反复发作，劳累或遇冷加重，是中焦虚寒、正气不足的表现，故选用甘草泻心汤合封髓丹加减治疗。甘草泻心汤出自《金匮要略》，用以治疗"狐惑病"，后世医家多把本方视为治疗口腔溃疡和白塞氏病的专方。方中生甘草为主药，用量亦大，其作用并非调和诸药，而是补气健脾，清热解毒，益中州之虚，缓客气之逆，现代药理学研究表明有抗炎、抗溃疡、解毒、调节免疫和类激素等作用，可促进口腔溃疡的愈合；生黄芪补气固表，敛疮生肌，是治疗口疮的良药和常用药，现代多认为该药有增强免疫功能，具有黏膜保护和修复的作用；太子参体润性和、补气生津，气阴双补，能增强机体对各种有害刺激的防御能力，还可增强人体内的物质代谢。黄连、黄芩苦寒，清热解毒，以除客热；半夏和胃降逆，以安中土；生姜温中寒，务使中气健运，寒热并消；封髓丹出自清代医家郑钦安《医理真传》，郑氏认为，黄柏味苦入心，禀天冬寒水之气而入肾，甘草调和上下，又能伏火，真火伏藏，黄柏之苦和甘草之甘，苦甘能化阴，砂仁之立合甘草之甘，立能化阳，阴阳化合，交会中宫，则水火既济，心肾相交。生地、丹皮入血分可凉血养血，血不燥热则津液自润，用于久病阴虚火旺，滋水以补阴，阴水多则可灭火；生地有增液润肠通便作用，大便通则火随便排除，有利于口疮愈合。药理学研究，口腔溃疡与微循环痉挛、血流量减少有关，丹皮等清热凉血、活血散瘀之品能扩张周围血管，缓解痉挛，促进溃疡愈合。全方合用，共奏补虚泻实，安中解毒、滋阴清热之功，则邪去正安，中气健运而病不复发。

病例三：

姓名：赵某某　性别：女　年龄：68 岁　职业：退休职工

住址：呼和浩特市玉泉区　初诊日期：2014 年 10 月 23 日

主诉：口腔唇舌溃疡刺痛 5 年。

现病史：患者近 5 年来口唇粘膜及舌尖反复溃烂刺痛，每月发作 2 次，严重之时，影响饮食及睡眠，同时兼见胃脘空心时隐隐灼痛、怕冷、嗳气，自行用药治疗，效果不显。

刻下症：口唇粘膜见数个散在溃疡，伴口干口苦欲饮水，晨起即便，肠鸣，便前腹痛，每日一次，便稀，舌苔薄白黄，舌质淡红，脉弦滑。

既往史：有慢性支气管炎病史。

个人史、家族史：无特殊。

辅助检查：2012 年胃镜诊断：慢性萎缩性胃炎（CAG），2012 年肠镜诊断：乙状结肠炎。

中医诊断：口疮（寒热错杂 脾肾阳虚）

西医诊断：复发性口腔溃疡（RAU）

辨证分析：患者反复发作的口腔唇舌溃疡，口干口苦欲饮水为上热症状，每日晨起即便，伴腹痛肠鸣，大便稀，胃脘怕冷，为脾肾阳虚下寒的典型表现，正如《医贯》中所说："口疮上焦实热，中焦虚寒……"，结合舌脉辨证为寒热错杂，脾肾阳虚型。

治法：辛开苦降，健脾温肾

处方：甘草泻心汤和四神丸加减

生甘草 13g	黄芩 10g	黄连 4g	干姜 10g
姜半夏 10g	党参 10g	补骨脂 15g	肉豆蔻 6g
盐吴茱萸 6g	五味子 12g	肉桂 6g	醋莪术 10g
丹参 15g	防风 10g	白芍 15g	

10 剂，日 1 剂，水煎 400ml，早晚分服。

二诊：2014 年 11 月 9 日

服药后口腔溃疡未发作，胃脘灼痛、肠鸣、便稀减轻，后背疼痛消失，寐差，白带多，舌苔薄白，舌质淡红，脉弦滑。

守上方，加炒苍术 18g，7 剂，日一剂，水煎 400ml，早晚分服。

三诊：2014 年 11 月 20 日

服药后口腔溃疡近 20 天未发生，空腹胃脘灼痛、肠鸣减轻，二便正常，寐差，舌苔薄白，舌质淡红，脉弦滑。

守上方，去黄芩，加煅龙齿 30g，7 剂，日一剂，水煎 400ml，早晚分服。

按：口疮病位虽在口腔，但发病与五脏六腑有密切关系。脾开窍于口，上唇属脾，下唇属肾。心开窍于舌，舌尖属心肺，舌边缘属肝胆，舌根属肾，舌中央属脾胃。腮、颊、牙龈属胃。说明口疮与心、肝、胆、脾、胃、肺、肾等脏腑均有关系。口疮多为本虚标实、寒热错杂、正虚邪盛，早期和溃疡期实火为多，治以祛邪为主；修复期和巩固期虚火为多，治以扶正为主，辅以祛邪。口疮虚火多为心肾阴虚，虚火上炎，脾肾阳虚较少见。本案属寒热错杂，脾肾阳虚；牛老采用甘草泻心汤调理寒热，补虚泻实；四神丸温补脾肾，涩肠止泻。二方合用，辛开苦降，健脾温肾，中气充足，虚火得降，溃疡自愈。

病例四：

姓名：米某某　　性别：女　　年龄：37 岁　　职业：商人

住址：呼和浩特市新城区　　初诊日期：2013 年 8 月 26 日

主诉：口腔溃疡 20 余年

现病史：患者口腔溃疡 20 余年，每月 1 次，劳累后加重，持续一周左右。

刻下症：口腔疼痛，内有溃疡 3 个，直径 3 到 4mm 大小，咽干，疲乏，纳可，二便正常，寐可，舌苔白，舌质正常，脉沉细。

既往史：既往体健。

个人史、家族史：无特殊。

中医诊断：口疮（脾气虚弱，阴火上乘）

西医诊断：复发性口腔溃疡

辨证分析：该患者口腔溃疡反复发作 20 余年，病程长，每因劳累加重，且伴有神疲乏力，辨证为脾气虚弱，阴火上乘，如《景岳全书》云："口疮连年不愈者，此虚火也"。《丹溪心法·口齿》篇曰："口疮服凉药不愈者，因中焦土虚，且不能食，相火冲上无制。"指出脾气虚弱与口疮的关系。

治法：补中益气　清降虚火

处方：补中益气汤加减

生黄芪 20g	太子参 15g	生白术 20g	升麻 10g
柴胡 6g	陈皮 12g	黄柏 10g	砂仁 5g（后下）
丹参 15g	川牛膝 12g	白芷 6g	生甘草 10g

7 剂，日一剂，水煎 400ml，早晚分服。

1 月后电话随访，口疮溃疡未再复发。

按：牛老根据古今医家对 RUA 的论述，结合自己多年的临床经验，认为临证治疗应从"火"辨证论治。关键要分清实火、虚火。实火的基本病机多为心脾两经积热，治以清泻心脾之法为要；虚火多为脾虚或肾虚，气虚火旺、中气下陷、虚火上炎而发。本案属于虚火患者，对于虚火患者，采用补中益气、清降虚火法，选用李东垣《脾胃论》中甘温除热之著名方剂补中益气汤加减，方中黄芪、党参、白术补中益气，且黄芪有托里生肌之功效；陈皮砂仁理气和胃、健脾助运，使气血调和，升降畅达，升发清阳，泻降虚火；柴胡、升麻升举清阳、兼以清热助药效直达病所；黄柏清热降火，又有杀菌消炎的作用，促进溃疡愈合；丹参、牛膝养血活血，引火下行；炙甘草补中、调和诸药。全方共奏补中益气、健脾清热之功，气血生化有源，则元气充实而致上炎之阴火归位，口疮自愈。

病例五：

姓名：高某某　性别：女　年龄：58 岁　职业：农民

住址：呼和浩特市玉泉区　初诊日期：2014 年 9 月 25 日

主诉：口腔唇舌溃烂每半月复发 1 次连续 10 年。

现病史：患者近 10 年来口腔唇舌反复溃烂半月 1 次，每次溃疡 2 至 3 个，直径 3 到 4mm 大小，持续不愈。

刻下症：口腔唇舌见溃疡，伴烧心、反酸、嗳气、怕凉，胃脘及右胁、后背胀痛，纳寐差，口不干饮水少，二便正常，舌苔薄白黄，舌质淡伴齿痕，脉沉涩。

既往史：2014年7月胃镜诊断为胃底、胃体多发息肉，直径3mm，十二指肠息肉（增生性），慢性非萎缩性胃炎，幽门螺杆菌（HP）阴性。

个人史、家族史：无特殊。

中医诊断：口疮（肝郁胃热 寒热互结 痰瘀积聚）

西医诊断：复发性口腔溃疡

辨证分析：《丹溪心法·口齿》篇曰："口疮服凉药不愈者，因中焦土虚，且不能食，相火冲上无制。"患者胃脘及右胁、后背胀痛，是为肝气郁而化热之象，肝气郁而化热，上冲横逆犯胃则见烧心、反酸、嗳气；热邪上攻于口腔，则口腔唇舌见溃疡，是为上热；怕凉，舌质淡齿痕，脉沉，为肝气郁遏，清阳不能升发。

治法：清肝泻胃　辛开苦降　化痰消积

处方：甘草泻心汤合化肝煎加减

生甘草 13g	黄芩 10g	姜半夏 10g	乌贼骨 15g^{冲}
党参 10g	大贝 10g^{冲}	白及 12g	醋莪术 12g
丹皮 12g	生黄芪 20g	半枝莲 30g	山慈菇 15g
炒山栀 10g	干姜 10g		

14剂，日一剂，水煎400ml，早晚分服。

二诊：2014年11月6日

服药后口腔黏膜溃疡明显缓解，余症不同程度减轻，效不更方，续服上方，巩固疗效，后电话随访，口腔溃疡已痊愈。

按：复发性口腔溃疡（RAU）是口腔黏膜上皮局限性溃疡性损害，具有周期性、复发性、自限性特征的口腔黏膜病，其发病率高达20%左右，居口腔黏膜疾病的首位，因其具有明显的灼痛感，故冠之希腊文"阿弗它"，因个体差异发病因素尚无统一确切说法，国内外均采用综合治疗，疗效不稳定且反复发作。现代研究大多认为本病的发病与遗传、病毒、细菌感染、营养缺乏或身体免疫反应异常有关，但也有不同的观点。RAU 属中医学"口疮"、"口糜"、"口疳"等范畴。"口疮"之名始见于《内经》，《素问·气交变大论》曰："岁金不及，炎火上行……民病口疮，甚则心痛。"《圣济总录》谓："口疮者，由心脾有热，气冲上焦熏发口舌，故作疮也。"《诸病源候论·口舌候》载："足太阴脾经也，脾气通于口，脏腑热甚，热乘脾气冲于口舌，故口舌生疮也。"指出口疮以火热为邪。后世历代医家又有进一步的深层认识：《丹溪心法·口齿》篇曰："口疮服凉药不愈者，因中焦土虚，且不能食，相火冲上无制。"指出脾气虚弱与口疮的关系。《景岳全书》云："口疮连年不愈者，此虚火也"。《寿世保元·口舌》曰："口疮者，脾气凝滞加风热而然也"。以上分别阐述了上焦实火熏灼、下焦阴火上炎、中焦虚寒或脾虚湿困皆为本病之病机，须辨证求因，辨证论治。中医理论认为脾开窍于口，舌为心之苗，肾脉连咽系舌本，两颊属胃肠，因而口腔溃疡的发病与脏腑病变密切相关。其局部病变在口腔，病位主要在心脾两脏，口疮从心脾（胃）论治乃为常法。

牛老根据古今医家对 RUA 的论述，结合自己多年的临床经验，认为临证治疗应从"火"辨证论治。关键要分清实火、虚火，同时注重寒热、虚实错杂。实火的基本病机多为心脾两经积热，多发生于青壮年，体质状况比较好的患者，发病来势典型、症状明显、疼痛剧烈，且不同程度的伴有全身症状，如口渴、口苦、口臭、大便干结、尿黄、舌质红、舌苔黄腻、脉实或滑数洪大者。对于实火患者，采用心脾同治、清泻心脾之法，治以清心泻火、和胃解毒。选方清胃散（《兰室秘藏》）合泻黄散、导赤散（《小儿药证直诀》）。虚火多为脾虚或肾虚、气虚火旺、中气下陷、虚火上炎而发，多发生于口疮反复发作数年或数十年以上或年老体虚、正气不足的患者，常伴有神疲乏力、腹胀纳少、舌质淡胖有齿痕，脉沉细无力等症候。对于虚火患者，采用补中益气、清降虚火法，选用李东垣《脾胃论》中甘温除热之著名方剂补中益气汤加减，采用补中益气、引火归元的方法。对于寒热错杂，虚实夹杂引起的口疮，采用补虚泻实、调理寒热法，多选用甘草泻心汤合封髓丹加减治疗。甘草泻心汤出自《金匮要略》，封髓丹出自清代医家郑钦安《医理真传》。

（高原、李峰　整理）

七、泄泻

病例一：

姓名：陈某某　性别：女　年龄：43 岁　职业：家庭妇女

住址：呼和浩特市新城区　初诊日期：2014 年 12 月 10 日

主诉：腹泻腹痛反复发作 20 年。

现病史：20 年前患者因行剖腹产后便秘灌肠出现了腹泻腹痛，每日稀便 2-3 次，常因受冷，饮食不适或情志不畅而发作并加重，经常服西药如氟哌酸、曲美布汀等缓解症状。

刻下症：近日因吃剩饭、受凉则出现腹泻，每日 3 次，无黏液及血便，便前腹痛，便后缓解，小便正常。脘腹及手脚怕凉，纳差乏力，口干不甚，饮水一般。面色萎黄，睡眠一般。舌质淡红，舌苔薄白，脉沉弱。查肠镜未见明显异常。

既往史：肠易激综合征腹泻型（IBS-D）

中医诊断：泄泻（肝脾不调证）

西医诊断：肠易激综合征腹泻型

辨证分析：患者因剖腹产手术耗伤气血，脾阳受阻，肝气郁结，形成肝郁脾虚而腹痛腹泻，如《医方考》所云："泻责之于脾、痛责之于肝、肝责之实、脾责之虚。"脾虚及肾，肾阳虚而怕冷，脾气虚则纳差、乏力。脾阳虚，则舌苔薄白、舌质淡红、脉沉弱。

治法：抑肝健脾、温阳止泻

处方：痛泻要方合理中丸

防风 20g	炒白芍 12g	炒白术 15g	陈皮 15g
炒山药 30g	党参 15g	煨乌梅 12g	干姜 20g
肉桂 15g	五味子 12g	柴胡 6g	升麻 6g

14 剂，日一剂，水煎 400ml，早晚分服。

二诊：2015 年 4 月 23 日

服上方后腹泻腹痛有所减轻，患者自动停药。近一周因吃饭过量或情绪变化又出现腹泻、腹痛。有时也无明显诱因，每隔 3-5 日则出现腹泻腹痛症状。饮食尚可，口干不甚，饮水一般，小便正常，睡眠尚可；舌质淡红，舌苔薄白，脉沉弱。

处方：守上方服 7 剂，以观后效。

三诊：2015 年 5 月 11 日

服上方后间隔 4-5 天无明显诱因出现腹泻腹痛，每日便 2-3 次，小便正常，饮食尚可，寐可。舌质淡红，舌苔薄白，脉沉弱。

处方：

防风 12g	炒白芍 12g	炒白术 15g	陈皮 15g
荆芥 15g	煨乌梅 12g	五味子 12g	肉桂 12g
炮姜 15g	升麻 6g	柴胡 6g	炙麻黄 6g
煨诃子 12g	煅龙牡 20g (先煎)		

7 剂，日一剂，水煎 400ml，早晚分服。

四诊：2015 年 5 月 18 日

服上方后腹泻腹痛消失，二便正常，饮食增加，睡眠尚可，自觉怕冷，舌质正常，舌苔薄白，脉沉弱。

处方：守上方改肉桂 15g，再服 10 剂，以巩固疗效。

按：IBS-D，中医归属于腹痛、泄泻、肠郁范畴。病因有外感风、寒、湿邪，内伤饮食劳倦，精神情志不畅。病位在大肠，与肝、脾、肾关系密切。是一种本虚标实的疾病，本虚初期在脾，脾气不足，运化无力，之后发展为脾阳虚弱，进一步发展则久病及肾，导致肾阳虚衰；标实是以湿为基础，夹有风、寒之邪，进一步发展则转化为痰浊蕴积的病理产物。西医对本病的认识是：IBS-D 不是单纯的肠道疾病，它是神经、内分泌、消化系统和精神心理障碍相关的疾病，与中医辨证相吻合。本例患者因 20 年前行剖腹产手术损伤元气，正气不足，津血亏损而出现便秘，医者误治以寒凉药灌肠，进一步损伤阳气而出现便稀、腹痛，受凉加重；脾虚日久而肝木乘之，出现脾虚肝旺之腹泻、腹痛，肝郁加重，故每于情志不畅后而发，泻后气机稍畅，故泻后痛减；肝气郁结，脾胃受制则纳差、面色萎黄。正如叶天士《临证指南医案·泄泻》指出："阳明胃土已虚，厥阴肝风内动"可致泄泻；吴鹤皋《医方考》云："泻责之于脾，痛责之于肝，肝责之实，脾责之虚，脾虚肝实，故令痛泻。"脾阳虚久损及肾阳，出现肾阳亦虚的手足怕冷、乏力、口干不欲饮水，舌苔薄白脉象沉弱。治以抑肝健脾，佐以温阳，选用痛泻要方（《丹溪心法》）合理中丸（《伤寒论》）加减。

方中以白术苦甘性温，健脾燥湿和中，治土虚，为君药；白芍味酸微寒，养血柔肝，使肝气调达，缓急止痛，抑肝扶脾，乌梅味酸涩、性温，对脾虚久泻、大肠滑泻不止者，有酸涩固肠止泻作用，同时可生津止渴，党参、山药健脾补气，四药合用为臣药；陈皮辛温能利气开胃，炒香则加强燥湿醒脾之效，助白芍加强脾胃功能，干姜、肉桂味辛、性热，能温补脾肾、回阳通脉，用于脾胃虚寒、肾阳不足的脘腹冷痛、泄泻之症，五味子味酸咸，能收敛肺气，益纳肾气，用于肾虚久泻之症，可配伍党参、白术、山药起到脾、肾、肺俱补的作用，四药合用为佐药；防风辛温有香气，能散肝郁、醒脾气、有升阳散风作用，起到风能胜湿之功，是脾经药，即引诸药入脾，助白术、白芍健脾疏肝，又可升阳止泻，配升麻、柴胡少许，共为使药；诸药配伍，共凑抑肝健脾、温阳升清、祛风止泻之功效。三诊加煅龙牡具镇静息风，收涩止泄作用。

（牛克梅　整理）

病例二：

姓名：宋某某　　性别：男　　年龄：49 岁　　职业：公务员

住址：呼市新城区　　初诊日期：2003 年 8 月 25 日

主诉：腹泻 10 年。

现病史：10 多年来每因受凉或精神紧张，情绪变化而出现腹泻，每日 2-3 次，伴有便前腹痛，肠鸣，腰困，有时晨起连续便 2 次，饮食尚可，口干不明显，饮水不多，睡眠一般。

刻下症：腹泻，生气或受凉后加重，晨起排便 2 次。舌苔薄白，舌质淡红，脉沉滑。

既往史：高血压 心肌供血不足

中医诊断：泄泻（肝脾不调 肾阳不足）

西医诊断：肠易激综合征腹泻型

辨证分析：患者精神紧张，导致肝气郁结，横逆犯脾。正如叶天士说："肝病必犯土，是侮其所胜也，克脾则腹胀，便或溏或不爽"。出现腹泻、腹痛、肠鸣等症状。泻久及肾，出现腰困，晨起即便的症状。舌苔薄白舌质淡红、脉沉弦为肝郁脾虚，肾阳不足之象。

治法：柔肝健脾，温肾升清

处方：痛泻要方加减

炒白芍 20g	炒白术 15g	防风 10g	陈皮 12g
炮姜 15g	肉桂 10g	柴胡 10g	煨乌梅 12g
补骨脂 15g	肉豆蔻 6g	煅龙牡各 20g^{（先煎）}	

7 剂，日一剂，水煎 400ml，早晚分服。

二诊：2003 年 9 月 1 日

服药后大便正常，每日一次软便，小便正常，饮食睡眠较好，精神情绪稳定。

处方：守上方加五味子 12g，巩固疗效。

7 剂，日一剂，水煎 400ml，早晚分服。

电话随访：饮食二便睡眠情绪均正常。

按：此病例中医诊断为泄泻，西医诊断为肠易激综合征腹泻型。牛兴东老师认为：此患者每因受凉加重，舌质淡，晨起即泻为肾阳不足的表现；而精神紧张，情绪变化时症状加重，是肝脾不调的症状。

肠易激综合征（IBS）是一种慢性全身性疾病，患者常有腹痛、腹胀、腹泻、便秘或腹泻与便秘交替、肠鸣等症状，并伴有较为明显的全身性神经官能症状。本病病情缠绵，久治难愈。中医药的整体调节治疗可起到多靶向、多环节的治疗目的，疗效突出，越来越受到重视，IBS 是公认的中医药治疗的优势病种。牛兴东老师认为肝郁、脾虚是其病机的关键，因此，疏肝健脾法基础上的随证加减在 IBS 治疗中的运用，既体现了中医"治病求本"的基本理念，也体现了辨证施治个体化治疗的基本原则。

传统"痛泻要方"为治疗肝脾不和"痛泻"的典型方剂。本方原名为"治痛泄要方（刘草窗）"，最早见于明·虞传《医学正传》（公元 1515 年）。《景岳全书》又名白术芍药散。痛泻之证是由土虚木旺，肝脾不和，脾运失司所致。其症见肠鸣腹痛，大便泄泻，泻多腹痛；或"腹内先胀，继而作痛，泻下不多，泻后舒畅，反复发作"。除痛泻外还可并见食欲不振，脘腹作胀，大便中夹有未完全消化的食物等。

"痛泻要方"方中炒白术健脾燥湿和中；白芍药养血柔肝，缓急止痛；陈皮和中化湿，理气醒脾；防风散肝舒脾。诸药合用，泻肝补脾，调和气机，故痛泻可止。牛老师认为：此方中四味药物配合十分精妙。尤其防风一味，功效有四：防风具有"风能胜湿"功能；防风具有升阳功能；防风具有疏肝解郁功能；防风具有醒脾开胃功能。在用量上，牛老师的经验是少量使用，取其气而不取其味。

牛老师按照汪昂"久泻皆由肾命火衰，不能专责脾胃"的观点，选取中医经典方四神丸加减，治疗腹泻型肠易激综合征脾肾阳虚证。方中补骨脂辛苦性热而补命门，为壮火益土之要药；肉豆蔻温脾肾而涩肠止泻；再配以痛泻药方调和肝脾，全方既能温补脾肾，又能疏肝理脾，使寒邪去，气血通畅，肝脾调和，诸症消失。

在二诊中加入五味子巩固疗效。牛老师认为：IBS不但要重视疏肝健脾温肾，而且久泻必伤津液，导致肝阴不足，肝阳相对亢胜，疏泄太过，导致腹泻和情志障碍，在药物使用上应该加入柔肝之品，但又不能助脾湿。五味子、白芍、乌梅、木瓜为较好选择。

在临床中取得可喜疗效，不仅体现主要症状腹痛腹泻的改善或消除，而且患者的自觉症状也得到了明显减轻或消除。

病例三：

姓名：武某某　性别：男　年龄：55岁　职业：农民

住址：呼和浩特市武川县　初诊日期：2013年10月16日

主诉：腹泻肠鸣五年

现病史：患者每日早晨起床立即上厕所2-3次，大便稀，伴肠鸣无腹痛，大便里夹有粘液，排便不爽。每于受凉后加重。饮食尚可，饮水不多，饭后胃脘饱胀。

刻下症：晨起即便，质稀，大便中带有粘液。舌苔薄白，舌质淡红而胖，脉象沉细涩。

既往史：结肠炎

中医诊断：泄泻（脾肾阳虚）

西医诊断：肠易激综合征

辨证分析：患者因劳累加之饮食不节，脾胃受损，导致腹泻，日久及肾，肾阳亏虚，出现晨起即泻。正如林琴论道："肾中真阳虚而泄泻者，每于五更时，或天将明时，即洞泄数次。"舌苔薄白，舌质淡红而胖，脉象沉细涩为脾肾阳虚之象。

治法：健脾温肾

处方：四神丸合四君子汤加减

补骨脂 15g	肉豆蔻 10g	盐吴萸 15g	五味子 12g
肉桂 15g	炮姜 20g	党参 15g	炒白术 15g
炒山药 30g	柴胡 6g	煨乌梅 15g	陈皮 15g
炙甘草 10g			

7剂，日一剂，水煎400ml，早晚分服。

二诊：2013年10月22日

患者自诉服上方3剂后，肠鸣腹泻不但无效，甚至有所加重。舌苔薄白，舌质淡红，脉象沉细。考虑药证不符，患者对四神丸有体质反应，重新辨证为脾胃虚寒，肠风内扰，治以健脾升清，祛风胜湿。

处方：用焦树德教授的肠风汤加减

党参 15g	炒白术 15g	云苓 10g	炒苍术 20g
荆芥 12g	防风 12g	柴胡 6g	升麻 6g
肉桂 15g	干姜 15g	草豆蔻 12g^(后下)	陈皮 15g
炒白芍 12g	炒内金 15g^(冲服)	炙甘草 10g	

3剂，日一剂，水煎400ml，早晚分服。

三诊：2013年10月31日

服上药3剂后诸证消失，饮食二便均正常。舌苔薄白黄，舌质淡红，脉象沉滑。

处方：守上方，改肉桂、干姜各9克，再服三剂，以巩固疗效。

按：此病例中医诊断为泄泻，西医相对应的病名为肠易激综合征（腹泻型）。患者初诊时见大便稀，舌苔薄白，舌质淡红而胖，脉象沉细涩。辨证为脾肾阳虚，治以健脾温肾。但无效，反有加重的趋势。

牛老师认为：药不对证。重新辨证为脾胃虚寒，风客肠胃，治以健脾升清，祛风胜湿。三剂显效。牛老师抓住了关键的症状：肠鸣。此患者最突出的症状就是肠鸣伴有腹泻。而怕凉腹痛症状不明显。

肠风汤是牛老师在焦树德教授胃风汤的基础上加以改进，更适合于肠风内扰型腹泻。方中苍术燥湿健脾，草豆蔻燥湿醒脾。四君子汤健脾，重用四位风药：荆芥、防风、柴胡、升麻。这是此方的亮点和重点。祛风药是指具有发散风邪，祛风胜湿功能的一类药物，临床上主要用于治疗外感风邪及风湿类疾病。根据风类药物的作用特点，结合脾胃病的病理表现，在前人经验的基础上，牛教师在临床上自拟风泄汤主方治疗 IBS-D 时，重点用祛风类药物，常常能收到较好的效果。祛风类药物在用量上，牛老师的经验是少量使用，但煎药时要后下，取其气而不取其味。

病例四：

姓名：顾某某　性别：男　年龄：43 岁　职业：工人

住址：呼市新城区　就诊时间：2014 年 2 月 19 日

主诉：腹泻两年，时有粘液，无脓血。

现病史：腹泻两年，时有粘液，无脓血，食不对或受凉刺激后即泻。无肠鸣，便前无疼痛，食后即便，3-4 次 / 天。手脚凉，晨起即便。无口干口苦。饮水正常，纳食一般。

刻下症：泄泻日 4 次，有粘液，受凉即泄，苔薄白，质胖润，脉滑。

既往史：乙状结肠炎（2013-12-19）；CSG　HP（-）

过敏史：（-）

体格检查：（-）

辅助检查：纤维结肠镜：乙状结肠炎 2013-12-19

胃镜：CSG　HP（-）

中医诊断：泄泻（肝脾不调 脾肾阳虚）

西医诊断：IBS-D（肠易激综合征）

辨证分析：患者因工作繁重，饮食不规律，日久脾胃损伤，加之家庭不和，肝气郁结，横犯脾土，出现泄泻，日久及肾，出现晨起即泻，手脚发凉症状。正如唐容川指出："凡泄泻之症虽出于肠胃，但人身肝主疏泄，疏者条达而上也，泄者顺利而下也。……木气太泄则暴注，暴注者泄为太过之故也"。苔薄白，质胖润，脉滑为肝脾不调，脾肾阳虚之象。

治法：调和肝脾，补益脾肾

处方：

荆芥 12g	防风 15g	煨乌梅 15g	炒山药 30g
炒白术 20g	党参 15g	炮姜 20g	肉桂 15g
补骨脂 15g	肉蔻 10g	柴胡 6g	炒白芍 15g
陈皮 12g	升麻 6g		

7剂，日一剂，水煎400ml，早晚分服。

二诊：2014年2月27日

大便减为2次，已成形，但食凉后仍腹泻。舌脉：苔薄白，质正常，脉滑。守上方加五味子10克，吴茱萸6克。

7剂，日一剂，水煎400ml，早晚分服。

三诊：2014年3月6日

患者大便成型，每日1次，通畅。腹痛、腹泻消失。小腹仍怕凉。

牛老师嘱其每日服附子理中丸1丸，巩固疗效，电话随访再无复发。

按：晨起即便，为肾泻，四神丸主治。补骨脂、肉蔻温肾助阳，固肠止涩；荆芥、防风升清止泻；柴胡泻少阳之邪；白芍柔肝止痛。上药成方治疗肝脾不调，脾肾阳虚。

本案以大便稀，腹痛，每日3至4次，饭后腹痛，舌苔薄白，边齿痕，脉沉滑为临床主要表现；辨证属风客肠胃、肝郁脾虚合并肾阳虚型，用疏肝祛风、健脾温肾法治疗，选用痛泻要方合四神丸加祛风药，方中白术为健脾祛湿之要药，脾胃虚弱者首选之品；陈皮理气化湿，专行胃肠之气；白芍、乌梅味酸入肝，养阴柔肝，缓肝之急而止痛，且有涩肠止泻之功效，治疗脾虚久泻、大肠滑泻不止必用；防风甘温，为祛风胜湿之仙药，风药中之润剂，补脾胃非此引用不能行，搜肝气而泄木，升阳气而醒脾；荆芥祛风，柴胡、升麻既可升阳，又可疏肝。四神丸有温补脾肾、散寒止泻之功，可温经直达小腹以复其阳。补骨脂味辛苦，性大温，入肾经具有补肾助阳，温脾止泻功效；五味子敛阴益气，固涩止泻；吴茱萸更专走肝经，缓肝急而止腹痛。上述诸药合用，共奏疏肝健脾温肾之功，故临床效果明显。

病例五：

姓名：史某某　性别：女　年龄：45 岁　职业：工人

住址：呼市赛罕区　初诊时间：2014 年 3 月 26 日

主诉：右下腹疼痛，大便日 4-5 次，持续 40 余天。

现病史：自诉从咽到胃脘发凉，来月经时全身发凉，有血块，色淡，来月经时血压偏高，纳可饮可，喜温喜按，睡眠可，右下腹疼痛，大便日 4-5 次，持续 40 余天。

刻下症：腹泻，日 5 次，质稀，便中无粘液，小腹怕凉，喜温，苔薄白，舌质胖，脉沉细。

中医诊断：泄泻（肾阳不足）

西医诊断：肠易激综合征

辨证分析：患者因工作环境寒冷，日久损伤肾阳，导致泄泻、全身怕凉。正如《景岳全书·泄泻》指出："肾为胃关，开窍于二阴，所以二便之开闭，皆肾脏之所主，今肾中阳气不足，则命门火衰，……当阳气未复、阴气盛极之时，即令人洞泄不止也"。苔薄白，舌质胖，脉沉细为肾阳不足之象。

治法：温补肾阳

处方：四逆汤加减

熟附子 30g^{（先煎）}　干姜 30g^{（先煎）}　细辛 15g^{（先煎）}　桂枝 30g

炒白术 15g　　　当归 20g　　　炒白芍 30g　　　党参 15g

川芎 20g　　　　片姜黄 30g　　香附 15g　　　　炙甘草 10g

7 剂，日一剂，水煎 400ml，早晚分服。

二诊：2014-4-2

进食明显好转，饮水增加，但腹部仍喜温喜按，睡眠可，右下腹疼痛缓解，大便日 2 次，已成形。苔薄白，舌质胖，脉沉细。守上方去姜黄。再服 7 剂巩固疗效。

按：患者因长期在室外工作，久受风寒，伤及肾阳，故出现胃脘发凉，来月经时全身发凉，有血块，色淡，喜温喜按症状。

治疗以四逆汤加味。附子，干姜温肾助阳，附子其性走而不守，能内达，能外彻，能升能降，凡寒凝脾胃，皆可温通开散；细辛，搜风湿寒邪滞于肝肾之痛；桂枝调和营卫，祛风散寒。当归、白芍、党参、白术补气补血柔肝。香附、川芎、姜黄理气活血。本方特殊之处在于大量使用附子、细辛，牛老师多年临床经验认为：只要辨证准确，大量使用二药可以起到立竿见影的效果。

此汤升发阳气，却散阴寒，温经暖肌，是以四逆名之。甘草味甘平，《内经》曰：寒淫于内，治以甘热，却阴扶阳，必以甘为主，是以甘草为君；干姜味辛热，《内经》曰：寒淫所胜，平以辛热。逐寒正气，必先辛热，是以干姜为臣；附子味辛大热，《内经》曰：辛以润之。开发腠理，致津液通气也。暖肌温经，必凭大热，是以附子为使，此奇制之大剂也。四逆属少阴，少阴者，肾也，肾肝位远，非大剂则不能达，《内经》曰：远而奇偶，制大其服。此之谓也。

病例六：

姓名：张某某　性别：女　年龄：49 岁　职业：农民

住址：呼市赛罕区　初诊时间：2013 年 8 月 5 日

主诉：患者腹痛泄泻间断发作两年，加重半月。

现病史：患者左下腹疼痛，腹泻，日 4 次，便后肛门有下坠感。口干，口苦，怕凉，饭后腹泻，自诉胃脘有气上顶，胃脘及左胁部顶胀，如气下行则腹泻，无粘液及血液，无明显饥饿感。

刻下症：腹泻，日 4 次，便中无粘液及血，胃脘及左协胀满，苔薄黄腻，舌体偏胖，脉沉弱。

体格检查：心肺（－），腹软，左下腹疼痛，按之不痛。

中医诊断：泄泻（肾阳亏虚，肝郁脾虚）

西医诊断：肠易激综合征

辨证分析：患者因儿子结婚操劳，加之与儿媳关系处理不当，产生家庭矛盾，忧思伤脾，脾失运化可以成泄。恼怒伤肝，肝木乘脾，脾失运化，渐可成泄。《景岳全书》曰"凡遇怒气便作泻者，必先以怒时夹食，致伤脾胃，故但有所犯，即随触而发，此肝脾二脏之病也，盖以肝木克土，脾气受伤而然，使脾气本强，即有肝郁，未必能入，今即易伤，则脾气非强可知矣。"《症因脉治》曰"气结腹痛之因，怒则气逆，思则气结，若人忧怨思虑，恼怒悲哀，皆能郁结成病，或气食相凝，用力劳动，起居不慎，则气亦伤结而痛作矣。"脾虚泄泻日久及肾，舌体偏胖，脉沉弱为肾阳不足之象。

治法：疏肝解郁补益脾肾

处方：痛泻要方合四神丸加减

陈皮 15g	白术 15g	防风 10g	炒白芍 15g
炒苍术 15g	黄连 5g	肉桂 15g	炮姜 20g
乌梅 15g	柴胡 6g	补骨脂 15g	肉蔻 15g

五味子 15g　　　炙甘草 10g

7 剂，日一剂，水煎 400ml，早晚分服。

二诊：2013 年 8 月 12 日

患者自诉大便成形，一日二次，腹痛明显减轻，肛门下坠感消失。但仍有小腹怕凉症状。

守上方去黄连，继续服用七剂。

随访患者痊愈。

按：牛老师认为腹泻中肝郁、脾肾阳虚较多，使用痛泻要方合四神丸加减，效果很好。而戊己丸对寒热错杂肝郁的效果好，故此方也加入戊己丸。其中黄连与肉桂的比例，根据寒热的比例用药。上例患者怕凉属于寒多热少，故应多用肉桂。患者左下腹疼痛，腹泻为主证。伴有怕凉，饭后腹泻，口干口苦，舌苔黄根腻。西医诊断为肠易激综合征。中医辨证属于脾肾阳虚，肝气郁结。方中使用柴胡、陈皮、白芍疏肝气，使肝、脾、肾同调，治疗效果显著。

（肖成　整理）

病例七

姓名：王某某　性别：男　年龄：41 岁　职业：商人

住址：呼和浩特市武川县　初诊日期：2015 年 3 月 17 日

主诉：腹胀腹泻 5 年

现病史：患者因受凉后腹胀，继之则腹泻。得热则腹胀消除，腹泻即止。如此反复发作。

刻下症：受凉后很快出现腹胀、腹泻、上顶、嗳气、呕吐，口服藿香正气水可缓解，得热则减轻，饮食正常，时有口干口苦，饮水一般，腰腿酸楚，小便正常，寐可。舌质淡红舌苔薄白，脉沉弱。

既往史：高血压、高血脂。

个人史：无明显烟酒嗜好。

中医诊断：泄泻（清阳不升）

西医诊断：肠易激综合征（腹泻型）

辨证分析：患者每因受凉后产生腹胀，继而出现腹泻，得热则胀消泻止，上顶、嗳气、呕吐随之而去。此为中焦虚寒，清阳不升，浊阴不降，升降失调而致。正如《内经》所云："清气在下，则生飧泻，浊气在上，则生䐜胀。"清阳不升，津液不能上而滋润，则时有口干。脾为后天之本，脾虚不能充养先天之本，而致肾阳不足，则腰腿酸楚。

处方：厚朴生姜半夏甘草人参汤合补中益气汤加减

厚朴 15g	生姜 15g	姜半夏 10g	党参 20g
炙黄芪 30g	炒白术 15g	炒枳壳 15g	升麻 6g
柴胡 6g	干姜 15g	肉桂 15g	沉香 6g
丁香 6g	炙甘草 10g		

7 剂，日一剂，水煎 400ml，早晚分服。

二诊：2014 年 3 月 31 日

服药后腹胀、腹泻、上顶、嗳气、呕吐均有明显减轻，饮食饮水正常。舌质正常，苔薄白，脉沉弱

处方：守上方加盐吴茱萸 12g，7 剂，水煎服同上。

三诊：2014 年 4 月 8 日，服上方后诸证消失，改服理中丸加香砂六君子汤 2 周，以巩固疗效。

按：本患者为脾胃升降失调，即脾不能升清，胃不能降浊。以《伤寒论》之厚朴生姜半夏甘草人参汤除腹胀满，其中厚朴为消胀满要药，与生姜温散寒邪配合，"取其温通之性，能升能降（生姜善发汗，是其能升；善止呕吐，是其能降），以开脾胃凝滞之寒邪，使脾胃之气上下通行"（《医学衷中参西录》）；半夏姜制以降逆止呕，配党参健脾益气，全方对中虚不足致浊气不降的腹胀最为适宜。加黄芪、白术、升麻、柴胡等崇李东垣"升阳"之学，取补中益气汤之意升清气治腹泻，其中"升麻之轻而味之薄者，引脾胃之气上腾，复其本位，便能

使升浮行生长之令矣"。患者受凉发病得热则减，可见与寒凝有关，加干姜、肉桂温中散寒，丁香、沉香均降上逆浊气。全方有升有降，升降相因，升清以降浊，降浊以升清，调节中焦气机，故而凑效显著。

二诊时诸症大减，脉沉弱，里寒较重，加盐吴茱萸以暖肝散寒，且能斡旋气机，调整平衡。《医学衷中参西录》引周伯度言："吴茱萸树高丈余，皮青绿色，结实稍头。其气臊，故得木气多而用在于肝。叶紫、花紫、实紫，紫乃水火相乱治色。实熟于季秋，气味苦辛而温性且烈，是于水火相乱之中，操转旋拨乱之权，故能入肝伸阳戢阴而辟寒邪。味辛则升、苦则降、辛能散、苦能坚，亦升亦降，亦散亦坚，故上不至极上，下不至极下，第为辟肝中之寒邪而已"。

服药 2 周后诸症消失，三诊考虑患者久病脾胃虚寒，影响中焦，仍需服理中丸合香砂六君子汤巩固疗效。

本案可见，牛老用药常切中病机，药宏而力专，且重视斡旋气机，调整平衡。

（杨巧芳　整理）

八、便秘

病例一：

姓名：曹某　性别：男　年龄：58 岁　职业：农民

住址：土左旗　初诊日期：2014 年 6 月 16 日

主诉：大便不畅伴咳嗽咳痰半年。

现病史：半年前，因劳累加之饮食不规律，出现大便不畅，五日一行，干结明显，每次排便需半小时以上。咳嗽咳痰，质粘，不易咳出，伴有口干、咽干、睡眠较差。

刻下症：便秘，一周一次，干结明显，饮水一般。手脚心热。夜间小便频。咳嗽伴粘痰，痰多，睡眠差，纳可，舌质正常，苔白厚腻，脉滑。

既往史：慢性支气管炎

中医诊断：便秘（痰热阻肺 腑气不通）

西医诊断：1. 慢性支气管炎；2. 功能性便秘

辨证分析：本例患者因肺气失于宣发肃降，痰饮停肺而见咳嗽，咳痰粘稠。肺与大肠相表里，故出现大便秘结不通症状。正如唐宗海在《医经精义·脏腑之官》所言："大肠之所以能传导者，以其为肺之腑，肺气下达，故能传导"。舌质正常，苔白厚腻，脉沉滑均为痰湿之象。

治法：清热化痰，宣肺通便

处方：温胆汤加减

姜半夏 6g	陈皮 15g	云苓 15g	全瓜蒌 30g
炒枳实 15g	竹茹 10g	杏仁泥 20g	大贝母 10g
桔梗 15g	丹皮 15g	黄芩 12g	酸枣仁 30g
胆南星 12g	炒大黄 12g		

7 剂，日一剂，水煎 400ml，早晚分服。

二诊：2014 年 6 月 23 日

大便干燥好转，但排便稍有不爽，咳嗽减轻，痰已不多，现五心烦热，夜尿多，口干饮水多不解渴，鼻塞。苔薄黄，舌质正常，舌体略胖，脉滑。

处方：酸枣仁汤合五仁汤加减

酸枣仁 30g	知母 12g	云苓 15g	茯神 20g
太子参 15g	炒大黄 2 包[冲]	枳实 15g	柏子仁 20g
厚朴 15g	生白芍 30g	火麻仁 30g	杏仁 30g
紫苏 15g	桃仁 15g		

7 剂，日一剂，水煎 400ml，早晚分服。

三诊：2014 年 7 月 1 日

患者服上药后，大便通畅，每日一次。咳嗽咳痰消失，睡眠好转。舌淡红，苔薄白，脉沉滑。为巩固疗效，牛老师建议他改上方汤药为散剂，去大黄，每日 6 克，冲服。后随访患者便秘再未出现。

按语：便秘是指大便秘结不通，排便时间延长，或欲大便而艰涩不畅的一种病症。它并不是病名，只是消化系统多种疾病因素形成的原发性或继发性排便障碍的一类症候群。中医学认为本病不仅与脏腑的功能失调如肝气郁结、脾不健运、肾气虚弱、肺失宣降等有关，还与气血津液不足、六淫外邪、瘀血、宿食、痰浊、虫积等有密切关系，但主要是由大肠的传导功能失调所致。治疗本病的关键，应以"通腑开秘"为主。因肺主一身之气，主宣发肃，肺气的宣降正常与否是大肠传导功能正常与否的关键。因此，便秘从肺论治，常常收到较好的疗效。

唐容川《血证论》有云："肺移热于大肠则便结，肺津不润则便结，肺气不降则便结"。大肠的主要功能是传导，而其传导之职，必须依赖于肺气宣发肃降功能正常。唐宗海在《医经精义·脏腑之言》中论述大肠传导作用时说："大肠之所以能传导者，以其为肺之腑。肺气下达，故能传导"。因此，便秘时，欲通肠胃，必先开上焦之肺气，"盖肺气不降，则大便难传送，用枳壳、沉香、苏子、杏仁等是也"。

清·陈士铎《石室密录·大便闭结》亦云："大便闭结者，人以为大肠燥甚，谁知是肺气燥乎？肺燥则清肃之气不能下行于大肠，而肾经之水仅足以自顾，又何能旁流以润溪涧矣？"肺与大肠在生理上密切相关，肺气宣发布散津液于肠道使之润滑利于排便；肺气肃降促使大肠发挥其传导功能。肺脏受邪，宣发肃降失常，影响到大肠传导，浊不能出于肛，故便秘。其本在肺，当治肺，其标在大肠，故辅以通便。基于中医肺合大肠理论，从肺辨治便秘可取得较好疗效。"谷味辛，先走肺"，故治肺当以辛，利用辛散之性，恢复肺的开阖，肺宣肃令行，则大便正常。常用药物如桑白皮、杏仁、前胡、苏子、紫菀等。

便秘治疗上除清热润肠、顺气行滞、益气养阴、温通开秘等法外，尤当重视理肺气，"盖肺气不降，则大便难传送"（《丹溪心法》），戴荣祥认为不论何种证型，均应适当加些宣肺肃降之品如枳壳、紫菀、杏仁、桔梗、苏子、葶苈子等，此谓开天气以通地道，提壶揭盖也，当可收到上孔启而下孔自然流动之功效。诚如叶天士所言："肺主一身之气化，天气降斯云雾清，而诸窍皆为通利"。

本案为痰热阻肺，肺失宣肃，大肠传导失司而便秘，应以清化痰热，宣肺通腑，首选温胆汤加减。

在本案中，温胆汤化痰则肺气畅，肺与大肠相表里。大肠传化功能恢复正常，排便通畅。正如牛教授所说：肺气调达，如扬帆之舟，大便自通。

在二诊中，患者的主要矛盾转化为痰热伤阴，出现大便虽通但不爽，五心烦热症状，咳嗽痰多症状明显缓解。因此，停用温胆汤，改用酸枣仁汤合五仁汤加减。重点在于清热滋阴，润肠通便。从临床疗效看非常好。

在三诊中，牛老师改汤药为散剂，因为患者阴虚火旺证型仍在，不是一朝一夕可以根除，需缓缓图之。牛老师认为：散剂服用方便，经济实惠，方便患者长期服用，患者的依从性较高，有利于疾病的彻底祛除。

病例二：

姓名：梁某某　　性别：女　　年龄：51岁　　职业：工人
住址：呼和浩特市玉泉区　　初诊时间：2014年6月23日
主诉：大便干燥两年。
现病史：大便干燥，五日一行，病程两年，胸胁胀满，纳呆，口干口苦，头晕目眩。胃脘怕凉，咳嗽，有少量黄痰，腰膝酸软，腿脚怕凉，睡眠可。

刻下症：大便干燥，不易排出。两胁胀闷，纳差，眩晕，口干苦。咳嗽有痰。舌质淡红，舌体胖有齿痕，苔薄白，脉沉细。

既往史：慢性支气管炎

辅助检查：胸片：肺纹理增粗。

中医诊断：便秘（三焦气机不畅 大肠传导失司）

西医诊断：1. 慢性支气管炎；2. 便秘

辨证分析：患者平素为琐事烦恼，肝气不疏，出现胸胁胀满，口苦眩晕的症状，肝郁化热、木火刑金、肺失肃降则咳嗽、咯黄痰。此后发展为大便不畅。此为肝气不得疏泄、肺失肃降，影响大肠传导所致。正如《素灵微蕴·壹隔解》云："饮食消腐，其权在脾；粪溺疏泄，其职在肝。以肝性发扬，而渣滓盈满，碍其布舒之气，则冲决二阴，行其疏泄，催以风力，故传送无阻。"腰膝酸软，腿脚怕凉为阳虚体质、肾阳不足。舌质淡红，舌体胖有齿痕，苔薄白，脉沉细，皆为脾肾双虚的表现。

治法：宣通三焦，行气通肠

处方：济川煎合四逆散加减

醋柴胡 10g	生白芍 30g	炒枳实 15g	当归 15g
青陈皮（各）15g	炙紫菀 12g	桃杏仁（各）15g	生白术 30g
炒莱菔子 30g	肉苁蓉 30g	火麻仁 30g	牛膝 12g
升麻 6g	全瓜蒌 20g		

7剂，日一剂，水煎400ml，早晚分服。

二诊：2014年6月30日

大便已经通畅，每日一行，腹胀好转，纳可，胃怕凉，咳嗽明显减轻，有少量黄痰，睡眠可。舌质淡红，舌体胖，苔薄黄，脉微滑。守上方续服五剂。随访患者便秘症状消失。

按：本案便秘病在大肠，而涉及肝、肺、脾、肾四脏，以肝失疏泄、肺失肃降、脾失健运、肾阳不足、失于温煦，无以推动大肠排便，故以济川煎合四逆散为主加减，用来温补肾阳，润肠通便。当归，白芍养血润燥；肉苁蓉，牛膝温补肾阳；升麻，全瓜蒌升举清阳，宣通肺腑；火麻仁润肠通便。牛老师使用紫苑、杏仁、莱菔子宣通肺气，促进大肠蠕动而排便。用四逆散、青陈皮疏肝理气；用生白术、莱菔子健脾生津、润肠通便。

本方证因肾虚开合失司所致。肾主五液，司开合。肾阳不足，气化无力，津液不布，故小便清长；肠失濡润，传导不利，故大便不通；肾虚精亏，故腰膝酸软；清窍失养，则头目眩晕；肾阳亏损，故舌淡苔白、脉象沉迟。肾虚开合失司，浊气不降，肠道失润，治当温肾益精、润肠通便。方中肉苁蓉味甘咸性温，功能温肾益精，通腑润肠，为君药。当归、白芍补血润燥，润肠通便；牛膝补益肝肾，壮腰膝，性善下行，共为臣药。枳壳下气宽肠而助通便；泽泻渗利小便而泄肾浊；妙用升麻以升清阳，清阳升则浊阴自降，相反相成，以助通便之效，以上共为佐药。诸药合用，既可温肾益精治其本，又能润肠通便以治标。用药灵巧，补中有泻，降中有升，具有"寓通于补之中、寄降于升之内"的配伍特点。

病例三：

姓名：荣某　性别：女　年龄：43 岁　职业：干部
住址：呼市新城区　初诊时间：2014 年 6 月 16 日
主诉：大便干燥不畅 6 个月。
现病史：大便干燥，3-4 日 1 行，小便正常。纳差，嗳气，乏力神疲，口干不甚饮水少，怕冷，月经周期正常，经期 12 天，量少，色红，白带少。
刻下症：大便干燥不畅，全身乏力、怕冷。舌苔厚白，舌有齿痕，脉沉细。

既往史：呼气试验（300），C4-7 间盘疝。

中医诊断：便秘（脾虚湿阻 肾阳不足）

西医诊断：习惯性便秘

辨证分析：患者因饮食不节，日久损伤脾胃，运化无力，谷反为滞，水反为湿，湿困中焦，出现纳差、嗳气症状；脾胃为后天之本，气血生化之源。脾胃损伤后，气血生成减少，出现气血不足症状，如神疲乏力。脾气不足日久转化为脾阳不足，久病及肾，肾阳不足，出现全身怕冷，不喜饮水等症状。舌质边有齿痕，舌苔厚白，脉沉细，为脾虚湿盛、肾阳亦虚之象。

治法：补益脾胃，温肾通便

处方：

党参 15g	云苓 30g	生白术 50g	炒苍术 20g
焦三仙^各30g	炒莱菔子 30g	鸡内金^冲12g	火麻仁 30g
肉苁蓉 30g	当归 15g	炙黄芪 30g	升麻 6g
炒枳壳 15g	杏仁泥 30g	桃仁泥 30g	

7 剂，日一剂，水煎 400ml，早晚分服。

二诊：2014 年 6 月 24 日

薄白苔，质淡，有齿痕。胃饱胀，不欲大便。

守原方，加槟榔 10g

三诊：2014 年 7 月 2 日

患者大便通畅，一日一行。嘱患者饮食调理，加强运动。

按：脾胃为后天之本，气血生化之源，便秘与脾胃功能密切相关，若脾失运化，清气不升，水谷精微不能输布，浊阴不降，糟粕不能下行，传化失常，故而便秘。脾胃为气机升降之枢纽，大小肠之运动受脾气运化的支配，肾气也赖后天脾胃的充养。脾胃运化受纳失常，水谷腐熟不能，以致肠胃湿阻，脾为后天之本，气血生化之源，脾气虚弱，则气血阴津亏虚；中焦不畅易致气机失常，出入受阻；苦寒药物克伐脾胃，脾肾阳虚，阴寒凝滞肠道，随而产生寒、热、虚、湿、郁，结滞肠道，大肠失导失司，便秘发生。采用补中益气汤加济川煎治疗脾虚便秘。药用炙黄芪30g、党参20g、生白术50g、当归12g、升麻6g、炒枳壳15g、火麻仁30g、杏仁泥15g、肉苁蓉30g、炒槟榔12g、陈皮12g、炒苍术20g。方中重用生白术，黄芪为君药，健脾益气，升清降浊，下输糟粕。当代北京名老中医魏龙骧，重用生白术每剂多至50g，治疗气虚便秘，取其健脾散精以润大肠。成无己在《注解伤寒论》中云："此小便不利大便硬，为津液不足，去桂加白术"（《伤寒论》174条桂枝加附子汤的加减："若其人大便硬、小便自利者，去桂枝加白术汤主之"。）因便硬加白术四两，佐以党参，健中补气为臣，增强补中益气之功。当归辛苦温润，养血活血，润肠通便助炙黄芪、党参补气养血；陈皮理气和胃，补而不滞；升麻升阳举陷，助君药升提下陷之中气，同时具有升清降浊和良好的通便作用。李东垣治疗便秘，常伍升麻一味，有升提开散之力，与诸滋阴养血药合用且有辛润之功为佐使药。实验研究表明，补中益气汤，对肠蠕动有明显影响，当张力下降时有明显兴奋作用。六腑以通为用，加炒枳壳、杏仁、火麻仁、肉苁蓉、生白芍、行气宽中，滋养润燥。诸药配伍，共奏补中益气，升清降浊，行气导滞，润肠通便之功。

本案舌苔厚白，有齿痕，怕冷而便秘，知脾肾两虚，寒湿内盛，传导失司致气虚秘，用补益脾胃，温阳化寒，润肠通便配以养血温阳药随症治之。

养成良好的排便习惯，每日定时排便，形成条件反射，建立良好的排便规律。有便意时不要忽视，及时排便。排便的环境和姿势尽量方便，免得抑制便意、破坏排便习惯。

病例四：

姓名：王某　性别：男　年龄：22岁　职业：学生

住址：呼市回民区　就诊时间：2014 年 7 月 14 日

主诉：大便不爽一年。

现病史：大便不爽，2~3 天一次，不干但黏腻，便后仍有便意，无粘液、口干、口黏腻，不喜饮水，腹胀纳呆。头身困重，睡眠可，小便通畅，色黄，带有泡沫。

刻下症：大便黏腻不爽，里急后重，口中粘腻，苔薄黄，舌质淡红舌体胖，脉滑。

既往史：结肠炎（2014 年 1 月）

个人史：嗜好辛辣饮食。

辅助检查：2014-1 肠镜：轻度结肠炎。

中医诊断：便秘（大肠气滞 湿邪下注）

西医诊断：习惯性便秘

辨证分析：患者平素喜食辛辣肥腻之品，日久脾失运化，湿邪内生，阻滞肠道气机，大肠传导功能失常，导致湿阻气滞，故出现大便不爽，黏腻不畅。并且从全身症状也体现出湿蕴化热的证候，如口黏腻、纳呆，头身困重，小便色黄带有泡沫等。苔薄黄，舌质淡红，舌体胖，脉滑为湿热之象。

治法：除湿行气通腹。

处方：小承气汤加减

炒大黄 12g	枳实 15g	厚朴 15g	炒槟榔 10g
生白术 30g	败酱草 30g	炒莱菔子 30g	杏仁泥 20g
生甘草 6g	红藤 30g	桃仁泥 15g	

炒大黄 12g 免煎颗粒

7 剂，日一剂，水煎 400ml，早晚分服。

二诊：2014-7-21

症状：大便好转，腹胀减轻，仍有口干唇干。舌脉：苔薄白，舌质淡红，舌体胖，脉沉细。

处方：守上方去红藤，加火麻仁 30g，7 剂，日一剂，水煎 400ml，早晚分服。

三诊：2014-7-28

大便软，一日一次，小便正常，腹怕凉，口唇干。舌脉：舌质淡红，舌苔厚根薄黄，脉滑。

处方：守上方加葛根 30g，肉苁蓉 30g，去败酱草，7 剂。

按：本案根据症状之气机郁滞，大肠传导失司之气秘，小承气汤主之，大黄，槟郎，枳实破气行滞。白术、炒莱菔子健脾、燥湿，故能痊愈。

中医对便秘的认识历史悠久，有"大便难""阳结""阴结""脾约""风秘""气秘""热秘""寒秘""湿秘""热燥""风燥"等说。牛老师认为临床单纯由一种邪气引起的慢性便秘较少，并且与肺、脾、肝、肾、大肠、小肠关系密切，急性期多以承气类为主，佐以滋阴润肠、活血行气之品，正如本例患者用小承气汤通腹泄热，麻仁、桃仁、杏仁润肠通便，生白术、莱菔子健脾行气除胀导滞，牛膝补肾引药下行。诸药合用，达到调和脏腑，通畅三焦气机，通腑导滞的目的。

病例五：

姓名：谢某某　性别：女　年龄：76 岁　职业：退休干部

住址：呼市新城区　就诊时间：2014 年 6 月 4 日

主诉：便秘伴胃脘及小腹憋胀半年。

现病史：大便不爽，偶有硬块，三日一行。胃脘及小腹憋胀半年，纳食差，伴有轻度恶心，饮水一般，口干口苦，胃中自觉灼热，急躁易怒。手脚发热。

刻下症：小腹憋胀，大便不畅，3-4 日一行，胃脘发热，易发怒，苔薄黄腻，舌质红，脉弦滑。

既往史：高血压，冠心病。过敏史：（－）。体格检查：（－）

辅助检查：2013-5-14 日 B 超：右肾小结石，膀胱壁增厚，炎症？

结石 0.5*0.4cm；尿常规：WBC +++ pro+ 潜血 +++；胃镜：慢性萎缩性胃炎。

中医诊断：便秘 痞满（大肠湿热 腑气不通）

西医诊断：1. 功能性便秘；2. 慢性萎缩性胃炎；3. 泌尿系感染；4. 右肾结石

辨证分析：患者因琐事扰心，日久肝气郁结，脾气亏虚，湿热内生，寒热错杂，具有少阳之证，如口苦、咽干、恶心、不欲饮食等。但又有阳明症状，如大便不畅。《医方集解》说："少阳固不可下，然兼阳明腑实则当下。"苔薄黄腻，质红，脉弦滑为邪在少阳兼有阳明之象。

治法：清热除湿，行气通腑

处方：大柴胡汤加减

柴胡 10g	黄芩 10g	姜半夏 6g	炒大黄 12g^{免煎颗粒}
炒枳实 12g	八月札 20g	炒山栀 10g	金钱草 50g
冬葵子 15g	川牛膝 30g	石韦 15g	白蔻仁^{后下} 10g
生白术 30g	内金 2 包	炒莱菔子 20g	

5 剂，日一剂，水煎 400ml，早晚分服。

复诊：2014-6-10

胃脘及小腹憋胀明显减轻，纳一般，饮水一般，胃脘怕凉，胃中自觉灼热，大便稍通畅，偶有硬块，手脚发热，口干口苦。苔薄黄腻，质红，脉弦。

方药：

柴胡 10g	黄芩 10g	姜半夏 6g	炒大黄^{免煎颗粒} 6g
炒枳实 12g	八月札 20g	金钱草 50g	冬葵子 15g
川牛膝 30g	石韦 15g	生白术 50g	内金 2 包
炒莱菔子 20g	白蔻仁^{后下} 10g		

5 剂，日一剂，水煎 400ml，早晚分服。

　　按：本方系小柴胡汤去人参、甘草，加大黄、枳实、芍药而成，亦是小柴胡汤与小承气汤两方加减合成，是以和解为主并用泻下的方剂。小柴胡汤为治伤寒少阳病的主方，因兼阳明腑实，故去补益胃气之人参、甘草，加大黄、枳实、芍药以治疗阳明热结之证。同时兼有胃脘怕冷加入白蔻仁。因此，本方主治少阳阳明合病，仍以少阳为主。症见胃中火烧、胸胁苦满，表明病变部位仍未离少阳；呕不止与郁郁微烦，则较小柴胡汤证之心烦喜呕为重，再与心下痞硬或满痛、便秘或下利、舌苔黄、脉弦数有力等合参，说明病邪已进入阳明，有化热成实的热结之象。在治法上，病在少阳，本当禁用下法，但与阳明腑实并见的情况下，就必须表里兼顾。总之，本方既不悖于少阳禁下的原则，又可和解少阳，内泻热结，使少阳与阳明合病得以双解，可谓一举两得。正如《医宗金鉴·删补名医方论》所说："斯方也，柴胡得生姜之倍，解半表之功捷；枳芍得大黄之少，攻半里之效徐，虽云下之，亦下中之和剂也。"然较小柴胡汤专于和解少阳一经者力量为大，名曰"大柴胡汤"。复诊患者湿热渐去，脾虚之证逐渐显现，故去掉部分苦寒之品，如虎杖、炒山栀；加大健脾之品，生白术加量到50克。

（肖成　整理）

九、痢疾

病例一：

　　姓名：乌仁某某　　性别：女　年龄：37岁　　职业：演员

　　住址：呼和浩特市玉泉区　初诊日期：2013年9月9日

　　主诉：粘液脓血便反复发作5年

　　现病史：患者5年前出现粘液脓血便，此后上述症状反复发作，每因情志不遂加重，于2012-11-6查肠镜示溃疡性结肠炎，口服中西药效果不显，故来求治。

刻下症：大便每日 5-10 次，有粘液，色黄或咖啡色，便鲜血，左下腹灼热疼痛，便后疼痛加重，夜间重，怕冷，手脚发凉，口干口苦饮水多，纳寐可，乏力，小便少，色黄，舌苔薄白，舌体胖润，脉沉紧。

既往史：溃疡性结肠炎 5 年。

个人史、家族史：无特殊。

辅助检查：2012-11-6 肠镜示溃疡性结肠炎 UC（降 – 乙 – 直），复查 UC（活动期，中度）

中医诊断：痢疾（脾虚湿盛、寒热错杂）

西医诊断：溃疡性结肠炎

辨证分析：脾阳虚运化失健，而致水湿内生，"湿胜则濡泻"，则见大便次数增多，乏力、怕冷；湿滞不化，又可壅而化热，故左下腹灼热疼痛，口干口苦饮水多，小便少，色黄，结合舌脉辨为脾虚湿盛，寒热错杂之证。

治法：健脾理气，活血化瘀

处方：乌梅丸加味

乌梅 15g	炮姜（先）15g	黄连 5g	川椒 10g
黄柏 10g	肉桂 15g	鹿角胶 10g	附子（先）15g
木香（后）10g	炒白芍 15g	三七（冲）6g	地榆炭 20g
蒲黄炭 20g	小茴香 15g	生黄芪 30g	白芷 6g

14 剂，日一剂，水煎 400ml，早晚分服。

灌肠方：

| 白及 30g | 三七（冲）6g | 生黄芪 30g | 白芷 10g |
| 肉桂 15g | 双花炭 15g | 公英 20g | |

14 剂，日一剂，150ml 每晚保留灌肠。

二诊：大便每日 2-3 次，有粘液，便血量少，左下腹疼痛缓解，怕冷，手脚发凉，纳寐可，乏力，舌质淡红，舌体胖润，舌苔薄白，脉沉紧。

治疗：口服汤剂改附子25g，加细辛3g，14剂，水煎服，日1付，早晚饭前分服。

三诊：大便每日1-2次，少许粘液，无便血，怕冷好转，纳寐可，乏力，小便调，舌苔薄白，舌体胖，脉缓。治疗：停灌肠治疗，守上方治疗一月。

病例二：

姓名：张某某　性别：女　年龄：63岁　职业：农民

住址：呼和浩特市玉泉区　初诊日期：2014年9月15日

主诉：脓血便反复发作5年。

现病史：患者自诉5年前因饮食不节出现脓血便，大便次数较多，不成形，日7-8次，伴腹痛、腹胀等症。2014年9月20日于我院查肠镜：溃疡性结直肠炎；治以中药口服、灌肠，脓血便及腹痛缓解，五年来，上述症状每因劳累及饮食不节诱发，用上法及肛塞美沙拉嗪栓可以稍缓解，为进一步明确诊治，前来我科，门诊以"溃疡性结肠炎"收住院。

刻下症：大便日7-8次，脓血便，血多于脓，脓白粘稠，时有腹痛腹胀，肠鸣，手足怕凉，畏寒，乏力，无发热及口干口苦，小便畅。舌质红，舌苔薄白，脉沉细。

既往史：既往体健。

个人史、家族史：无特殊。

辅助检查：2014.9.20电子结肠镜：溃疡性结直肠炎

中医诊断：休息痢（寒热错杂 湿阻大肠）

西医诊断：溃疡性结肠炎

辨证分析：患者病情迁延日久，"久利则虚"，损伤中阳，故见腹痛肠鸣，畏寒怕冷；脾虚不能运化，则水湿内停，日久蕴而化热，下注于大肠，则下痢脓血，故辨证为寒热错杂，湿阻大肠。

治法：温下清上，燥湿止泻

处方：乌梅丸加减

乌梅 15g	黄连 5g	黄柏 6g	肉桂 15g
炮姜 30g	附子 12g（先）	川椒 10g	生黄芪 25g
白芷 6g	细辛 6g（先）	当归 12g	地榆炭 5g
炒白芍 12克	党参 15g	三七粉 6g（冲）	仙鹤草 30g
土茯苓 30g			

七付水煎服，400ml，日一剂，早晚分服。

中药灌肠治以清热除湿，生肌止血，组方如下

白及 20g	白芷 10g	肉桂 15g	生黄芪 20g
黄柏 10g	苦参 10g	木香 10g	

七剂水煎保留灌肠，每次 200ml，日一次。

二诊：2014 年 9 月 22 日

大便日 1-2 次，成形，脓血基本消失，时有腹痛腹胀，小腹发热，手足怕凉缓解，无发热及口干口苦，乏力好转，小便畅，舌质红，苔薄白少津，脉弱。治疗：中药口服方去附子，加黄芩 12 克，厚朴 15 克；灌肠方改肉桂 10 克，七剂。

三诊：2014 年 9 月 29 日

大便日 1-2 次，成形，脓血消失，腹痛腹胀轻，小腹发热，无怕凉，无发热及口干口苦，乏力好转，小便畅，舌质红，苔薄白少津，脉弱。治疗灌肠方改肉桂 16 克，余治疗不变。继续服上方 14 剂。

四诊：2014 年 10 月 7 日

服上方后诸症好转，病情稳定而出院，到门诊继续以此方为主，随证加减治疗 2 个月而临床治愈。

按语：上两案属虚实夹杂，寒热错杂证，牛老师选用乌梅丸加味

治疗；乌梅丸"又主久利"，"久"，说明本方常用于痢疾病后期，经多种治疗仍不能痊愈，迁延日久具有泄泻症状的患者，"久利"因寒邪内侵，而"久利则虚"，又可加重下寒；寒甚逼阳上越，则可化热；正虚邪盛，寒热错杂，可致气血不和。如《伤寒尚论辨似》所述："利起本宠，成十化热，始于伤气，久则脱血"。乌梅丸方中，乌梅为君药，主要可酸敛补肝，助厥阴春木之气。乌梅味酸入肝，乌梅得先春之气，主生阳而杀阴类；桂枝、当归为臣药，两药辛甘性温以养血补肝，疏木达郁，桂枝制风木，疏肝郁；当归启少阴之血液，以资肝脏所藏之荣；人参、附子、干姜、蜀椒、细辛五味佐使药温补肾阳，暖脾和中。其中干姜佐人参，补中焦而止呕；细辛发少阳之初阳，以助厥阴之化；更反佐黄连，黄柏味苦性寒以清上热；黄连配蜀椒益子气，助心火；附子配黄柏助母气，滋肾气以回厥。阴阳和而厥逆回，风邪散而气血足。同时加入活血、止血、调血、益气生肌之品，"土茯苓…最养脾胃，甚止泄利。燥土泻湿、壮骨强筋止泄泻敛肠有殊效"（《玉楸药解》）诸药合用，可三阴并治，以泄木安土之法治木之病；可使肾水暖、脾土和、肝木达。合而言之，全方辛开苦降，补虚泻实，调和肝脾，标本兼顾，兼具酸、辛、苦、甘四味，药性刚柔相合，有利于调整脏腑气血和阴阳的平衡。牛老师采用口服和局部灌肠用药，可针对UC的主要病因虚、寒、热、瘀治本；又针对UC的主要病理变化炎症、糜烂、溃疡而治标。只有这样才能直接清除病邪，标本兼顾，使病情渐向痊愈，不致反复。局部灌肠治疗由于药物能直达病所，灌肠可使药物有效成分直接在肠道吸收，提高了病变部位药物浓度，并可保护肠道溃疡面，改善局部血运，促进愈合；经10余日治疗，临床诸症明显缓解，这是溃疡性结肠炎的病机特点和乌梅丸方的配伍、主治、功效特点，两者"方证合拍"，选择乌梅丸治疗慢性溃疡性结肠炎的指导思想关键所在就是病机相同，是立意所在，也是中医"辨证论治"理论的精华所在。

病例三：

姓名：史某某　性别：男　年龄：28 岁　职业：个体

住址：呼和浩特市玉泉区　初诊日期：2013 年 1 月 21 号

主诉：粘液脓血便 1 年，加重 1 周。

现病史：患者自诉 1 年前偶尔在便时出现粘液脓血便，未引起重视，1 年来上述症状间断性出现，1 周前，患者症状加重，伴腹痛、里急后重，行肠镜检查示溃疡性结肠炎，故来求治。

刻下症：每日大便 2 至 3 次，粘液脓血便，便前便后有鲜血，伴腹痛、里急后重，食不对时加重，晨起即便，舌苔黄，舌质红，脉滑。

既往史：溃疡性结肠炎

个人史、家族史：无特殊。

辅助检查：电子结肠镜：溃疡性结肠炎

中医诊断：下痢（大肠湿热 毒伤肠络）

西医诊断：溃疡性结肠炎

辨证分析：《金匮要略·呕吐哕下利》曰："下利脉数而渴者，今自愈。设不差，并圊脓血，以有热故也。""下利，寸脉反浮数，尺中自涩者，必圊脓血。"均指出热邪与本病的关系。该患粘液脓血便、腹痛、里急后重是因热毒深陷血分，下迫大肠所致。热毒熏灼肠胃气血，化为脓血，而见下痢脓血、赤多白少；热毒阻滞气机则腹痛里急后重；舌红苔黄，脉滑数皆为热邪内盛之象。

治法：祛湿清热，活血化瘀

处方：白头翁汤加味

白头翁 20g	秦皮 15g	黄连 10g	白及 20g
炒白芍 15g	木香 10g	地榆炭 20g	血余炭 15g
白芷 10g	生黄芪 30g	苦参 12g	黄柏 12g
三七 6g $^{（冲）}$	土茯苓 30g		

7剂，日一剂，水煎400ml，早晚分服。

二诊：每日大便2-3次，基本成形，少许粘液脓血便，口干口苦，饮多，伴腹痛、里急后重，纳寐可，小便调，舌质红，舌苔黄，脉滑。

治疗：守上方加黄芩12g，改白芷6g。7剂，日一剂，水煎400ml，早晚分服。

三诊：每日大便1-2次，成形，少许无粘液脓血便，里急后重轻，纳寐可，小便调，舌质红，舌苔薄黄，脉滑。守上方，去血余炭，日1剂，早晚分服。

四诊：每日大便1-2次，成形，无粘液脓血便，无里急后重，纳寐可，小便调，舌质红，舌苔薄黄，脉滑。患者诸症消失，原方去血余炭、三七、苦参。14剂，煎服法同前，巩固疗效。

五诊：诸症消失后，调整巩固疗效处方，服1个月。

按：该患者粘液脓血便、腹痛、里急后重是因热毒深陷血分，下迫大肠所致。热毒熏灼肠胃气血，化为脓血，而见下痢脓血、赤多白少；热毒阻滞气机则腹痛里急后重；舌红苔黄，脉滑数皆为热邪内盛之象。治宜清热解毒，凉血止痢，热退毒解，则痢止而后重自除。故用白头翁汤加味治疗。苦寒而入血分的白头翁清热解毒，凉血止痢；黄连苦寒，泻火解毒，燥湿厚肠，土茯苓清热化湿解毒，为治痢要药；黄柏、苦参清下焦湿热，两药共助清热解毒，尤能燥湿治痢；秦皮苦涩而寒，清热解毒而兼以收涩止痢；木香、槟榔行气导滞；地榆炭、血余炭、三七可凉血、活血、止血；白芷、生黄芪生肌敛疮；炒白芍缓急止痛。诸药合用，共奏清热解毒，凉血止血，生肌敛疮，涩肠止泻之功。

病例四：

姓名：郭某某　性别：男　年龄：42岁　职业：公司员工
住址：呼和浩特市玉泉区　初诊日期：2014年4月13日

主诉：脓血便反复发作 5 年，加重 10 天。

现病史：患者 5 年前无明显诱因反复出现粘液脓血便，未引起重视，未治疗，5 年来上述症状反复发作，10 天前患者因饮食生冷，症状复发并加重，前来求治。

刻下症：脓血便，2-4 次 / 日，脓多血少，色淡清稀，伴怕冷，轻微腹痛，纳寐可，不喜饮水，乏力，舌质淡，边齿痕，舌苔薄白，脉沉滑。

既往史：溃疡性结肠炎病史。

个人史、家族史：无特殊。

辅助检查：胃镜示（2012 年 12 月 14 日）：萎缩性胃炎，十二指肠降部囊肿？ HP（－）。

中医诊断：下痢（阴寒内盛 痰湿阻滞）

西医诊断：溃疡性结肠炎

辨证分析：所谓"湿胜则濡泄"，患者病史长，因饮食生冷而复发，过食生冷，致体内寒湿凝滞，痹阻于肠络，故大便白色脓团，伴有腹痛 2-4 次，寒湿日久损伤体内阳气，故见乏力，舌质淡，边有齿痕，舌苔薄白，脉沉滑等一派虚寒表现。

治法：温阳和血，散寒通滞

处方：阳和汤加减

炙麻黄 10g	熟地 15g	白芥子 10g	炮姜 30g
肉桂 15g	棕榈炭 15g	白及 20g	生黄芪 20g
白芷 10g	鹿角霜(冲) 10g	炙甘草 10g	木香 10g
三七(冲) 6g	炒山药 30g		

七剂，水煎服 400ml，每日 1 剂，早晚分服。

二诊：脓血便，2-3 次 / 日，脓多血少，色淡清稀，伴怕冷，轻微腹痛，纳寐可，口不干饮水少，乏力，舌苔薄白，舌质淡，边齿痕，脉沉滑。守原方加炒白芍 15g，七剂，水煎服，日一剂，早晚饭前分服。

三诊：大便 1-3 次／日，少许脓血，色淡清稀，伴怕冷，轻微腹痛，纳寐可，口不干饮水少，乏力，舌质淡，舌苔薄白，边齿痕，脉滑。

守上方 14 付水煎服，日一剂。

四诊：大便 1-2 次／日，成形，无脓血，无腹痛，纳寐可，乏力，舌质淡，舌苔薄白，边齿痕，脉缓。患者症状基本消失，口服附子理中丸加参苓白术散 1 个月，巩固疗效。

按：患者脓血便反复发作 5 年，现症见：怕冷，轻微疼痛，纳可，口不干饮水少，寐可，乏力，大便 2-4 次，脓多于血，色淡清稀，舌质淡，舌苔薄白，边齿痕，脉沉滑。牛老师认为该患素体阳虚，久病更伤阳气，阳不化精，营血不足，寒凝湿滞，痹阻于肠络致血脉瘀滞，故见大便脓血，每日 2-4 次，脓多于血，色淡清稀及全身见一系列虚寒表现。治宜温阳和血，散寒通滞。方中熟地，滋补阴血，填精益髓；配以血肉有情之鹿角霜，补肾助阳，益精养血，两者合用，温阳养血，以治其本。麻黄、白芥子、肉桂辛温祛寒，温通血脉，兼以化痰湿，协同姜桂以宣通气血，白及、生黄芪、白芷、三七、山药健脾补气，生肌敛疮；棕榈炭收敛止血，木香行气导滞，甘草解毒而调诸药。纵观全方，益精气，扶阳气，化寒湿，通肠络，温阳和血与治本，化湿导滞，敛疮止血以治标。

病例五：

姓名：武某某　性别：女　年龄：37 岁　职业：老师

住址：呼和浩特市玉泉区　初诊日期：2013 年 4 月 8 日

主诉：便血反复发作 1 年，加重 1 周。

现病史：患者自诉一年前因饮食不节出现便血，大便干燥等症，2012-3-9 日于我院查肠镜：慢性直肠炎伴糜烂出血（活动期），于我科中药灌肠治疗后，便血消失。一周前，复因饮食不节又出现便血，量多，色鲜红，门诊以"溃疡性结肠炎"收入住院。

刻下症：便血，色鲜红，量多，大便干燥，一周两次，伴乏力、纳差，腹胀，舌质淡红，舌苔薄黄，脉滑。

既往史：既往体健。

个人史、家族史：无特殊。

辅助检查：2012-4-10电子肠镜示溃疡性结肠炎（轻度）

中医诊断：便血（脾胃虚弱 大肠津亏）

西医诊断：溃疡性结肠炎

辨证分析：所谓"泄泻之本，无不由于脾胃"。脾胃虚弱，运化无能，故脘腹胀满、纳差、乏力。脾气虚则统血无力，则见便血。脾虚则水谷不能化为精微，大肠津液亏虚，肠道失于濡润，则见大便干燥。舌质淡红，舌苔薄黄，脉滑为内有虚热之征象。

治法：健脾益气，养血润肠

处方：健脾理肠汤加减

生黄芪 20g	党参 20g	生白术 30g	生山药 30g
枳实 9g	炒槟榔 15g	炮姜 12g	当归 15g
生白芍 30g	地榆炭 15g	蒲黄炭 15g	防风 6g
柴胡 6g	炙甘草 12g		

7剂，日一剂，水煎400ml，早晚分服。

灌肠方：

银花 15g	黄柏 15g	青黛 3g（包）	三七粉 6g（冲）
炒白芍 12g	炮姜 15g	白及 12g	

7剂，日1剂，水煎灌肠。

二诊：2013年4月15日

患者精神好，大便日1至2次，成形，便血基本消失，腹胀，纳寐可，舌质红，舌苔薄黄，脉滑。

守上方，去柴胡，蒲黄炭10g，甘草6g，加陈皮12g，炒莱菔子

15g，以加强行气导滞之功效。14 剂水煎服同前。

三诊：2013 年 4 月 22 日

患者精神好，大便日 1 至 2 次，成形，便血消失，疲乏腹胀消失，纳寐可，舌苔薄白，舌质红，脉缓。患者临床症状消失出院。在门诊守上方加减，继续用药 1 个月，巩固疗效。

按：该患者辨证为脾胃虚弱、脾不摄血、大肠津亏，为本虚标实之证，病位在脾胃、大肠，治疗以补中益气、养血润肠、行气止血为法，方中以黄芪、党参、白术、甘草补气健脾，当归、白芍养血润肠，槟榔、枳实、炮姜温中行气除胀，地榆炭、蒲黄炭以凉血化瘀止血，再用清热解毒、生肌敛疮止血之品灌肠，以达到标本兼顾的目的，故临床疗效较为显著。

溃疡性结肠炎（ulcerative colitis，UC）是一种难治性疾病，其以长期反复腹痛、腹泻及迁延难愈的黏液脓血便为特征，是一种特发性疾病，又称慢性非特异性结肠炎，治疗相当棘手，易反复发作，近年来呈逐渐上升趋势。祖国医学很早就认识到 UC 的存在，可归属于"下痢""肠澼""休息痢""脏毒""小肠泄""泄泻""腹痛"等范畴。中医药治疗 UC 疗效确切，适合推广及研究。药物治疗按给药途径主要有 3 种应用方法，即口服、灌肠以及二者的结合。

牛老师认为：该病病因多为禀赋不足、感受外邪、劳倦内伤、饮食不慎、情志失调，病位在脾胃、大肠，病邪以湿毒为主，与肝、脾、肾密切相关；病机关键为脾胃运化失职，湿热内阻，化为浊瘀，脾胃虚弱在本病中具有非常重要的地位。采用内外同治，综合治疗溃疡性结肠炎经验，临床辨证为脾虚湿热型，采用经验方健脾理肠汤治以健脾理气、清热化浊。牛老师认为脾胃虚弱、运化失职，湿热内蕴、浊邪留恋、气机不畅、瘀滞肠络、血败肉腐而成本病。属于本虚标实，即脾胃虚弱为本，湿浊热邪瘀滞为标，久病伤及气血，脾虚及肾，寒热错杂，病程缠绵，反复难愈。脾胃虚损与湿浊热邪贯穿于该病始终，肠络瘀滞是该病发生的重要环节。临床观察其治愈率47.22%，总有效率97.22%，作用机理是通过调节机体免疫机能，抑制炎性反应，促进溃疡修复，改善溃疡性结肠炎局部血液流变和微循环等作用，达到改善症状、治愈疾病的目的，是一种治疗溃疡性结肠炎安全、有效、毒副作用少、易推广的专病专方专药。寒热错杂型采用乌梅丸加减治疗，牛老师认为"久"，说明本方常用于疾病缓解期，经多种治疗仍不能痊愈，迁延日久具有泄泻症状的患者，"久痢"因寒邪内侵，而"久痢则虚"，又可加重下寒；寒甚逼阳上越，则可化热；正虚邪恋，寒热错杂，可致气血不和。采用《伤寒论》乌梅丸加减补虚泻实，调理寒热，使肾水暖、脾土和、肝木达。合而言之，全方辛开苦降，补虚泻实，调和肝脾，标本兼顾，兼具酸、辛、苦、甘四味，药性刚柔相合，有利于调整脏腑气血和阴阳的平衡。大肠湿热型采用《伤寒论》白头翁汤加味治疗，牛老师认为溃疡性结肠炎急性期为热毒深陷血分，下迫大肠所致。热毒熏灼肠胃，血败肉腐，化为脓血，而见下痢脓血、赤多白少；气机不畅则腹痛里急后重。采用白头翁汤加味治以清热解毒，凉血止痢，热退毒解，则痢止而后重自除。寒湿阻滞型采用《外科全生集》阳和汤加减治疗，牛老师认为患者素体阳虚，营血不足，寒凝湿滞，痹阻于肠络、血脉所致，故大便2-4次，脓多于血，色淡清稀及全身见一系列虚寒表现。阳和汤治本以益精气，扶阳气，化寒湿，通肠络，温阳补血；治标以化湿导滞，敛疮止血。方证合拍，疗效显著。同时牛老师治疗溃疡性结肠炎多采用口服和灌肠治疗相结合，内外同治综合治疗，可针对主要病因治本，又针对UC主要病理变化炎症、糜烂、溃疡而治标。灌肠方中，善用一些中药护膜之品，如：马勃、滑石、杏仁、琥珀粉、凤凰衣、白及等；采用灌肠治疗三周停一周，有利于肠黏膜恢复。生活指导方面，牛老师强调注意节制饮食、调畅情志、慎适起居。

（高原、李峰　整理）

十、胃息肉

病例一：

姓名：蔺某某　性别：女　年龄：70 岁　职业：无

住址：呼和浩特市新城区　初诊日期：2012 年 2 月 25 日

主诉：胃脘胀满疼痛 2 月。

现病史：患者因饮食不节（洁），出现胃脘胀满，嗳气，反酸烧心，怕凉。经服西药多潘利酮、奥美拉唑等暂时缓解症状，但仍反复发作。

刻下症：胃脘胀满，嗳气，反酸烧心，口干，饮食少，大便干燥，胃脘怕凉。舌质淡红，舌苔薄黄，脉弦滑。

理化检查：（2012 年 1 月 13 日）胃镜检查：反流性食管炎（A 级），慢性萎缩性胃炎伴糜烂（CAG+E），胃窦部病变性质待定，幽门螺杆菌（HP）：（+）；胃窦病理诊断：（胃窦）黏膜慢性炎（活动期）并伴息肉状增生。

既往史：肾盂肾炎，结肠炎，美尼尔氏综合征

中医诊断：痞满（胃息肉）（脾虚胃逆，胃络积聚）

西医诊断：1. 胃息肉；2. 反流性食管炎（A 级）；3. 慢性胃炎（活动期）伴糜烂

辨证分析：脾胃虚弱，升降失常，脾气不升，胃气不降故见胃脘胀满，反酸，烧心。脾不运化，津液不能上承及输布于大肠，故口干，饮水少，大便干燥。水湿内停，聚而成痰，痰瘀结聚，胃络瘀阻则生息肉。舌质淡红，舌苔薄黄，脉弦滑，为脾胃虚弱，痰瘀内停之象。

治法：健脾养胃，化瘀消积

处方：自拟胃息化积汤（经验方，见前专病专论篇）加减

炙黄芪 20g	党参 15g	生白术 30g	炒枳实 12g
炒莱菔子 30g	姜半夏 12g	生姜 15g	醋莪术 10g

| 丹参 15g | 三七粉 4g | 白及 20g^{（免煎）} | 醋元胡 10g |

丹参 15g　　　三七粉 4g　　　白及 20g^{（免煎）}　　醋元胡 10g

炒白芍 12g　　半枝莲 20g　　九香虫 10g　　　山慈菇 10g

7 剂，日 1 剂，水煎 400ml，早晚分服。

二诊：2012 年 3 月 3 日

服药后仍有胃脘胀满、压痛、怕凉，晨有口干口苦，饮水正常，纳可，嗳气减少，二便正常。舌质淡红，舌体胖有齿痕，舌苔薄黄，脉弦滑。处方：守上方去元胡、枳实，加旋复花 12g（包），代赭石 10g（先煎）14 剂。

三诊：2012 年 3 月 13 日

患者自诉有嗳气、烧心，时有口干、口苦，饮水不多，饮食尚可，大便偏干，每日 1 次，小便正常，睡眠尚可但梦多。舌质正常，舌苔薄黄，脉弦滑。守上方加黄连 5g，改半枝莲 30g。14 剂。

四诊：2012 年 3 月 27 日

诸症减轻，胃脘时有不适，消化不良，饮食二便正常，舌质正常，舌苔薄黄，脉弦滑。守上方 14 剂。

五诊：2012 年 4 月 14 日

诸症均有明显减轻。舌质正常，舌苔薄白黄，脉略弦滑。守上方 14 剂。

六诊：2012 年 5 月 3 日

服上药诸症继续好转，舌质淡红，舌苔薄白黄，脉略有弦滑。守上方去黄连加藤梨根 15g，30 剂。

随诊：服药 1 个月后停药，于 2015 年 10 月 6 日复查胃镜显示：慢性萎缩性胃炎，未见息肉。病理诊断：（胃窦小弯）黏膜慢性炎，个别腺体轻度肠化。

患者自诉胃脘及腹部无不适症状，饮食二便正常，睡眠尚可，精神状态良好而告治愈。

按：患者年逾古稀，全身脏腑生理功能逐渐减退，尤以脾胃更为明显，西医检查诊断为：慢性胃炎伴有糜烂，HP（＋），早期临床表现为胃脘胀满、疼痛嗳气等，提示脾胃素虚，此乃胃息肉发病基础，正如《灵枢·百病始生篇》曰："壮人无积，虚者有之"。《灵枢·水胀篇》曰："寒气客于肠外、与卫气相搏，气不得荣，因有所系，癖而内着，恶气乃起，息肉乃生。"脾胃同居中焦，共同完成收纳、运化、升降、布散之功能，以奉养周身，正气旺盛，邪不可干。反之，则如《脾胃论》所言："内伤脾胃，百病由生"。若脾胃虚损，健运失常，则气血无以生化，易导致湿、浊、痰、瘀、寒、热等阻滞中焦，而胃生息肉。胃息肉形成之后，患者又出现胃脘胀满、嗳气反酸烧心、怕冷、纳差等症状，则是痰浊、瘀血阻滞中焦的表现。现代研究证实，HP感染与胃息肉的发生有密切关系。故治法以健脾化浊。理气活血、消痰散积为主，选用自拟胃息化积汤加减治疗，方中黄芪健脾补中，升阳益胃、强壮脾胃、活血生血；白术健脾益气、燥湿利尿，前人誉为"补气健脾第一要药"；党参补中益气，以上三药共为健脾益气之君药；炒枳实破气除痞，化痰消积；九香虫归肝脾肾经，气香走窜，功能行气止痛、温肾壮阳，理胸腹之凝滞，气血双宜；半夏、莱菔子化痰行气，治疗痰气中阻；四味药相须为用理气化痰、祛浊共为臣药；莪术能破血行气，消积止痛，专攻气中之血、主破积清坚，去积聚痞块……"（《药品化义》："一味丹参，功同四物"，功能活血化瘀；三七粉、白及合用，能活血化瘀，止血护膜；山慈菇归肝脾经，能清热解毒，消痈散结，《本草新编》曰："……山慈菇为消痰之圣药，治痰而怪病可除也。"息肉为有形之痰，山慈菇可促进息肉清除；半枝莲归脾胃肝肾经，可散可降，功能清热解毒、散结化痰、止血、利水、抗肿瘤；黄连清热燥湿解毒，可抑杀HP，白芍柔肝养胃，上药相须为用为佐药；炙甘草调和诸药，为使药。诸药合用共奏健脾理气、活血化瘀、解毒散结，养胃护膜之功。

（徐敏和　整理）

病例二：

姓名：李某某　性别：男　年龄：62　职业：退休职工

住址：呼和浩特市玉泉区　初诊时间：2014 年 7 月 1 日

主诉：胃脘痞满 10 年，加重半年。

现病史：患者自诉因平时饮食不规律，情绪易急躁出现胃脘痞满，饮食时好时差，常自服胃肠动力药和有助于消化的中成药，病情有增无减，故来我院就诊。

刻下症：胃脘痞满，两胁及腰背疼痛，纳差消瘦，口干口苦饮水尚可，大便偏干，每日 1 次，小便不利，睡眠差。舌质淡，舌体胖有齿痕，脉滑。

既往史：无特殊记载

辅助检查：胃镜：慢性萎缩性胃炎（CAG）、胃底息肉（0.2cm 隆起），十二指肠球部后壁多发息肉（0.2cm-0.3cm 隆起），HP（＋）（2014 年 6 月 9 日）

中医诊断：痞满（胃息肉）（脾虚瘀滞）

西医诊断：1. 胃底息肉；2. 慢性萎缩性胃炎；3. 十二指肠球部后壁多发息肉

辨证分析：脾胃虚弱，中焦气滞，故见胃脘痞满、纳差；气滞血瘀、脾虚生痰、痰瘀积聚、胃络瘀阻则生胃、十二指肠息肉；肝郁气滞，郁而化热，胆热犯胃则见两胁疼痛，口干口苦；脾气虚弱，痰湿内生可见舌体胖有齿痕，脉滑。

治法：健脾理气，扶正化积

方药：自拟"胃息化积汤"（见前《专病专论篇》）合"柴胡疏肝散"加减

炙黄芪 20g	党参 15g	生白术 30g	醋莪术 10g
丹参 15g	半枝莲 20g	山慈菇 10g	片姜黄 20g
醋柴胡 10g	炒枳壳 20g	醋香附 12g	川芎 15g

醋元胡 15g　　　　内金 15g　　　　炙甘草 10g

14 剂，日 1 剂，水煎 400ml，早晚分服。

二诊：2014 年 7 月 16 日

胃脘痞满减轻，大便正常，余证同前，舌质淡红，舌体胖，脉弦滑。守上方加独活 12g，14 剂。

三诊：2014 年 8 月 1 日

服上方后胃脘压痛、两胁胀痛、后背走窜感而不适，口干口苦，饮水不多，饮食一般，大便不爽每日 1 次，小便正常，寐尚可，舌质淡红，舌体略胖，舌苔薄白黄，脉弦滑。守上方去香附、甘草加醋郁金 15g 葛根 30g，改生白术 50g，片姜黄 30g、黄芩 15g，14 剂。

四诊：2014 年 8 月 12 日

服药后诸症同前，舌质淡，舌体正常，舌苔薄黄，脉弦滑。守上方去独活，加炙地龙 12g，改醋柴胡 18g，14 剂。

五诊：2014 年 8 月 26 日

服上方后诸症减轻，舌脉同前，守上方随证稍做加减，再服 1 个月停药，临床诸症消失。于 2014 年 10 月 21 日复查胃镜（北京大学三医院）显示：慢性浅表性胃炎，十二指肠炎。病理诊断：胃体、胃窦轻度慢性炎，十二指肠降部隆起黏膜慢性炎。

按：脾胃居于中州、升清降浊、通达上下为气机升降之枢纽，脾胃虚弱，升降失常，升者不升，降者不降，胃脘痞满。肝为藏血之脏，全赖血液以濡之，中宫敦阜之土气以培之，脾胃受损，气血不足，土虚不能升木，木不升则郁。肝气郁滞，气机不畅，则两胁及腰背疼痛。肝气郁结亦会影响人体气机的通畅，传导失司致大肠腑气不通，故大便干。脾胃虚损，健运失常，则气血无以生化、脏腑四肢百骸无以濡养，津液无法上承，故纳差消瘦，口干。脾胃虚弱亦可导致湿浊、痰瘀、浊毒等阻滞中焦，形成息肉。本案病机为脾胃虚损，痰瘀互结，肝胃同病，治疗以"胃息化积汤"为主。《素问.宝命全形论》曰"土得木而达",脾胃运化功能有赖于肝气调达,肝之气机调达,则脾胃升降有序,肝失调达,疏泄不及,脾土壅滞,脾胃升降失司,二者互相影响。《经》云"肝欲散,急食辛以散之。"牛老师选择较为平和的疏肝药物,如柴胡、香附、枳壳等,使肝气调达,脾胃升降有序。

病例三:

姓名:孟某 性别:男 年龄:57 岁 职业:工程师

住址:呼和浩特市新城区 初诊日期:2014 年 5 月 14 日

主诉:胃脘胀满、嗳气 10 年,加重 2 年。

现病史:患者自诉近 10 年来经常因饮食不节(洁),起居无常,逐渐出现胃脘胀满、食后加重、嗳气,曾服西药吗丁啉、莫沙必利等胃肠动力药可暂时缓解,故就诊于中医。

刻下症:胃脘胀满,纳可早饱,嗳气较多,伴口干口苦,饮水一般,无烧心反酸、疼痛症状。大便干燥,5-6 日行 1 次,排便费力(需靠通便药),小便正常,睡眠一般。舌质淡红,舌苔薄黄微腻,脉象沉弱。

既往史:便秘 15 年,2013 年 7 月北京某三甲医院检查发现结肠多发(3 个)息肉,行镜下切除术。胃镜检查多发胃息肉钳除(2 个)。2014.5.23 结肠镜(内蒙古医科大学一附院):大肠黑变病。钡餐造影示(内蒙古医科大学一附院):冗长症。2014.4.23 电子胃镜(北京某三甲医院):慢性萎缩性胃炎(CAG)伴重度肠化,幽门螺杆菌(HP):(+),病理诊断:(胃窦)中度慢性萎缩性胃炎重度肠化;(胃体):中度慢性萎缩性胃炎、重度肠化。

过敏史:否认过敏史。

家族史:父亲胃癌去世,母亲直肠肿瘤切除。

体格检查:(-)

中医诊断：痞满、便秘（脾虚痰瘀 大肠积聚）

西医诊断：1. CAG 伴重度肠化；2. 大肠黑变病；3. 胃肠多发息肉

辨证分析：脾胃虚弱，升降失常，脾气不升，胃气不降，故见胃脘胀满、嗳气。脾虚津液不能上承，故口干，饮水少。脾虚水湿不化，聚湿生痰。痰瘀互结，胃肠积热，日久化热，故胃肠增生息肉、口苦。舌质淡红，舌苔薄黄微腻，脉象沉弱，为脾胃虚弱、痰瘀互结之象。

治法：调气活血，化痰消积，通腑导滞

处方：自拟消痞萎胃康汤合胃息化积汤加减

炙黄芪 20g	西洋参 25g（另煎）	生白术 30g	醋莪术 12g
丹参 15g	半枝莲 30g	陈皮 30g	九香虫 10g
土元 10g	黄芩 10g	全瓜蒌 20g	杏仁 15g
芒硝 4g（冲）	藤梨根 15g	炒莱菔子 30g	

7 剂，日 1 剂，水煎 400ml，早晚分服。

二诊：2014 年 5 月 28 日

服上药后胃脘胀满、嗳气明显减轻，大便质软，每日 1 次，但不爽而费力，小便正常，舌质淡，舌苔薄白微黄，脉沉弱。守上方，加火麻仁 50g，改生白术 50g，炒莱菔子 30g，14 剂。

三诊：2014 年 6 月 11 日

服上药后胃脘胀满嗳气基本消失，仍有大便不爽，每日 1 次，小便正常，舌质淡红，舌苔薄白黄，脉沉弱。守上方加桃仁 15g，14 剂。

四诊：2014 年 6 月 25 日

服上药后胃脘胀满、嗳气消失，饮食、二便、睡眠正常，精神较前明显好转，大便 1 日 1 次，仍不爽。舌苔薄白黄，舌质正常，舌苔薄白，脉沉涩。

守上方继服 14 剂。

五诊：2014 年 7 月 9 日

服上药后诸症消失，饮食二便正常，睡眠精神可。舌质正常，舌苔薄白，脉沉弦细。处方：

炙黄芪 25g	西洋参 20g^{（冲）}	生白术 50g	醋莪术 12g
丹参 15g	半枝莲 30g	全瓜蒌 25g	桃杏仁各 15g
九香虫 10g	土元 6g	火麻仁 50g	肉苁蓉 30g
炒莱菔子 30g	炙甘草 10g	藤梨根 15g	鸡内金 15g^{（免煎颗粒）}
山慈菇 10g			

7剂，日1剂，水煎400ml，早晚分服。

随访：以上方为主，随症加减用药3个月，诸症消失，病情稳定，停止服药。于2014年10月30日在北京某三甲医院进行全面复查。结果显示：胃镜：慢性非萎缩性胃炎；肠镜：大肠黏膜未见异常。肝功能、血常规、尿常规、心电图、腹部彩超均属正常。临床症状已消失，病愈。

按：慢性萎缩性胃炎伴重度肠上皮化生、胃息肉是临床上常见的疑难病症，属于胃的癌前病变，中医认为该病属于"胃痞""胃脘痛""积聚""痞满"等范畴。《素问·经脉别论篇》："饮入于胃，游溢精气，上输于脾。脾气散精，上归于肺，通调水道……"脾胃共居中焦，脾主升，胃主降，升清降浊，同为升降之枢纽，脾胃虚弱，升降失常，脾气不升，胃气不降，故胃脘胀痛、嗳气；脾不运化，津液不能上承，故口干。脾主运化水湿，脾有吸收、输布水液、防止水液在体内停滞的作用，若脾虚则水湿不化，易出现痰、饮、瘀等病理产物。痰浊、瘀血日久化热，变生浊毒。痰、瘀、浊、毒互结形成胃络积聚，导致慢性萎缩性胃炎伴重度肠化或息肉。牛教师认为该患病属本虚标实证，脾虚气滞、湿浊内生、痰瘀互结为其病机特点，因此提出补脾益气、化痰消瘀的基本治法。方中黄芪善入脾胃，补而不腻，白术被前人誉为"脾脏补气健脾第一要药"，党参补中益气，三者合用，可补一身之气；陈皮味辛、苦，性温，归脾、肺经，功能理气健脾，燥湿化痰，陈皮既可辅助君药加强健脾作用，还可燥湿化痰，是治疗湿浊中阻的首选药；醋莪术味辛、苦，性温，归肝、脾经，功能破血行气，消积止痛；半枝莲辛，苦，寒，有清热解毒，活血化瘀，消肿止痛等功效，是传统的抗肿瘤有效中药；九香虫、土元辅助君药，加强活血化瘀功效，治疗症瘕积聚效果显著，是牛教师临床中使用频率较高的药对，认为养血不留瘀，祛瘀不伤正。本案同时有肠息肉，冗长症，大肠黑便病，下焦浊毒明显，全瓜蒌、杏仁、芒硝、藤梨根、炒莱菔子化痰降浊、清热化湿、通腑导滞。诸药合用，共奏健脾理气，活血化瘀，化痰消积之功。

牛老师认为若脾虚水湿停滞，易出现痰、浊、瘀等病理产物，湿盛困脾，阻碍脾之运化功能，两者互相影响，互为因果。健脾有助化湿，化湿有助脾运。痰浊、湿热、瘀血等各种病理产物阻滞于中焦，使中焦气机更加壅塞。因而，祛瘀化痰、消滞散结也是治疗此类疾病的重要方法。

病例四：

姓名：石某　性别：女　年龄：60岁　职业：无

住址：呼和浩特市　初诊日期：2014年2月26日

主诉：胃脘胀满反复发作3年余，加重1月。

现病史：胃脘胀满伴消瘦，反酸，口干，口苦，欲饮水，怕冷不甚，舌质暗红，舌苔薄白，脉沉滑。

既往史：胃底多发息肉氩离子凝固（APC）术3次，胆结石病史。

辅助检查：电子胃镜（2013-10-12）：慢性浅表－萎缩性胃炎，胃息肉APC术。病理诊断：胃底腺息肉，粘膜组织轻度慢性炎。

中医诊断：痞满（脾胃虚损，痰瘀积聚，胆失疏泄）

西医诊断：1.胃底腺息肉APC术后；2.慢性浅表－萎缩性胃炎；3.胆结石

辨证分析：脾胃虚弱，升降失常，脾气不升，胃气不降，故胃胀满、反酸。脾胃虚弱，气血生化无源，四肢百骸无以濡养，故消瘦、怕冷不甚，运化失常，津液不能上承，痰湿内停，瘀而化热，痰瘀积聚，变生息肉，邪热郁胆，口干口苦，欲饮水。舌质暗红，舌苔薄白，脉沉滑为脾胃虚损，内有瘀滞之征象。

治法：健脾理气，化积解毒

方药："胃息化积汤"加减

炙黄芪 20g	党参 15g	炒白术 15g	醋莪术 10g
丹参 15g	土元 10g	山慈菇 10g	半枝莲 20g
鸡内金^(冲) 2包	金钱草 30g	醋郁金 15g	炙甘草 10g
醋柴胡 12g	炒枳实 15g		

14剂，日1剂，水煎400ml，早晚分服。

二诊：2014年3月12日，胃脘胀满、反酸、口干等症状减轻，舌质暗红，舌苔薄白，脉沉滑。守上方14剂。

三诊：2014年4月26日，胃脘胀满、反酸等症状消失，舌苔薄白，舌紫暗，脉沉涩。守上方加红花15g，丹参30g。

继续服用1月。随访2年未复发。

按：中医认为胆胃同居中焦，同属六腑，六腑以通为用，以降为顺，胆为"中精"之府，内藏胆汁，主消化功能。李东垣曰："胆者，少阳春升之气，春气升则万物安。故胆气春升，则余脏从之；胆气不升，则飧泄、肠鸣，不一而起矣。"本案脾胃虚弱，升降失常，运化无力，极易导致体内留滞生痰，聚久化热。胆为阳腑，湿热常郁滞于胆腑，以致胆失疏泄，湿热熏蒸日久，煎熬有形成分，日久而成结石。胆失疏泄，胆郁胃滞，升降失常，口苦。《素问·四时气》云"邪在胆，逆在胃，胆溢则口苦，胃气上逆则呕苦汁"，本案病机为脾胃虚弱，痰瘀互结，胆胃同病。治疗以"胃息化积汤"加柴胡、枳实、鸡内金、金钱草、醋郁金等，健脾益气，化浊解毒，清胆利湿和胃，恢复气机升降。胆气升则胃气降，腑气通则气机利。该患舌苔薄白，舌质紫暗，久病入络。方中加入活血化瘀较强的土元，待正气来复，三诊方加入红花，丹参，加强活血化瘀之功。

病例五：

姓名：庞某　性别：女　年龄：58岁　职业：工人

住址：呼和浩特市新城区　初诊日期：2014年9月22日

主诉：胃脘胀满1月余。

现病史：胃脘胀满、嘈杂反酸、烧心1月余。

刻下症：胃脘胀满、嘈杂、反酸、烧心伴有恶心、纳差、口干喜饮怕凉，大便不成形。舌苔腻微黄，脉沉滑。

辅助检查：电子胃镜（2014-9-15）：1.疣状胃窦炎2.胃底腺息肉（已钳净）3.Hp（-）；电子结肠镜（2014-9-10）：直肠炎

中医诊断：痞满（脾胃虚弱，痰瘀互结，寒热错杂）

西医诊断：1.胃底腺息肉（钳除）；2.疣状胃炎

辨证分析：年过半百，三阳脉衰，脾胃虚弱，运化无权，升降失司，胃脘胀满，嘈杂反酸，纳差，恶心，脾虚水湿内停，津液不能上承，聚湿成痰，痰瘀互结，日久化热，寒热互结，症见口干，喜饮，怕凉，大便不成形。舌质淡红，苔腻微黄，脉沉滑为脾胃虚弱，痰瘀互结之症象。

治法：扶正化积，平调寒热

处方："胃息化积汤"合"半夏泻心汤"加减

炙黄芪20g	党参15g	炒白术15g	云苓15g
炒薏米30g	半枝莲20g	山慈菇10g	醋莪术10g
丹参15g	姜半夏10g	干姜10g	黄连4g
姜竹茹6g	生姜12g		

7剂，日1剂，水煎400ml，早晚分服。

二诊：2014-9-29

仍恶心、嘈杂、烧心无腹胀，恶心时欲大便，晨起即泻。舌苔薄黄，脉沉滑。去炒薏米加补骨脂15g，肉豆蔻10g，14剂。

三诊：2014-10-16

恶心消失，烧心明显缓解，无腹胀，晨起即泻症状消失。舌苔薄黄，脉沉滑。上方去竹茹，30剂。

按：胃息化积汤是牛老师治疗痞证（胃息肉）常用自拟方，具有健脾除湿，化瘀散结功效。半夏泻心汤出自《伤寒论》，具有和胃降逆，平调寒热，除痞之功效，此方所治之痞，原系小柴胡汤证误下，损伤中阳，外邪乘虚内入，以致寒热互结，而成心下痞。痞者，痞满不通，上下不能交泰之谓。心下即是胃脘，属脾胃病变。此案为患者年过半百，三阳脉衰，中气虚弱，升降失常，寒热互结，遂成痞证，故方中炙黄芪、白术、党参甘温益气，健脾除湿，以补中焦之虚。半夏之辛温以散结除痞，又善降逆止呕。干姜之辛热以温中散寒，黄连之苦寒以泄热开痞。以上三药相伍，具有寒热平调，辛开苦降之用。半枝莲、山慈菇、莪术、丹参是牛老师治疗胃息肉常用对药，具有清热解毒，活血化瘀，软坚散结之功效。二方合用，相得益彰，补泻兼施以顾其虚实，寒热互用以和其阴阳，苦辛并进以调其升降。

病例六：

姓名：贺某　性别：女　年龄：77岁　职业：无

住址：呼和浩特市　初诊日期：2013年9月4日

主诉：胃脘胀满反复发作2年余，加重3天。

现病史：患者近2年来间断胃脘突发性憋胀，两胁胀痛，无呕吐嗳气，每次发作持续5-15分钟。

刻下症：近3日每日晚间突发性憋胀，无呕吐嗳气，无反酸，不喜饮水，无明显怕凉，睡眠可，大便成形，每3日一行。舌质胖，苔薄白，脉弦。

既往史：2002 年行胆囊切除术。

过敏史：无

辅助检查：电子胃镜检查（2012-12-6）：胆汁返流性胃炎，胃多发息肉（胃体底交界处 0.3cm 山田Ⅲ型息肉、胃底 0.4cm 山田Ⅲ型息肉）。

中医诊断：痞满（胃息肉）（胆失疏泄，痰瘀积聚）

西医诊断：1. 胃多发息肉；2. 胆汁反流性胃炎

辨证分析：叶天士曰"肝为起病之源，胃为传病之所"。该患年近八旬，三阳脉衰，肝肾不足，水不涵木，木气偏亢，克犯脾土。木郁土壅，胃脘顶胀，两胁憋胀。肝失疏泄，脾失运化，水湿内停，聚而成痰。气滞血瘀，痰瘀互结，形成癥瘕积聚。舌质胖，苔薄白，脉弦均为肝郁脾虚，痰瘀互结之象。

治法：理气活血，化瘀散结

处方："柴胡疏肝散"合"胃息化积汤"

醋柴胡 12g	赤白芍（各）15g	炒枳壳 20g	川芎 15g
醋香附 15g	金钱草 20g	炒鸡内金 15g（冲）	醋莪术 15g
丹参 15g	浙贝 12g	山慈菇 15g	蒲公英 20g
半枝莲 20g	茯苓 15g		

7 剂，日 1 剂，水煎 400ml，早晚分服。

二诊：2013-9-11

胃脘部憋胀明显缓解，大便偏干，每 2-3 日 1 行，舌质胖，苔薄白，脉滑。守上方去大贝加生白术 30 克，炒莱菔子 30 克，14 剂。

三诊：2013-9-18

两胁胀微痛，喜叹息，饮食饮水尚可，大便稀每 2-3 日 1 行，大便不爽，小便正常，寐可。舌质胖，苔薄白，脉滑。守原方去大贝、茯苓，加玫瑰花（后下）12 克、生白术 30 克、炒莱菔子 20 克，14 剂。

四诊：2013-10-16

胃脘憋胀明显缓解。诸证明显缓解。舌质可，舌体胖，苔薄白，脉滑。守上方：去蒲公英，加炒槟榔 10 克，14 剂。

随访：上方加减微调治疗 1 月，诸症缓解。

按：柴胡疏肝散出自《景岳全书》，主治胁肋疼痛，胸闷善太息，情志抑郁易怒，或嗳气，脘腹胀满，脉弦。柴胡、芍药以和肝解郁为主；香附、枳壳、陈皮以理气滞；川芎以活其血；甘草以和中缓痛。该患胃脘憋胀、上顶、两胁痛，为木郁土壅，肝气郁滞，气机失调，横逆乘脾犯胃，脾胃升降失司，胃气不降，出现胃脘部上顶，气聚散无常，气聚有形，气散无形，故胃脘胀满，移时缓解。结合胃镜检查：胆汁反流性胃炎、胃多发息肉，按中医理论辩证，肝主升，胆主降，胃气上逆则影响胆的下降，胆液逆流。脾虚气滞，运化失常，水湿内停，聚而成痰，痰瘀互结，影响脾胃升降，日久化热，蕴而成毒，形成症瘕积聚。胃多发息肉相当于祖国医学癥瘕积聚范畴。故本案治疗重在舒肝气利胆，调和气血，化痰消积。柴胡疏肝散疏肝解郁，调和土木。莪术、丹参、山慈菇、半枝莲、浙贝等清热解毒，软坚散结，是牛老师治疗胃息肉常用的中药。诸药合用，共奏理气活血，化瘀散结之功效。

病例七：

姓名：李某某　性别：女　年龄：59 岁　职业：家务
住址；呼和浩特市　初诊日期：2014 年 2 月 12 日
主诉：胃脘胀满伴隐痛 1 月余。
现病史：胃脘胀满伴隐痛嘈杂，不怕食凉，嗳气，烧心，无反酸，时有口干不苦，饮水正常，纳可，大便干，1-2 天行 1 次。舌质红，舌苔黄腻，脉滑。
既往史：胃多发息肉 APC 术 3 次。病理：胃底腺粘膜组织轻度慢性炎；胆结石。

过敏史：无

辅助检查：电子胃镜（2014-1-24）：慢性浅表 - 萎缩性胃炎。

病理诊断：胃底：粘膜慢性炎症伴充血，固有层见胃底腺息肉。

中医诊断：痞证（胃息肉）（脾胃虚弱，痰瘀积聚，中焦湿热）

西医诊断：1. 胃底腺息肉；2. 慢性浅表 - 萎缩性胃炎；3. 胆结石

辨证分析：脾胃虚弱，升降失常，症见胃脘胀满、嗳气、烧心，脾胃运化无权，津液不能上承，湿热内停，凝聚成痰，痰瘀阻络，蕴而成毒，见胃脘隐痛，口干。舌质红，苔黄腻，脉滑为浊毒内蕴之象。

治法：健脾益气，清热化湿，化瘀消积

处方：

黄连 6g	党参 15g	生白术 30g	醋莪术 10g
丹参 15g	厚朴 15g	生薏米 30g	山慈菇 15g
半枝莲 30g	鸡内金^(颗粒) 20g	炒大黄（冲）^(颗粒) 12g	云苓 15g
姜半夏 10g	炒山栀 12g	茵陈 20g	

7 剂，日 1 剂，水煎 400ml，早晚分服。

二诊：2014 年 3 月 12 日

胃脘自觉烧灼，饮食不慎即见胃痛，嗳气，不喜饮水，纳食增加，大便偏干，其余症状明显好转。舌质红，舌苔黄腻，脉滑。

守上方：加陈皮 30g，改厚朴 30g，20 剂。

三诊：2014 年 4 月 9 日

胃脘嘈杂胀满，偶有胃痛，伴恶心、口干，纳可，大便 2 日 1 行。舌质淡红，舌苔薄黄微腻，脉弦。守原方：去薏米、炒山栀、厚朴、黄连加醋青皮 15g 克，金钱草 30g，黄芩 15g，生石膏 30g，枳实 30g。20 剂。

按：脾胃为气机升降之枢纽，脾为太阴湿土之脏，主升；胃为阳明燥土之腑，主降。两者升降相因、燥湿互济，共同完成饮食物的受纳、运化、传导功能。章虚谷曰："胃为戊土属阳，脾为已土属阴，湿土之气，同类相召，故湿热之邪，始虽外受，终归脾胃。"脾病则精微不布，蕴而生湿；胃病则通降不行，郁而为热。湿热阻滞，使脾胃气机升降失常，纳运失职，出现脘腹胀满、嗳气、烧心、口干等症状。湿热郁蒸，累犯胆腑，疏泄失司，胆失通降，胆石形成。脾胃虚弱，痰瘀互结，浊毒内蕴，息肉形成。治疗以"胃息化积汤"加减化裁。党参、生白术、醋莪术、丹参、半枝莲、山慈菇为牛老师治疗息肉常用药对。方中黄连、炒山栀清利湿热；半夏、茯苓健脾化痰，茯苓有利小便作用，取"治湿不利小便，非其治也"之意；大黄、鸡内金、茵陈、生薏米、厚朴清胆化湿。二诊时，患者胃脘自觉烧灼，胀满、嗳气等症状明显，湿邪重浊粘滞，最易阻滞气机，气机不畅，则水道不通而湿不易祛，故牛老师守原方，加陈皮、生姜，少佐开通肺气之品，行提壶揭盖之功，以通调水道。同时增加厚朴，理气行滞，宣畅气机。三诊时，患者症状明显减轻，中焦湿热渐去，去薏米、炒山栀、黄连。加醋青皮、金钱草、黄芩、生石膏、枳实清利肝胆湿热。

病例八：

姓名：刘某　性别：女　年龄：40 岁　职业：干部
住址：呼和浩特市赛罕区　初诊日期：2013 年 3 月 4 日
主诉：胃脘胀满伴疼痛 1 年。
现病史：胃脘胀满，饭后尤甚，时有针刺样疼痛，反酸，嗳气。
刻下症：胃脘胀满，时有针刺样疼痛，反酸，嗳气，胃脘部怕凉，口不干，喜饮，睡眠一般，大便次数偏多，偶有便中带粘液，无血。舌质淡，边有齿痕，舌苔薄白，脉弦滑。
既往史：胃腺瘤样息肉切除，慢性浅表性胃炎。
中医诊断：痞满（脾虚气滞，痰瘀阻络）

西医诊断：1.胃腺瘤息肉切除术后；2.慢性浅表性胃炎

辨证分析：脾胃虚弱，升降失常，脾气不升，胃气不降，胃脘胀满，嗳气、反酸；津液不得上承，口干。脾虚无力运化水谷精微，水湿内停，日久生痰，进而成积。气虚则血运无力，导致瘀血内停，胃络瘀阻，故"不通则痛"。脾虚生湿，湿邪下注，聚而成痰，痰瘀积聚而生息肉，湿浊下注则大便中带有粘液。舌质淡，边有齿痕，舌苔薄白，脉弦滑，为脾胃虚弱，痰瘀阻络之征象。

治法：健脾益气，活血通络，化痰消积

处方：胃息化积汤加减

炙黄芪20g	炒白术15g	党参15g	醋莪术10g
丹参15g	山慈菇10g	半枝莲15g	乌贼骨（免煎颗粒）20g
白及（颗粒）20g	姜半夏15g	陈皮30g	炙甘草10g

七剂水煎服，日一剂，早晚饭后服。

二诊：2013年3月20日

诸症明显缓解，守上方：加炒枳壳15克，14剂。

三诊：2013年4月5日

饭后胃胀，疼痛消失，反酸。嗳气胃脘部怕凉好转。舌质淡，边有齿痕，舌苔薄白，脉弦滑。守上方14剂。

随访，诸症消失。

按：该案病机为脾胃虚弱，痰瘀互结，治疗在健脾益气的基础上，参以活血化瘀，化痰消积。以"胃息化积汤"加减治疗，方中炙黄芪、炒白术，党参、炙甘草健脾益气；陈皮、法半夏行气化痰，同时防止药物滋腻；丹参、醋莪术活血化瘀，通络止痛；山慈菇、半枝莲软坚散结；白及具有护膜作用，性苦甘而凉，质极黏腻，性尤收涩，功能止血消肿，生肌敛疮；乌贼骨咸、涩、温，归脾、肾经，具有收敛止血，制酸，敛疮作用，对于胃寒而多酸的患者较适用。诸药配伍得当，辨证准确，故七剂后患者症状明显缓解。在原方基础上，加减出入，巩固疗效。

（魏玉霞　整理）

十一、肠息肉

病例一：

姓名：杨某　性别：男　年龄：30 岁　职业：摄影师

住址：呼和浩特玉泉区　初诊日期：2011 年 4 月 21 日

主诉：腹泻、腹痛 6 个月。

现病史：患者因饮食不节逐渐感到胃肠不适，于 6 月前出现了腹泻、左下腹疼痛等症状。

刻下症：大便稀夹有粘液，每日 3-4 次，晨起即泻，伴有腹痛，小便频数。四肢不温，全身怕冷、倦怠乏力。纳差消瘦，睡眠一般。舌质淡，舌苔薄白，脉沉弱。

既往史：过敏性鼻炎。

辅助检查：电子结肠镜显示：多发性结肠息肉，约 100 多个，大的直径约 5-10mm，电凝切除 3 个。病理示：腺瘤性息肉和增生性息肉混合型。

中医诊断：多发性结肠息肉（寒凝积聚证）

西医诊断：多发性结肠息肉

辨证分析：饮食不节损伤脾胃，脾胃虚弱，失于运化，湿邪下注，大便夹有粘液，久病及肾，致肾阳不足，故晨起即泻，小便频数，四肢不温，全身怕冷。如此反复，痰湿困脾更甚，日久脾虚明显，五脏六腑四肢百骸无以濡养，故纳差消瘦、倦怠乏力。舌质淡，舌苔薄白，脉沉弱为胃脾肾阳虚之征象。

治法：补脾益肾，消痰化积

处方：自拟"肠息化积汤"（见前《专病专论篇》）合"四神丸"加减

炙黄芪 20g	党参 15g	炒白术 15g	补骨脂 15g
肉豆蔻 6g	盐吴茱萸 12g	肉桂 15g	炮姜 15g
熟附子 15g^{（先煎）}	醋香附 12g	醋莪术 12g	丹参 15g
山慈菇 10g	藤梨根 12g	炒内金 15g	肉苁蓉 30g

7剂，日1剂，水煎400ml，早晚分服。

二诊：2011年4月30日

左下腹疼痛减轻，大便不爽好转，大便次数减少，每日2-3次，粘液减少，晨起即便缓解，余证同前。舌质淡，舌苔薄白，脉弱。

处方：守上方7剂，煎服方法同上。

三诊：2011年5月8日

左下腹疼痛继续减轻，大便爽快，每日2次，无粘液，早晨大便时间推后，尿频好转，怕冷，四肢不温好转，饮食增加，倦怠乏力减轻，寐可，舌质淡红.舌苔薄白，脉沉。

处方：守上方去肉苁蓉、醋香附，加乌梅10g、凤尾草12g，7剂。

四诊：2011年5月15日

大便无粘液每天早1次，小便正常，腹痛消失，饮食增加，饮水尚可，怕冷，四肢不温明显减轻，倦怠乏力消失，寐可。守上方，7剂。

五诊：2011年5月22日

诸症基本消失，以上方为基础，随症加减服药3月后改做丸剂再服3个月巩固疗效。服药6个月后复查肠镜钳除直径约5mm息肉12个。

随访：2012年4月29日再次复查肠镜：息肉减少2/3，最大息肉<5mm，患者饮食二便正常，怕冷乏力时有时无，体重增加5kg。

2015年2月6日复查肠镜：直肠有3-5mm息肉3个，进行钳除。为巩固疗效，嘱咐服人参健脾丸加四神丸2个月，电话随访，了解病情，及时调治，以防复发。

按：饮食不节损伤脾胃，脾胃虚弱，升降失常，津液不能输布、运化，聚而成湿，湿属阴邪，大肠处下焦，同类相求，湿邪更易侵犯大肠，正如《素问·太阴阳明论》曰："伤于湿者，下先受之。"故大便稀夹有粘液，每日3-4次。腹泻使阳气更虚，《景岳全书·杂证谟·泄泻》有云："气遂泻去，气去则阳更衰，阳衰则寒从内生"。寒自内生，寒性收引，使气血凝结不通；"不通则痛"，故伴有腹痛；气虚及阳、脾病及肾，致脾肾阳气不足，故晨起即泻，小便频数，四肢不温，全身怕冷。如此反复，痰湿困脾更甚，日久脾虚明显，五脏六腑四肢百骸无以濡养，故纳差消瘦、倦怠乏力。牛老师认为该病病机为脾胃虚损，肾阳不足，痰瘀互结引起。治疗以肠息化积汤合四神丸加减，配合镜下钳除，长期坚持治疗而获满意疗效。

病例二：

姓名：珊某　性别：女　年龄：51　职业：干部

住址：呼和浩特市回民区　初诊日期：2014年5月28日

主诉：胃脘隐痛1年，近日加重。

现病史：胃胀痛夜间加重，嗳气1年，反酸，口干，饮水多。

刻下症：胃胀痛，嗳气，反酸，口干，饮水多，怕冷，怕热，时有便秘，服牛奶好转，双膝关节疼痛，小便黄。舌质淡，苔薄白润，脉滑。

既往史：2014-1-11肠镜：多发息肉镜下切除，乙状结肠炎。慢性非萎缩性胃炎。

辅助检查：2014-5-21电子胃镜：慢性非萎缩性胃炎，Hp（-）

中医诊断：肠息肉切除（脾虚湿阻，痰瘀互结，大肠积聚）

西医诊断：1.直肠息肉切除术后；2慢性非萎缩性胃炎。

辨证分析：脾胃运化失司，中焦湿热内蕴，气机不畅，嗳气，反酸，便秘。湿热瘀阻气机，阳气不能外达，怕冷。湿浊下流，阻滞经络，则双膝关节疼痛。痰瘀互结，息肉形成。舌质淡，苔薄白润，脉滑，为脾胃湿阻，痰瘀互结之象。

治法：健脾祛湿，化瘀消积

处方：自拟肠息化积汤加减

生黄芪 20g	生白术 30g	党参 15g	云苓 15g
丹参 15g	莪术 15g	鸡内金^冲 40g	藤梨根 12g
杏仁 20g	白蔻仁^{后下} 12g	生薏苡仁 30g	黄连 5g
茵陈 20g	炒大黄^冲 2 包	猪苓 15g	

7 剂，日 1 剂，水煎 400ml，早晚分服。

二诊：2014 年 3 月 31 日

服药后诸证明显好转，舌质淡，舌苔薄白，脉沉滑。守上方去大黄，加山慈菇 10g，7 剂。

三诊：2014-4-9

服药后诸证明显好转，偶觉烧心，怕凉。舌质淡，舌苔薄黄，脉沉滑。守上方去杏仁、薏米、黄连加干姜 12g，7 剂。

按：本案中脾胃虚损，痰瘀互结，湿热内蕴为病机关键，而脾胃虚损为病理基础。方中党参、生黄芪、云苓、生白术等健脾益气。在此基础上采用祛湿，清热，解毒等治法。三仁汤出自清代吴鞠通《温病条辨》，药物由杏仁、白蔻仁、薏苡仁、半夏、厚朴、滑石、通草、竹叶组成，具有宣畅气机，清热利湿的功效，其主治特点是湿温初起，暑温夹湿之湿重于热证，牛老师仅使用其中 3 味核心药物用于治疗脾胃病湿热内蕴，属湿重于热者。杏仁，苦，微温，有小毒，归肺、大肠，开宣上焦肺气，因肺主一身之气，全身气化有司，肺气得开，中焦脾胃升降有序，水湿水谷输转有则，则痰湿水饮无从内生，更无湿热蒙上流下。白蔻仁，苦，温，芳香，入脾经，化湿和胃，行气宽中，畅达中焦脾胃气机，湿不困脾，脾胃运化复常，使脾土以制水湿；薏苡仁甘淡渗利，利水渗湿，疏利下焦，使湿热有出路，从小便而去。

三药合用宣上、畅中、渗下，使湿热之邪从上、中、下焦三焦分消。茵陈，味苦微辛，气微寒，阴中微阳，入足太阳经，然其多走气分，难以顾及血分瘀热，故配以性苦味寒，走而不守、气血并走之大黄，不仅能泻下邪热，又能清泻血分之瘀积。《神农本草经》中强调其："大黄，味苦寒。下瘀血，血闭寒热，破症瘕积聚，留饮，宿食，荡涤肠胃，推陈致新。"大黄性味苦寒降泄，泻热逐瘀，通利大便，导瘀热由大便而下。黄连清利湿热，莪术、丹参、半枝莲、山慈菇等活血化瘀，清热解毒。莪术、丹参相须为用，行气散结作用明显。其中半枝莲、山慈菇、莪术、生薏仁等经现代药理研究具有抗异型增生，抗肿瘤的作用。生鸡内金除具有健脾益胃消食作用外，还具有活血化瘀的功效。辨证施治，药证相合，上下分消，该患服药14剂药后，症状明显缓解。三诊再以原方加减巩固疗效。

（魏玉霞　整理）

病例三：

姓名：高某　性别：男　年龄：52岁　职业：干部

住址：呼和浩特市武川县　初诊日期：2014年5月23日

主诉：脘腹胀满3年。

现病史：患者因饮酒过量、饮食不节（洁）而出现脘腹胀满，大便不规律。

刻下症：饮酒后胃脘及腹部胀满不适、怕冷，纳一般，口干不甚饮水，二便正常，寐可。腰痛腿软。舌质略红，舌体胖，舌苔薄白黄，脉沉。

辅助检查：2012年2月16日肠镜检查为：结肠多发息肉，乙状结肠4枚大小约0.2cm×0.3cm宽基底息肉，直肠1枚大小约0.5cm×0.3cm宽基底息肉，分别活检钳除。病理诊断为：乙状结肠黏膜管状腺瘤。

既往史：2012年2月16日查胃镜：慢性非萎缩性胃炎伴糜烂，幽门螺杆菌（HP）阳性：病理诊断为：胃（窦）幽门型黏膜慢性炎伴轻度急性炎及HP感染，部分腺体肠化、增生。2013年4月10日查胃镜：疣状胃炎。脂肪肝、血糖、血脂偏高，腰椎间盘突出。

中医诊断：痞满（痰瘀积聚证）

西医诊断：1.结肠多发息肉；2.疣状胃炎；3.腰间盘突出；4.脂肪肝

辨证：脾虚瘀滞，胃肠积聚，肾阳不足

辨证分析：饮食不节，脾胃受损，运化失常，升降失调，故胃脘及腹部胀满不适，纳食一般，瘀久化热，故口干不欲饮水，酒为湿热之品，脾胃虚弱，水湿停滞，饮酒后，湿气更甚，湿困脾胃，症状明显。腰为肾之府，久病及肾，肾阳不足，故腰痛、怕冷、腿软。舌质略红，舌体胖，舌苔薄白黄，脉沉，为脾肾阳虚，痰湿内停，瘀而化热之象。

治法：健脾温肾，理气活血，化痰消积

处方：

炙黄芪20g	党参15g	炒白术15g	炒枳实15g
醋莪术12g	丹参15g	土元10g	半枝莲20g
山慈菇10g	白及15g	炒内金15g	凤尾草12g
苦参10g	肉桂15g	九香虫10g	

7剂，日1剂，水煎400ml，早晚分服。

二诊：2014年5月30日

服上药后诸症同前。舌质偏红，舌体胖，脉沉。

处方：守上方加生薏仁30g，改半枝莲30g、苦参12g。14剂，每日1剂，早晚分服。

三诊：2014年6月13日

胃脘及腹部胀满不适，腰腿怕冷均有好转，舌质偏红，舌体胖，舌苔薄白黄，脉沉。

四诊：2014 年 7 月 1 日

服上方后诸症均有明显好转，饮食二便正常，精神状态较好。舌质正常，舌体略胖，脉沉弦细。

处方：守上方为主，随证加减，继续服 90 剂后停药观察，一切正常。2015 年 4 月 24 日复查肠镜显示：结肠黏膜未见明显异常；复查胃镜：浅表萎缩性胃炎，HP（－）。

按：该案病机为脾虚瘀滞，胃肠积聚，肾阳不足。牛老师治疗上运用胃息化积汤基础上加肉桂、九香虫、凤尾草、苦参等。赵献可《医贯》云：饮食入胃，犹水谷在釜中，非火不熟，脾能化食，全借少阴相火之无形者，在下焦腐熟，始能运化也"。认为强调欲补太阴脾土，先补肾中少阴相火。肾为先天之本，肾阳是全身阳气之根本，脾阳根于肾阳，脾脏依靠肾阳的温煦才能运化正常，肾阳虚命门之火不能上温脾土，中焦釜中之物不化，故牛老师应用肉桂、九香虫温补命门之火，推动脾胃升降之功。凤尾草，苦参，性味苦、寒，具有清热燥湿，凉血止痢作用，现代药理研究二者均有广谱抗菌，抗肿瘤、抗病毒的作用，诸药配合，标本兼治。

以上 3 例均为大肠息肉病案，三者既有共性，又有差别。三者病机相同，均为脾胃虚损，痰瘀互结；治疗大法均为扶正化积。差别在于，杨某病案是以"腹泻、腹痛"为主症，偏于阳虚，以补骨脂、肉豆蔻、盐吴茱萸、肉桂、炮姜、熟附子、肉苁蓉温补肾阳，高某病案以"脘腹胀满"为主症，偏于中焦，湿热为主，以凤尾草、苦参清热燥湿。珊某以胃脘胀、双膝关节疼痛等中焦寒湿，下焦湿热为主，以杏仁、蔻仁、薏仁、茵陈、黄连清利湿热。

（魏玉霞　整理）

十二、胁痛

姓名：刘某　性别：女　年龄：61 岁　职业：缝纫工人

地址：呼和浩特市　初诊日期：2014 年 12 月 29 日

主诉：两胁及右肩胛下胀痛 3 年。

现病史：患者从事缝纫工作，经常因工作忙碌不吃早点患胆结石，于 8 年前行胆囊切除术。术后常出现胃及两胁不适，于 2012 年 6 月胃镜检查显示胆汁反流性胃炎（BRG），曾口服西药丽珠维三联和奥美拉唑 10 天后症状缓解。

刻下症：胃脘及两胁右肩胛下胀满疼痛，伴有胃怕凉、反酸、嗳气，口干口苦欲饮水，食欲尚可，睡眠差。大便干燥，2–3 日 1 次，有时出现一周便一次现象，小便正常。舌质淡红，舌苔薄白，舌体胖有齿痕，脉沉弦滑。

既往史：胆结石胆囊切除术，BRG。幽门螺旋杆菌（HP）（＋）

个人史：饮食不规律，普通饮食，无烟酒嗜好。

中医诊断：胁痛、便秘（胆邪犯胃　传导失司）

西医诊断：1.胆汁反流性胃炎；2.功能性便秘

辨证分析：患者行胆囊切除术后继发胆汁反流性胃炎。《内经》曰："胆者，中精之府"，藏胆汁。胆囊切除后胆汁失于藏匿，导致肝失疏泄、胆失通降，引起肝气横逆、胆气犯胃、胃失和降、脾失运化，出现胃脘及两胁胀满疼痛。胃气上逆，可见嗳气、反酸、口干、口苦、欲饮水。胃怕凉为寒热错杂之象。大肠传导失司、腑气不通，则大便干燥。

治法：疏肝利胆 和胃通腑

处方：大柴胡汤（《伤寒论》）加减

| 醋柴胡 15g | 黄芩 12g | 炒白芍 12g | 姜半夏 12g |
| 炒枳实 12g | 生姜 12g | 金钱草 30g | 醋郁金 15g |

醋青皮 15g　　　陈皮 15g　　　炒槟榔 18g　　　生白术 30g

炒大黄 12g^{（后下）}　火麻仁 30g　　　生内金 15g^{（冲服）}

7 剂，日 1 剂，水煎 400ml，早晚分服。

二诊：2014 年 12 月 26 日

胃脘及两胁胀满疼痛、嗳气、反酸减轻，口干，口苦，欲饮水，饮食尚可，二便正常，睡眠差。舌苔薄白，舌体胖有齿痕，舌质偏暗，脉弦而滑。

处方：守原方去槟榔，改炒大黄 6g（后下），改炒白芍 30g。7 剂，日 1 剂，水煎 400ml，早晚分服。

三诊：2015 年 1 月 6 日

右肩胛下、右胁胀痛减轻，余证消失，饮食二便正常。舌苔薄白，舌体略胖，舌质偏暗，脉弦而滑。

处方：守原方去大黄、槟榔、白芍，加赤芍 15g、片姜黄 30g。7 剂，日 1 剂，水煎 400ml，早晚分服。

四诊：2015 年 1 月 23 日

服上方后诸证消失，大便不爽，2 日 1 行，舌苔薄黄，舌质略胖，脉滑。

处方：

柴胡 10g　　　黄芩 10g　　　炒大黄 12g^{（冲）}　生姜 10g

姜半夏 10g　　炒白芍 30g　　生白术 30g　　　炒枳实 15g

焦槟榔 18g　　火麻仁 30g　　肉苁蓉 30g　　　片姜黄 30g

炙甘草 10g

7 剂，日 1 剂，水煎 400ml，早晚分服。

五诊：电话随访，诸症消失而病愈。

按：本例患者所见诸症为少阳阳明合病证，选用《伤寒论》大柴胡汤加减，由柴胡、黄芩、芍药、半夏、枳实、大黄、大枣、生姜组成，方中柴胡、黄芩、芍药和解少阳，半夏枳实降胃气之逆，加大黄荡涤肠胃。《伤寒明理论》曰："方加大黄，以大黄有将军之号，而功专于荡涤，不加大黄，恐难攻下，必应以大黄为使也"。适应本案患者少阳胆气犯胃、阳明腑气不通之证，在原方基础上加金钱草、内金、郁金利胆消石，防治胆结石的复发；加青皮、陈皮理中焦之气；加炒槟榔理气通腑；加火麻仁润肠通便；加大剂量生白术健脾益气、并有通便之效。白术炒用有升阳止泻的作用，生用有益气通便的作用，通便的剂量一般可用30-60g。

二诊时二便已经正常，故去槟榔，减少大黄的用量，因口干、口苦、欲饮水，症状不见好转，加大白芍用量。

三诊时右肩胛下、右胁胀痛减轻，余证基本消失，饮食二便正常，故去槟榔、大黄等通便之药，因舌质偏暗，有瘀血之象，因气滞血瘀而致肩胛下、右胁胀痛，故加用赤芍、片姜黄以活血化瘀、通肝脾之络。

四诊诸证消失，又现大便不爽，究其原因可能唯清热理气通腑效不能持久，不能完全切中病机，患者年老容易肾阳不足，遂再用原方理气通腑，并加用肉苁蓉一味，以温阳通便。

经过近一月的治疗，患者症状逐一消失，临床治愈。并嘱其注意饮食规律，少食寒凉，少生气以调理胆胃，多食蔬菜水果，以保持大便通畅。

（杨巧芳　整理）

十三、头痛

姓名：王某　性别：女　年龄：52岁　职业：商人

住址：呼和浩特市赛罕区　初诊日期：2015年1月29日

主诉：头痛，寐差28年。

现病史：患者28年前因产后生气，劳累过度出现睡眠差，全头痛，大便干燥，1周1次，经常服泻药好清胶囊方可排便，近2个月又出现胃脘胀满、纳差，矢气多。

刻下症：每日早晨出现两太阳穴、眉弓、巅顶胀痛，持续不止，服止痛药缓解，睡眠差，每晚能睡4-5小时，且多梦，心悸。上身自汗，下肢怕冷。大便干燥，每周1次，小便不利，恶心纳差，口干，口苦，欲饮水，舌质淡红，舌苔薄白，脉沉弱。

既往史：便秘30年，胃镜示（2013年3月15日）：糜烂性胃炎，幽门螺旋杆菌（HP）阳性。肠镜无异常。

中医诊断：头痛（肾阳不足　心肝血虚）

西医诊断：1.血管神经性头痛；2.失眠；3.功能性便秘；4.糜烂性胃炎

辨证分析：《素问·五藏生成》说："诸髓者，皆属于脑"。《灵枢·海论》说："脑为髓之海"。肾主骨生髓，肾虚精亏，开合失司，故大便秘结，小便不利，上身自汗下肢怕冷；心肝血虚，心失所养，则多梦、心悸；气血不足，脑窍失养，则头痛。

治法：温通肾阳，养血柔肝

处方：济川煎合酸枣仁汤、散偏方加减

肉苁蓉30g	鹿角胶15g^{（冲）}	川牛膝30g	盐吴茱萸15g
当归20g	炒白芍30g	炒枣仁30g	知母10g
川芎15g	柏子仁20g	夜交藤30g	柴胡6g
升麻6g	白芷6g	党参15g	炙甘草15g

7剂，日1剂，水煎400ml，早晚分服。

复诊：2015年3月5日

服上方7剂后头痛未发生，情绪好转，睡眠差，大便不爽每日1次，需服好清胶囊（含有芦荟、膳食纤维成分）解大便，小便正常，余症基本消失，只因春节时饮酒引发头痛、胃脘发热，舌质、舌体正常，舌苔薄白，脉沉弱。

处方：守上方去知母，加黄连5g、白及12g^{（冲服）}，改鹿角胶12g、盐吴茱萸 12g。7 剂，日 1 剂，水煎 400ml，早晚分服。

三诊：夜间出现两太阳穴、头顶、眉棱骨胀痛，撕裂痛，吃去痛片止痛，严重失眠，每晚到凌晨 3-4 时服艾司唑仑片可入睡到次日上午 9 点钟，纳差，胃不适，口不干，饮水少，大便稀，每日 2-3 次伴肠鸣，小便正常，头晕，血压：94/65mmHg。

处方：

盐吴茱萸 12g	生姜 12g	党参 15g	羌活 12g
川芎 30g	白芷 10g	防风 12g	全虫 6g
僵虫 10g	天麻 10g	葛根 30g	生黄芪 15g
夜交藤 50g	柴胡 12g	赤芍 30g	生龙牡各 30g^{（先煎）}
炙甘草 10g			

7 剂，日 1 剂，水煎 400ml，早晚分服。

四诊：电话随访，诸症基本消除。

按：本病为肾阳亏虚，心血不足，肝失所养。济川煎出自《景岳全书》其组成为当归、牛膝、肉苁蓉、泽泻、升麻、枳壳，具有温肾益精，润肠通便之功效。主治因肾虚精亏，开合失司所致的肾虚便秘证。酸枣仁汤出自《金匮要略》本方由酸枣仁、川芎、知母、甘草、茯苓组成，用于肝血不足、阴虚内热所致失眠。散偏方是贝叔英验方，本方由川芎、白芷、白芥子、白芍、香附、郁李仁、柴胡、甘草组成，用于活血行气。方中肉苁蓉温肾益精，暖腰润肠为君药。当归养血润肠，牛膝补肾壮腰，善于下行均为臣药。枳壳宽肠下气而助通便，升麻轻宣升阳，清阳得升，浊阴自降，且有欲降先升之妙，肾虚气化失职，水液代谢失常，以致浊阴不降，故用泽泻甘淡泻浊，又补肾虚，配合枳壳，使浊阴降则大便通，共为佐使。合而用之，成为温润通便之剂。酸枣仁为君，以其甘酸质润，入心、肝之经，养血补肝，宁心安神。茯苓宁心安神；知母苦寒质润，滋阴润燥，清热除烦，共为臣药。与君药相伍，以助安神除烦之功。佐以川芎之辛散，调肝血而疏肝气，与大量之酸枣仁相伍，辛散与酸收并用，补血与行血结合，具有养血调肝之妙。甘草和中缓急，调和诸药为使。用散偏方活血行气，方中川芎行气开郁，活血止痛，为治头痛要药；柴胡、香附、白芥子理气涤痰，散结和解。白芍、郁李仁、甘草柔润缓急，诸药合用相得益彰。三方合用，随证加减，可获良效。

病例二：

姓名：高某　性别：女　年龄：35 岁　职业：商人

住址：呼和浩特市回民区　初诊日期：2015 年 1 月 23 日

主诉：右侧偏头痛 13 年。

现病史：13 年前因产后连续 4 天不进食，4 夜不能入睡而患右侧太阳穴疼痛，每次发作持续 3-4 天，每月发作 1 次，多在月经前后，开始靠服西药去痛片、卡马西平等缓解，以后则无效。口服中成药如正天丸、方中正脑宁、补脑安神口服液等，配合针灸治疗都未能取得明显疗效。

刻下症：每次月经来潮前后右侧太阳穴明显跳痛，眼眶痛，头晕，伴有恶心，呕吐甚至吐出胆汁，不能进食。痛止后纳呆，饮水少，饮则小便，大便正常，全身怕冷，月经按时来潮，经量少，色黑有血块，睡眠一般，舌质淡红，舌苔薄白，脉沉涩。

既往史：胆结石胆囊切除术后，头颅 CT 未见异常。

中医诊断：头痛（肾阳亏虚　肝脉瘀阻）

西医诊断：血管神经性头痛

辨证分析：《景岳全书·新方八阵·补略》云："凡阳虚多寒者，宜补以甘温"。肾阳不足，全身怕冷；肝脉瘀阻，月经量少，阳不足则虚寒内生，寒凝则血瘀，加之久病必瘀，经脉失养，则头痛；舌质淡红，舌苔薄白，脉沉涩，均为阳虚寒凝之证。

治法：温补肾阳　调肝活血

处方：右归丸（景岳全书）合散偏方（贝叔英验方）

熟地 20g	山茱萸 15g	炒山药 15g	熟附子 10g（先煎）
酒当归 20g	桂枝 15g	鹿角胶 15g（冲）	干姜 10g（先煎）
炒白芍 20g	川芎 25g	川牛膝 25g	细辛 3g
柴胡 10g	白芷 6g		

7 剂，日 1 剂，水煎 400ml，早晚分服。

二诊：2015 年 1 月 23 日

服药后月经前后右侧偏头痛未发作，头晕明显减轻，全身怕冷消失，仍眼眶疼痛，纳差，胃脘胀满，饮水少，二便正常，寐尚可，舌质淡红，舌苔薄白，脉沉细。

处方：守上方去鹿角胶加砂仁 10g，木香 12g。7 剂，日 1 剂，水煎 400ml，早晚分服。

三诊：2015 年 2 月 2 日

服药后诸症消失，舌体、舌质正常，舌苔薄白，脉沉弱。为了巩固疗效，守上方再服 7 剂。

四诊：2015 年 3 月 13 日

服上药后诸证消失、自动停药 1 个月，近 2 日因休息不好出现右侧太阳穴、眼眶扩张性和锥刺样疼痛，伴有恶心，呕吐，持续 2 天，经口服去痛片后缓解 1–2 小时，同时兼见鼻干、鼻痛、鼻衄、口干饮水少、纳差，二便正常。月经按时来潮，经期 5 天。经量较前增多，经色由黑转红。舌质淡，舌体齿痕，舌苔薄白，脉沉弱。

处方：

生熟地各 15g	山茱萸 15g	生山药 15g	蒲黄 6 g（冲）
桂枝 10g	当归 20g	炒白芍 30g	川芎 25g
白芷 6 g	柴胡 10g	川牛膝 30g	细辛 3g
天麻 10g	太子参 15g	生白术 15g	地龙 12g

7 剂，日 1 剂，水煎 400ml，早晚分服。

按：本病分为外感头痛、内伤头痛、虚实夹杂、瘀血证及痰证。

风、火、痰、瘀、虚诸端并存，病机有虚有实，错综复杂。从中医整体和辨证论治的角度分析，肝失疏泄是其发病基础，气机失常、气血逆乱、痰瘀互结是其发病的关键。发病后若余邪未清，或治疗后毒邪未净，致使邪毒伏留于内，脏腑失调，气机逆乱。若长期反复发作，伏邪日久入络，脉络瘀阻，瘀滞不去，加剧脏腑失调、气血逆乱，影响气血津液代谢而变生痰浊瘀血，甚则动风化火。

右归丸出自《景岳全书》，由熟地黄、附子（炮附片）、肉桂、山药、山茱萸（酒炙）、菟丝子、鹿角胶、当归、杜仲（盐炒）组成，用于肾阳不足，命门火衰。

散偏方是贝叔英验方，本方由川芎、白芷、白芥子、白芍、香附、郁李仁、柴胡、甘草组成，用于活血行气。

按：本病病机为肾阳不足，肝脉血瘀，故用右归丸温补肾阳，方中附子、肉桂、鹿角胶培补肾中之元阳，温里祛寒，为君药。熟地黄、山茱肉、枸杞子、山药滋阴益肾，养肝补脾，填精补髓，取"阴中求阳"之义，为臣药。佐以川牛膝补肝肾，健腰膝；当归养血和血，与补肾之品相配，以补养精血。诸药合用，肝脾肾阴阳兼顾，仍以温肾阳为主，妙在阴中求阳，使元阳得以归元，故名"右归丸"。用散偏方活血行气，方中川芎行气开郁，活血止痛，为治头痛要药；柴胡、香附、白芥子理气涤痰，散结和解。白芍、甘草柔润缓急，再加细辛祛风散寒，天麻祛风化痰，地龙、蒲黄解痉、止痛、活血。参、术健脾益气，诸药合用相得益彰。

（任国华　整理）

十四、耳鸣

姓名：姬某某　性别：女　年龄：44 岁　职业：教师
地址：呼和浩特市赛罕区　初诊日期：2014 年 10 月 17 日

主诉：咳嗽、耳鸣 1 个月。

现病史：近 1 月来无明显诱因出现耳鸣（左耳为甚），间断发作呈蝉鸣样，听力较前无改变，伴有咳嗽，咳白色黏痰，咽干、咽痛、咽痒。

刻下症：间断耳鸣，咳嗽，咳白色黏痰，咽干、咽痛、咽痒，饮水饮食及二便正常，睡眠一般，舌质正常，舌苔薄白，脉沉细。

既往史：慢性咽炎、慢性支气管炎

中医诊断：耳鸣（邪郁少阳　痰火郁肺）

西医诊断：1. 神经性耳鸣；2. 支气管声带炎

辨证分析：足少阳经脉起于目锐眦，走于耳中；手少阳之脉上耳后，入耳中，出耳前止于目锐眦。风热之邪内袭半表半里，邪郁少阳，上扰于耳，故出现耳鸣。风邪袭肺，肺气郁闭而失宣，故见咳嗽，痰白质黏，咽干、咽痒、咽痛。

治法：和解少阳　宣肺化痰

处方：

柴胡 10g	黄芩 12g	杏仁 12g	防风 12g
陈皮 15g	炙百部 15g	炙紫菀 12g	青果 15g
芦根 30g	桔梗 12g	胖大海 12g	知母 12g
川贝 4g^{（冲）}	葛根 30g	生甘草 10g	

川贝 4g$^{（冲）}$　葛根 30g　生甘草 10g

4 剂，日 1 剂，水煎 400ml，早晚分服。

二诊：2014 年 10 月 21 日

咳嗽，咳白痰，耳鸣，饮食、二便正常，舌质正常，舌苔薄白，脉沉细。

处方：守上方去防风加煅磁石$^{（先煎）}$30g、生地 20g，二味药养肾益阴、聪耳明目。10 剂，日 1 剂，水煎 400ml，早晚分服。

三诊：2014 年 11 月 11 日

耳鸣消失、咳嗽停止。舌苔薄白，舌质正常，脉沉细。

按：耳鸣一证，医家多认为其病机为肾虚是本，风火痰瘀是标。正如《景岳全书》曰："耳为肾窍，乃宗脉之所聚……人于中年，每多耳鸣，如风雨，如蝉鸣，如潮声音，皆为阴衰肾亏而然"。故治疗多以滋补肝肾为主，兼以平肝潜阳、祛风清热、化痰祛瘀。而牛老师用和解少阳之法治疗耳鸣一证，令人耳目一新。本患者外感风热之邪，肺气郁闭而失宣，故见咳嗽，痰白质黏，咽干、咽痒、咽痛。足少阳经脉起于目锐眦，走于耳中；手少阳之脉上耳后，入耳中，出耳前止于目锐眦。风热之邪内袭半表半里，邪郁少阳，上扰于耳，故出现耳鸣。正如张仲景《金匮要略·辨少阳病脉证并治》所言："少阳中风，两耳无所闻"。故治以和解少阳、清肺化痰、润肺滋阴。方中柴胡、黄芩和解少阳，防风、葛根疏风清热，川贝、知母、炙紫菀、青果、陈皮、炙百部清热化痰，芦根、桔梗、胖大海、生甘草利咽止痛。二诊患者咽痒消，去辛温之防风，加煅磁石、生地益肾养阴、聪耳开窍，终收良效。

十五、中风

姓名：王某某　　性别：女　　年龄：78岁　　职业：农民

住址：鄂尔多斯市达旗　　初诊日期：2011年7月2日

主诉：左侧肢体活动不利21天。

现病史：患者于2011年6月5日突然脑出血昏迷不醒，进行开颅手术和植入支架2个，经抢救治疗后，逐渐意识清醒。肢体活动好转，饮食尚可。

刻下症：左侧半身不遂，行走需人搀扶，左眼睑下垂，头晕头痛比较轻，口干口苦，饮水尚可，纳一般，大便干燥4-5日1行，小便不利，精神欠佳、乏力。舌质暗，舌体略胖，舌苔厚黄微腻，脉微弦滑。

既往史：高血压病、冠心病。

中医诊断：中风（痰瘀阻络）

西医诊断：1.脑出血后遗症期；2.高血压

辨证分析：《丹溪心法》所谓"湿土生痰，痰生热，热生风也"。嗜食肥甘，脾胃受伤，脾失运化，痰浊内生，郁久化热，热生风，挟痰浊、瘀血，壅滞经络，上蒙清窍，而出现昏迷、半身不遂；痰浊中阻，浊阴不降，则大便秘结。舌质暗，舌体略胖，舌苔厚黄微腻，脉微弦滑，为风痰瘀血，痹阻脉络，兼有腑实之征。

辨证：风痰瘀血，痹阻脑络，兼有腑实

治法：化痰通络，益气通腑

处方：通窍活血汤合化痰通络饮加减（经验方）

麝香 0.5g (冲服)	川芎 20g	赤芍 25g	桃仁泥 15g
杏仁泥 15g	水蛭 4g	地龙 12g	藏红花 6g
胆南星 10g	天竺黄 10g	法半夏 10g	天麻 10g
生大黄 10g (后下)	生黄芪 20g	泽泻 18g	丹参 15g

4剂，日1剂，水煎400ml，早晚分服。

二诊：2011年7月7日

服上药后，大便通畅，1日1次，小便通利，头晕、头痛明显减轻，饮食、饮水较前好转。左侧肢体较前有力，口角偏斜不明显，精神较好。舌质暗红，舌体略胖，舌苔薄白微黄腻，脉微弦滑。

处方：守上方，去生大黄、杏仁，加茯苓15g、酒大黄10g。7剂，日1剂，水煎400ml，早晚分服。

三诊：2011年7月15日

半身不遂有明显好转，不需人搀扶，自己拄拐杖也可行动，饮食，二便正常，乏力明显改善。舌质暗减轻，舌苔薄白，脉微弦而滑。处方：守上方继续服7剂，观察病情。

四诊：2011年7月23日

左半身活动基本恢复，自己拄拐杖行走有力量，活动时间较前延长一倍，左眼睑下垂完全恢复，睁眼同前，余无明显不适。舌质暗红，舌苔薄白，脉滑。

处方：

麝香 0.3g（冲服）　　川芎 15g　　　赤芍 15g　　　桃仁泥 12g

水蛭 4g　　　　　地龙 10g　　　藏红花 3g（另煎）　胆南星 6g

天竺黄 6g　　　　天麻 10g　　　法半夏 6g　　　生黄芪 20g

丹参 15g　　　　茯苓 12g

7 剂，日 1 剂，水煎 400ml，早晚分服。

五诊：2011 年 8 月 1 日

诸症消失而病愈。

按：中风病是由于气血逆乱，产生风、火、痰、瘀，导致脑脉痹阻或血溢脑脉之外。临床以突然昏仆、半身不遂、口舌歪斜、言语蹇涩或不语、偏身麻木为主症。中风一病，源于《黄帝内经》，其病名有大厥、薄厥、仆击、偏枯、痱风等。西医的出血性及缺血性脑血管病属于本病的范畴。

《灵枢·刺节真邪》云："虚邪偏客于身半，其入深，内居营卫，营卫稍衰，则真气去，邪气独留，发为偏枯。"《素问·通评虚实论》明确指出："仆击、偏枯……肥贵人则膏粱之疾也。"

中风是由于脏腑功能失调，或气血素虚，加之劳倦内伤、忧思恼怒、饮酒饱食、用力过度，而致瘀血阻滞、痰热内蕴，或阳化风动、血随气逆，导致脑脉痹阻或血溢脑脉之外，引起昏仆不遂。其病位在脑，与心、肾、肝、脾密切相关。中风的病机概而论之有虚（阴虚、气虚）、火（肝火、心火）、风（肝风、外风）、痰（风痰、湿痰）、气（气逆）、血（血瘀）六端，此六端多在一定条件下相互影响，相互作用。病性多为本虚标实，上盛下虚。在本为肝肾阴虚，气血衰少，在标为风火相煽，痰湿壅盛，瘀血阻滞，气血逆乱。基本病机为气血逆乱，上犯于脑。

通窍活血汤出自《医林改错》，由赤芍、川芎、桃仁、红花、老葱、鲜姜、红枣和麝香组成。化痰通络饮为胡志强教授自拟方，由天麻、半夏、竹茹、天竺黄、泽泻、丹参、白术、赤芍、红花、桃仁组成，共奏祛风化痰、活血通络。

本病病机为风痰瘀血，痹阻脉络，兼有腑实。方中麝香味辛性温，功专开窍通闭，解毒活血（现代医学认为其中含麝香酮等成分，能兴奋中枢神经系统、呼吸中枢及心血管系统，具有一定抗菌和促进腺体分泌及兴奋子宫等作用），因而为主要药。赤芍、川芎行血活血，桃仁、红花活血通络，水蛭、地龙破血祛瘀通络。天麻祛风通络、平抑肝阳，半夏燥湿化痰，竹茹、胆南星、天竺黄清化痰热，黄芪益气健脾，泽泻、白术燥湿健脾、运化痰湿。大黄泻下通腑。葱、姜通阳，麝香开窍，黄酒通络，佐以大枣缓和芳香辛窜药物之性，姜、葱、黄酒配伍更能通络开窍，通利气血运行的道路，从而使赤芍、川芎、桃仁、红花更能发挥其活血通络的作用。二诊患者腹气已通，改用酒大黄，湿邪仍有加用茯苓，健脾祛湿。三诊诸症均减轻，效不更方。四诊患者痰、瘀之征均减轻，减诸药剂量，加益气健脾之黄芪剂量。

（任国华　整理）

病例二：

姓名：刘某　性别：男　年龄：67 岁　职业：农民工

住址：鄂尔多斯市达旗　初诊日期：2013 年 3 月 15 日

主诉：左侧肢体活动不利 1 周。

现病史：患者在外出行走中突然感觉左侧肢体活动不由自主，到县医院急诊，行头颅 CT 未发现异常，以脑缺血输液治疗 3 天，逐渐出现半身不遂加重，转入包头市中心医院神经内科住院，经脑血管造影和核磁共振检查诊断为大脑后动脉脑血栓形成，进行溶栓、抗凝、扩容治疗，同时给予血管扩张剂、脑代谢活化剂等药物，治疗 4 天后请余会诊。

刻下症：左侧肢体半身不遂需人扶着走路，语言正常，神志清楚，头晕头痛比较轻，痰多灰白色粘稠，饮食欠佳，饮水不多、大便不爽 2～3 日 1 次，小便量较多，舌质暗红，舌体胖，舌苔薄黄，脉沉弦涩。

既往史：血脂偏高。

个人史：有吸烟嗜好，喜食肥甘。

中医诊断：中风（痰瘀阻络证）

西医诊断：脑血栓形成

辨证分析：《临证指南医案·中风》华岫之按所言："若肢体拘挛，半身不遂，口眼㖞斜，舌强言謇，二便不爽，此本体先虚，风阳夹痰火壅盛，以致营卫脉络失和，治法急则先用开关，继则益气养血，佐以消痰清火，宣通经隧之药，气充血盈，脉络通利，则病可痊愈"。患者老年，阳气渐虚，运化无力，水饮内停，聚湿成痰，痰阻经络，气血郁滞，故见半身不遂，口眼㖞斜；痰阻气机，清阳不升，故见头晕头痛；舌体胖，舌质暗红，舌苔薄黄，脉沉弦涩，均属气虚痰瘀阻络之征。

治法：益气活血　通络化痰

处方：补阳还五汤合通窍活血汤加减

炙黄芪 120g	麝香 0.6g^{（冲）}	川芎 30g	水蛭 10g
炙地龙 20g	当归 30g	赤芍 30g	桃仁泥 15g
红花 15g	僵虫 12g	胆南星 15g	天竺黄 15g
清半夏 30g	橘红 30g	桂枝 30g	炒大黄 12g^{（后）}

葱白 1 根

3 剂，日 1 剂，水煎 400ml，早晚分服。

二诊：2013 年 3 月 18 日

服上方后大便通畅，余症开始好转，舌脉同前。

处方：守上方去大黄，再服 4 剂

三诊：2013 年 3 月 23 日

服上方后左下肢活动较前有力，左上肢活动欠佳，咯痰多白稠痰、饮食、饮水一般，舌质偏暗，舌略胖，脉沉弦涩。

处方：守上方去胆南星、葱白再 7 剂

四诊：2013 年 3 月 30 日

左侧肢体活动较前有力，头晕头痛基本消失，饮食饮水正常，二便正常，咯痰减少，精神状态较好。舌质暗改善，舌体正常，舌苔薄白，脉沉弦细。

处方：守上方改为炙黄芪 90g、桂枝 20g、清半夏 20g，去麝香再服 7 剂。

五诊：2013 年 4 月 8 日

左侧肢体活动基本自如较有力，咯痰明显减少，饮食二便正常，舌质紫暗，舌体正常，舌苔薄白，脉略弦。

处方：守上方改炙黄芪 60g，再进 7 剂后改服成药龙生蛭胶囊，口服 1 个月以巩固疗效。

2013 年 5 月 5 日，电话随访左侧肢体活动基本恢复正常，其他症状也消失。复查脑核磁共振，大脑后动脉梗塞后已建立起侧支循环，功能正常。

按：中风病是在气血内虚的基础上，因劳倦内伤、忧思恼怒、饮食不节等诱因，引起脏腑阴阳失调、气血逆乱，直冲犯脑，导致脑脉痹阻或血溢脑脉之外；临床以突然昏仆、半身不遂、口舌㖞斜、言语謇涩或不语、偏身麻木为主症的病证。具有起病急、变化快、好发于中老年人的一种常见病。为本虚标实之证，本为肝肾不足，正气内虚，标为风、火、痰、气、瘀。

补阳还五汤出自王清任《医林改错·卷下·瘫痿论》，"补阳还五汤此方治半身不遂、口眼歪斜、语言塞涩、口角流涎、大便干燥、小便频数、遗尿不禁"。后人多用此方治疗气虚血瘀型中风后遗症。

通窍活血汤也出自《医林改错·卷上》,"立通窍活血汤,治头面四肢周身血管血瘀之证",并列所治症见"头发脱落""眼疼白珠红""糟鼻子""耳聋年久""白癜风""紫癜风""紫印脸""青记脸如墨""牙疳""出气臭""妇人干劳""男人劳病""交结劳作""小儿疳症"。

患者年过花甲,气血亏虚,阳气不足,气虚无力推动血液运行,瘀血内生;脾肾阳虚,不能运化水湿,气化失司,痰湿内生。痰瘀互结,痹阻脑脉,发为中风,故见左侧肢体偏瘫;痰瘀痹阻脑脉,脑窍失养,故见头晕头痛;阳虚,痰湿内生,故见痰多灰白色粘稠;脾虚失于健运,则纳差;阳虚,气化不利,则小便量多;脾虚气滞,痰湿内阻,则大便不爽。舌体胖,舌质暗红,舌苔薄黄,脉沉弦涩,为气虚亏虚、阳气不足,痰瘀阻滞,湿郁化热之征。证属痰瘀阻络,阳气虚弱,治以益气活血、通络化痰,方用补阳还五汤合通窍活血汤加减。方中黄芪120g,大补元气,令气旺血行,瘀去络通,麝香、葱白开窍通阳,川芎、水蛭、炙地龙、当归、赤芍、桃仁泥、红花、僵虫活血化瘀、祛风通络,胆南星、天竺黄、清半夏、橘红化痰清热,桂枝以温通经脉,大黄以泻下湿浊。二诊患者大便通畅,中病即止,防其泻下过度,故去大黄继服。三诊患者左下肢活动较前有力,左上肢活动欠佳,咯痰多、白稠痰,饮食饮水一般,舌质偏暗,舌略胖,脉沉弦涩。阳气渐复,但仍不足,仍痰瘀阻滞,痰虽多,但白而稠,故守上方改为炙黄芪90g,桂枝20g、清半夏20g减去麝香以防邪热内生。五诊患者左侧肢体活动基本自如较有力,咯痰明显减少,饮食二便正常,舌质紫,舌体正常,舌苔薄白,脉略弦。守上方改炙黄芪60g,再进7剂后改服成药龙生蛭胶囊,口服1个月以巩固疗效。

中风一证,唐宋以前多以"外风"立论,如《金匮要略·中风历节病》曰"夫风之为病，当半身不遂，但臂不遂者，此为痹"。明清之后，医家认为中风之风为"内风"，而非"外风"所致。至清代叶天士明确以"内风"立论。王清任指出中风半身不遂，偏身麻木是由于"气虚血瘀"所致，并创立了补气化瘀之名方—补阳还五汤，一直沿用至今。后人多用于治疗气虚血瘀型中风后遗症。牛老师不拘于中风病之分期，认为凡中风病之病机是气虚血瘀，无论急性期、恢复期或后遗症期均可使用，并可获得满意疗效，本患者即为实例，不可囿于恢复期而忘记了中医辨证论治之精髓。

（郭增元　整理）

十六、不寐

病例一：

姓名：左某某　性别：女　年龄：45 岁　职业：会计

地址：内蒙古鄂尔多斯市人　初诊日期：2014 年 9 月 20 日

主诉：心烦失眠 2 年。

现病史：2 年来经常难以入睡、多梦、每晚仅睡 2-3 小时、易醒、心烦、易怒、易紧张，手足心发热。

刻下症：难以入睡、多梦、易醒、心烦、易怒、易紧张，手足心发热、颈部自汗，汗后怕冷，腰酸腿软。口唇发干，饮水一般，饮食尚可，二便正常。舌苔薄白，舌质淡红，舌体边有齿痕，脉象沉滑。

既往史：无特殊。

中医诊断：不寐（心血不足　气阴两虚）

西医诊断：失眠

辨证分析：《景岳全书·不寐》中说："无邪而不寐者，必营气不足也，营主血，血虚则无以养心，心虚则神不守舍"。肝阴不足，虚热内扰，魂不守舍，故入睡困难、睡后梦多、烦躁易怒、手足心热。肝阴不足，母病及子，致心血不足，心失所养，神不安宁，故出现失眠、心烦、口干、汗出。汗出过多，气随汗泄，卫阳不足，故汗后怕冷，腰腿酸软。舌质淡边有齿痕，舌苔薄白，脉沉滑为气阴两虚之征。

治法：养心安神，益气养阴

处方：酸枣仁汤合生脉饮、安神定志汤加味

炒枣仁泥 30g	知母 12g	茯苓 15g	茯神 30g
川芎 12g	党参 15g	远志 15g	菖蒲 30g
煅龙齿 30g (先煎)	生黄芪 20g	麦冬 15g	五味子 12g
浮小麦 50g			

14 剂，日 1 剂，水煎 400ml，早晚分服。

二诊：2014 年 10 月 4 日

服药后夜间睡眠较前好转，每晚能睡 4-5 小时，自汗减轻。仍有后背怕冷、手足心热。口干饮水一般，饮食尚可，二便正常。舌质淡有齿痕，舌苔薄白，脉沉滑。

处方：守前方去菖蒲，加桂枝 12g、炒白芍 15g、煅磁石 30g（先煎）。14 剂，日 1 剂，水煎 400ml，早晚分服。

三诊：2014 年 10 月 18 日

睡眠基本正常，自汗基本消失，饮食二便正常。唯食后胃脘胀满。舌质淡红，舌苔薄白，脉细。

处方：人参归脾丸、加味保和丸，早午晚各 1 丸，饭前服人参归脾丸、饭后加味保和丸，服 2 周，以巩固疗效。

按：心主血而藏神，肝藏血而舍魂。肝阴不足，虚热内扰，魂不守舍，故入睡困难、睡后梦多，烦躁易怒，手足心热。肝阴不足，母病及子，致心血不足，心失所养，神不安宁，故出现失眠、心烦、口干、汗出。汗出过多，气随汗泄，卫阳不足，故汗后怕冷，腰酸腿软。舌质淡红边有齿痕，苔薄白，脉沉滑为气阴两虚而夹痰之征。故用酸枣仁汤（《伤寒论》方）以养心肝之血，摄肝魂、宁心神；生脉饮（《内外伤辨惑论》方）以益气养阴；安神定志汤（《医学心悟》方）以益心气、安心神、豁痰浊；黄芪、浮小麦以益气固表敛汗。二诊患者睡眠改善，但睡眠时间仍短，仍汗出，后背怕冷、手足心热，故去菖蒲以防其辛香耗气，加桂枝、白芍以调和营卫、磁石以重镇安神。三诊患者睡眠正常、自汗消失，唯食后胃脘胀满，用人参归脾丸（《济生方》方）、加味保和丸（《丹溪心法》方）以消食健脾，脾胃健，气血生，神魂得养而眠安。

病例二：

姓名：董某某　性别：女　年龄：50 岁　职业：农民

住址：内蒙古鄂尔多斯市　初诊日期：2014 年 9 月 20 日

主诉：失眠、心悸 6 年。

现病史：近 6 年来患者经常失眠、心悸，伴有头痛、耳鸣、视物模糊。

刻下症：失眠、心悸，头痛，耳鸣，视物模糊，手心发热，牙齿松动，自汗，汗后怕冷。饮食饮水，二便正常。舌苔薄白微黄，舌质淡红，脉滑数。

既往史：高血压病

中医诊断：不寐（营卫不和　心肾阴亏）。

西医诊断：1. 失眠；2. 高血压

辨证分析：《景岳全书·不寐》所说："真阴精血不足，阴阳不交，而神有不安其室耳"。心肾阴虚，心失所养则心悸；阴虚生内热，则手足心热；虚热内扰，神魄不得内藏而失眠。自汗、汗后怕冷，为营卫不和之征；营不足而卫阳之气不能潜藏，则出现失眠。

治法：调和营卫、养心安神

处方：桂枝汤合酸枣仁汤、百合地黄汤加减

桂枝 10g	炒白芍 15g	生姜 10g	炙甘草 10g
茯苓 15g	炙百合 30g	茯神 30g	炒枣仁泥 30g
生地 15g	五味子 12g	丹皮 15g	煅龙牡各 30g[先煎]
生黄芪 20g	浮小麦 50g		

14 剂，日 1 剂，水煎 400ml，早晚分服。

二诊：2014 年 11 月 9 日

服上药后睡眠基本正常，头痛消失，自汗怕冷，耳鸣，心悸均未出现。饮食、饮水、二便均正常，仅有视物模糊，颈部酸困，时有头晕症状。舌苔薄白，舌质淡红，脉沉滑。

处方：守上方去黄芪加葛根 30g。14 剂，日 1 剂，水煎 400ml，早晚分服。

三诊诸证消失，舌质淡红，舌苔薄白，脉滑。

处方：嘱服补心丹加黄芪口服液 2 周，以巩固疗效。

按：《灵枢·大惑论》言："夫卫气者，周日常行于阳，夜行于阴，故阳气尽则卧，阴气尽则寤。"营卫失和是失眠的一个重要病机，调和营卫是治疗失眠的重要法则。

桂枝汤出自《伤寒论》由桂枝、白芍、甘草、生姜、大枣组成，用于营卫不和证；酸枣仁汤出自《金匮要略》本方由川芎、知母、甘草、茯苓组成，用于肝血不足、阴虚内热所致。

患者自汗、汗后怕冷，为营卫不和之证；营不足而卫阳之气不能潜藏，则出现失眠。心为君之官，心主血脉而藏神，肾主封藏。心肾阴虚，心失所养则心悸；肾阴亏虚则生内热，则手足心热；虚热内扰，神魄不得内藏而失眠。肾阴亏虚、精髓不足、脑失所养则头痛、耳鸣、视物模糊、牙齿松动。故用桂枝汤调和营卫，百合地黄汤养心肾之阴，酸枣仁、丹皮、五味子养阴血、安心神，生黄芪、茯苓、煅龙牡、浮小麦益气、固表、止汗、安神。

病例三：

姓名：袁某某　性别：女　年龄：68 岁　职业：无

住址：呼和浩特市玉泉区　初诊日期：2012 年 6 月 13 日

主诉：失眠 1 个月。

现病史：患者在 1 个月前，因精神刺激出现彻夜难眠，天天靠吃安眠药睡觉，但仍易醒，头晕、乏力。

刻下症：心烦，心慌，喜叹息，后背隐痛，口干、口苦、欲饮水，纳差。大便干，每日 1 次，小便正常。舌质淡红，舌苔薄黄，脉象沉弦。

既往史：高血压病，哮喘，抑郁症

中医诊断：不寐（肝郁化热　热扰心神）

西医诊断：1.抑郁症；2.高血压病；3.哮喘

辨证分析:《血证论·脏腑病机论》说："肝属木，木气冲和调达，不致郁遏，则血脉得畅"。患者因情志不遂，肝气郁结，肝郁化火，邪火扰动心神，则心烦、心慌，神不安而不寐；肝经有热，则口干、口苦欲饮水；舌质淡红，舌苔薄黄白，脉象沉弦，为肝郁化热之征。

治法：疏肝解郁，清心安神

处方：化肝煎合安神定志丸加减

丹皮 15g	焦山栀 15g	赤白芍^(各) 15g	醋青皮 12g

丹皮 15g　　　　焦山栀 15g　　　赤白芍^(各)15g　醋青皮 12g

玫瑰花 12g^(后下)　合欢皮 30g　　　炙百合 30g　　　远志 15g

石菖蒲 30g　　　太子参 12g　　　茯苓 15g　　　　茯神 20g

煅龙齿 30g^(先煎)

7 剂，日 1 剂，水煎 400ml，早晚分服。

二诊：2012 年 6 月 20 日

入睡较容易，心烦好转，饮食饮水好转，二便正常，舌质淡红，舌苔薄白黄，脉沉弦。

处方：效不更方，守上方再服 7 剂。

三诊：2012 年 6 月 27 日

失眠、心烦基本消失，饮食、二便正常，夜间盗汗，舌质淡红，舌苔薄白，脉微弦。

处方：守上方去青皮、陈皮，加五味子 12g，7 剂，煎服法同前。

四诊：服药后诸症消失而痊愈。

按：失眠又称为少寐、不眠、无眠、少睡等。中医学对失眠论述十分丰富，如《内经》中称为"目不瞑""不得眠""不得卧"，《难经》中称"不寐"，《中藏经》中称"无眠"等。

《灵枢·大惑论篇》中说"夫卫气者，昼日常行于阳，夜行于阴，故阳气尽则卧，阴气尽则寐。"《灵枢·邪客》曰："夫邪气客人也，或令人目不瞑，不卧出着……厥气客于五脏六腑，则卫气独卫其外，行于阳，不得入阴……阴虚，故目不瞑。"《素问·病能篇》曰："人有卧而有所不安者，何也？……脏有所伤及。精有所之寄，则安。故人不能悬其病也。"《素问·逆调论》曰："胃不和则卧不安"。

不寐是由于心神失养或心神不安所致，其病位在心，发病与肝郁、胆怯、脾肾亏虚、胃失和降密切相关。其病机或由五志化火，扰动心神；或心脾两虚，气血不足，心神失养；或心胆气虚，触事易惊，心神不安；或肾水亏虚，或心阳不足，致水火不济，心肾不交；或饮食不节，宿食停滞，痰热扰心，均可导致不寐。

化肝煎出自《景岳全书》，由青皮、陈皮、栀子、牡丹皮、泽泻、白芍、贝母组成，主治怒气伤肝，气逆动火，致为烦热、胁痛、胀滞、动血等症。安神定志丸出自《医学心悟》，由人参、龙齿、茯苓、茯神、远志、石菖蒲、朱砂组成，用于心气虚弱，痰扰心神。

牛老师认为本患者因情志刺激，致肝郁化热，内扰心神，故用化肝煎疏肝气之郁结，平气逆而散郁火；用安神定志丸宁心安神。方中丹皮、焦山栀以清泻肝火而护肝阴，白芍以养血柔肝，陈皮、青皮、玫瑰花、合欢皮疏肝解郁以安神，百合清心安神，太子参益气养阴、健脾安神，远志、菖蒲、茯神、茯苓、龙齿以宁心安神，全方共奏疏肝解郁，清心安神之功。二诊患者睡眠改善，效不更方，继服上方。三诊患者失眠、心烦基本消失，唯夜间盗汗，舌质淡红，舌苔薄，脉微弦，为阴虚有热，故守上方去青皮、陈皮以防行气药耗气伤阴，加五味子以养阴敛汗。

牛老师经验：肝为风木之脏，性喜调达舒展而恶抑郁，体阴而用阳。对于肝郁化火所致不寐，牛老师在疏肝气、散郁火之时，常加用玫瑰花、合欢皮等质轻清扬之品以疏肝解郁安神。牛老师强调在治疗各种"肝病"时，要时刻顾护脾胃，"见肝之病，知肝传脾"，且"火邪伤阴"，因此，在疏肝气、散郁火基础上，需用益气健脾之品，故方中用太子参易人参，既可补益脾气以防肝木伐土，养阴润燥而防火邪伤阴，又可去人参之温燥而防其助火伤阴，同时加用重镇安神之品以增疗效，因而可取得满意效果。

病例四：

姓名：张某某　性别：女　年龄：72岁　职业：退休职工

住址：内蒙古鄂市达旗　初诊日期：2010年2月24日

主诉：失眠40年，加重20年。

现病史：患者近40年来常常入夜难眠、易醒，醒后更难入睡。伴有心慌、胸闷、头晕。经常口服艾司唑仑片，效果不佳。

刻下症：入睡困难，易醒，醒后难入睡，心慌、胸闷、头晕，口不干，饮水一般，食欲正常。小便不利、大便正常。舌质紫暗，舌苔薄白，脉象沉涩。

既往史：高血压病，冠心病。

中医诊断：不寐（气虚血瘀　心失所养）

西医诊断：1.高血压病；2.冠心病

辨证分析：患者老年，病程漫长，气血不足，"气为血帅"，气虚则血瘀，加之"久病必瘀"，瘀血阻滞，心失所养，神无所寄，则长夜难眠。气虚血瘀，血不养心则心悸，气机不畅则胸闷。舌苔薄白，舌质紫暗，脉象沉涩，为瘀血之征。

治法：益气活血，养心安神

处方：血府逐瘀汤合丹参饮、酸枣仁汤加减

生地 15g	当归 18g	赤芍 18g	川芎 15g
桃仁泥 15g	红花 15g	柴胡 10g	炒枳壳 15g
川牛膝 10g	太子参 20g	丹参 20g	檀香 6g冲服
砂仁 6g后下	炒枣仁泥 30g	茯神 20g	炙甘草 10g

7剂，日1剂，水煎400ml，早晚分服。

二诊：2010年3月3日

睡眠好转，心慌、胸闷消失，头晕，口干苦，欲饮水，饮食尚可，大小便正常，手心发热。舌质暗，苔薄黄，脉沉细。

处方：守上方去砂仁、茯神、枳壳，加麦冬18g，焦山栀10g。7剂，日1剂，水煎400ml，早晚分服。

三诊：2010年3月10日

睡眠基本正常，心慌、胸闷、头晕消失，饮食、二便正常，余症也不明显。

处方：效不更方，守上方再服7剂，以观后效。

四诊：2010年3月20日

诸证消失，嘱咐口服补心丹1周，巩固疗效。

按：心主血脉，肝主疏泄，气血调和，心神得养，魂舍于肝，神魂安宁，夜则安卧。

血府逐瘀汤出自《医林改错》，方由当归、熟地、桃仁、红花、川芎、枳实、赤芍、柴胡、甘草、桔梗、牛膝组成，具有行气、活血、祛瘀之功用。丹参饮出自《时方歌括》，方由丹参、檀香、砂仁组成，用于血瘀气滞之心痛、胃脘诸痛。酸枣仁汤出自《金匮要略》，本方由酸枣仁、川芎、知母、甘草、茯苓组成，用于肝血不足、阴虚内热所致。

患者老年，气血不足，病程漫长，瘀血阻滞，心失所养，神无所寄，则长夜难眠。气虚血瘀，血不养心则心悸，气机不畅则胸闷，舌质紫暗，舌苔薄白，脉象沉涩为瘀血之征。方用血府逐瘀汤合丹参饮以化瘀行气，太子参以益气养阴，炒枣仁泥、茯神养心安神。全方共奏益气活血、养心安神之功。正如王清任所言："不眠，夜不能睡，用安神养血药治之不效者，此方（血府逐瘀汤）若神"。

（郭增元　整理）

病例五：

姓名：李某　性别：女　年龄：48 岁　职业：个体商

住址：内蒙古包头市东河区　初诊日期：2015 年 11 月 17 日

主诉：入睡困难 5 年，彻夜难眠 10 天。

现病史：患者因惊吓和情志不畅出现夜间难入睡，常服安眠药和抗抑郁药，但只能睡 2-3 小时，醒后头晕、乏力，影响次日工作。近 10 日上症加重，出现彻夜难眠，心烦意乱，严重影响生活。

刻下症：彻夜难眠、心烦意乱，纳可，早饱，口干不甚，饮水一般，腹胀怕冷、脚底发热、足趾疼痛，大便难，靠泻药或运动排便，但不成形，小便正常，全身疲乏。舌质淡红，舌苔薄白，脉弦滑。

既往史：患者 2 型糖尿病病史 3 年，高血压病史 4 年，子宫肌瘤切除，痛风病，焦虑症。

中医诊断：不寐（肝气郁滞　心脾两虚）

西医诊断：1 失眠；2. 糖尿病；3. 高血压病；4. 焦虑症；5. 痛风病

辨证分析：《类证治裁·不寐》："思虑伤脾，脾血亏损，经年不寐"。《沈氏遵生书·不寐》："心胆俱怯，触事易惊，梦多不详，虚烦不眠"。患者情志不畅，兼暴受惊吓，肝气郁结，肝郁乘脾，以致脾虚气弱，运化不健，气血化生之源不足，不能上奉于心，心神失养而失眠、乏力；脾气虚日久及阳，可见腹胀怕冷、纳可早饱；脾虚则大肠传导无力，故见大便难，但不成形；水液运化失司，故见口干不欲饮。心脾两虚可见舌淡苔薄白，脉弦滑则见于肝气郁滞。

治法：疏肝解郁，健脾养心

处方：四逆散加归脾汤加减

| 柴胡 6g | 炒枳实 15g | 炒白芍 15g | 玫瑰花 12g^{（后下）} |

柴胡 6g　　　　炒枳实 15g　　　炒白芍 15g　　　玫瑰花 12g^(后下)

生黄芪 20g　　　党参 15g　　　　生白术 30g　　　炒枣仁 30g

炙百合 30g　　　夜交藤 30g　　　合欢皮 30g　　　柏子仁 20g

坤草 20g　　　　琥珀 10g^(冲服)　　煅龙齿 30g^(先煎)

7 剂，日 1 剂，水煎 400ml，早晚分服。

二诊：2015 年 11 月 24 日

睡眠好转，诸症缓解。舌质淡红，舌苔薄白，脉弦滑。

处方：守上方继续服。

三诊：2015 年 11 月 30 日

患者来电告知：入睡好，睡得踏实，饮食、二便正常，精神尚好，心情舒畅。

按：四逆散出自《伤寒论·少阴病篇》："少阴病四逆，其人或咳、或悸、或小便不利、或腹中痛、或泄痢下重者，四逆散主之"。原方主治阳郁厥逆证。归脾汤，方源始载于宋代严用和《济生方》，初治思虑过度，劳伤心脾，健忘，怔忡。元代危亦林《世医得效方》对本方有所发挥，将所治之证增补了脾不统血而妄行之吐血、下血。明代薛立斋《校注妇人良方》，在原方中增加了当归、远志两味药物，沿用至今。清代汪讱庵《医方集解》更扩充其适应范围，先后将它用于惊悸、盗汗、食少、妇人经带、肠风、崩漏等症。

本病病机为肝气郁滞、心脾两虚。方中取柴胡入肝胆经，升发阳气，疏肝解郁，透邪外出，为君药。白芍敛阴养血柔肝为臣药，与柴胡合用，以补养肝血，条达肝气，可使柴胡升散而无耗伤阴血之弊。佐以枳实理气解郁，泄热破结，与白芍相配，又能理气和血，使气血调和。党参、黄芪、白术、甘草甘温之品补脾益气以生血，使气旺而血生；酸枣仁、柏子仁宁心安神；玫瑰花疏肝解郁、安神；夜交藤、合欢皮养血安神；琥珀、煅龙齿重镇安神、清热除烦；坤草活血通络，黄柏清下焦阴火。姜、枣调和脾胃，以资化源。诸症相合，共奏疏肝解郁、健脾养心、安神定志之功。

（任国华　整理）

十七、汗证

病例一：

姓名：王某某　性别：女　年龄：54 岁　职业：教师

住址：内蒙古鄂尔多斯市达拉特旗　初诊日期：2014 年 6 月 7 日

主诉：头、颈自汗 2 个月。

现病史：近 2 个月头、颈部自汗如滴水，胸部和两上臂也出汗，同时伴有晨起即大便 3 次，便稀，受凉加重。

刻下症：头、颈、胸部和两上臂汗出，口干不明显，饮水不多，小便正常，睡眠尚可，晨起即大便，便稀，受凉加重。舌质淡，舌苔薄黄，脉沉弱。

既往史：无特殊记载

中医诊断：汗证（肾阳不足　虚阳上越）

西医诊断：植物神经功能紊乱

辨证分析：《医碥·汗》："汗者，水也，肾之所主也。内藏则为液，上升则为津，下降则为尿，外泄则为汗"。五更时分正是阴寒内盛，阳气萌发之际，如平素脾肾阳虚不足，此时则更甚，肾阳不能温煦脾土，脾阳不升而水谷下趋，故令泄泻。肾阳不足，虚阳上扰，则头、颈、胸部和两上臂汗出。

治法：温补肾阳，益气固表

处方：四神丸合玉屏风散、柴桂龙牡汤加减

补骨脂 15g	肉豆蔻 6g	盐吴萸 12g	五味子 15g
生黄芪 30g	炒白术 15g	柴胡 10g	黄芩 15g
浮小麦 50g	麻黄根 15g	桂枝 20g	仙鹤草 15g

煅龙牡各 30g^{（先煎）}

10 剂，日 1 剂，水煎 400ml，早晚分服。

二诊：2014 年 8 月 19 日

服药后晨起即便 1~2 次，小便正常，仍然自汗不止。进食后胃脘胀满，口干口苦，饮水一般，睡眠时好时差，舌苔白薄黄微腻，舌质淡红，脉沉细。

处方：守上方改生黄芪 50g，仙鹤草 30g，10 剂，煎服法同前。

三诊：2014 年 9 月 7 日

服上方后大便正常，自汗好转。饮食尚可，受凉后腹胀、咽干、饮水一般，睡眠较前好转。

处方：守上方加干姜 10g，改桂枝 10g。10 剂，煎服法同前。

四诊：2014 年 10 月 5 日

二便正常，自汗基本消失。饮食尚可，饮水一般，睡眠正常。停止服药。

按：此案例西医诊断为"植物神经功能紊乱""肠易激综合征（IBS）"属中医"汗证、泄泻"的范畴。

病机分析：早在《内经》对汗的生理及病理有一定的认识，认为汗液为人体津液的一种，并与血液有密切关系，即血汗同源。后朱丹溪对于自汗、盗汗的病理属性作了概括，认为自汗属气虚、血虚、阳虚、湿、痰；盗汗属血虚、阴虚。王清任在《医林改错·血府逐瘀汤所治之症目》说"竟有用补气、固表、滋阴、降火，服之不效，而反加重者，不知血瘀亦令人自汗、盗汗……"补充了针对血瘀所致自汗、盗汗的病机。牛老师认为本病为肾阳不足，虚阳上扰，胆火上炎，卫表不固。

四神丸出自《证治准绳》，本方由肉豆蔻、补骨脂、五味子、吴茱萸四味药物组成，枣肉为丸。用于治疗脾肾虚寒之五更泄泻。方中补骨脂温肾暖脾为君；吴茱萸温中散寒，肉豆蔻温脾暖胃，涩肠止泻为臣，二者相配，脾肾兼治，使命门火足则脾阳得以健运，温阳涩肠之力相得益彰，五味子酸敛固涩。玉屏风散出自《世医得效方》由黄芪、白术、防风组成，用于表虚自汗证；柴桂龙牡汤出自《伤寒论》本方柴胡、半夏、黄芩、人参、大枣、桂枝、茯苓、龙骨、牡蛎、铅丹、大黄，用于太阳伤寒误用下法，使邪气内陷，弥漫体内，少阳枢机不利，胆火上炎，胃热上蒸，心神不宁，三焦决渎不通。三方合用，共奏温补肾阳、益气固表、和解少阳、调解枢机。

病例二：

姓名：吕某某　性别：男　年龄：68 岁　职业：司机

地址：内蒙古乌拉特前旗　初诊日期：2014 年 8 月 12 日

主诉：自汗、恶寒 4 个月

现病史：患者于 2014 年 4 月因外感出现自汗不止，恶寒发热。在巴盟医院住院治疗 1 个月而无效。

刻下症：见精神萎靡不振，痛苦面容，自述自汗不止、恶寒发热，全身酸楚不适，口干口苦饮水少，默默不欲饮食，胃胀，体重下降明显，1 个月减少 6kg，睡眠差，大便不通，需常服润肠通便药，小便不利，口服抗抑郁药 1 个月，舌苔黄腻，舌质暗，脉滑。

既往史：胃镜显示（2014 年 4 月 15 日）：慢性浅表 – 萎缩性胃炎

（CSG-CAG）、幽门螺杆菌（HP）阳性；肠镜显示：乙状结肠炎，冗长症。抑郁症。

中医诊断：汗证（邪郁少阳，肾阳亏虚）、郁证、胃痞

西医诊断：1. 抑郁症；2. 慢性浅表 – 萎缩性胃炎；3. 乙状结肠炎，冗长症

辨证分析：患者起病于情志不畅，肝郁克脾，复感外邪，直中少阴，出现太阳、少阴合并证，故见恶寒发热、自汗、身酸楚痛、精神萎靡、便秘，同时兼有少阳胆经扰心，出现口干口苦、默默不欲饮食、睡眠极差、舌质暗。舌苔黄腻、脉滑之象。

治法：温肾散寒，和解少阳

处方：四逆汤和玉屏风散、小柴胡汤加减

黑附子 30g^{（先煎）}　干姜 30g^{（先煎）}　细辛 10g^{（先煎）}　柴胡 10g

黄芩 10g　　　　肉桂 10g　　　　生黄芪 30g　　　浮小麦 50g

麻黄根 15g　　　煅龙牡 50g^{（先煎）}生白术 50g　　　火麻仁 50g

炒莱菔子 30g　　全瓜蒌 20g

7 剂，日 1 剂，水煎 400ml，早晚分服。

二诊：2014 年 8 月 19 日

午后汗出加重、怕冷、纳差、寐差、大便不爽、尿频。舌苔薄白舌质偏胖、脉象沉滑。

处方：守上方去黄芪、柴胡、全瓜蒌，加肉苁蓉 30g，改熟附子 60g（先煎）、细辛 15g、炒白术 12g。

7 剂，日 1 剂，水煎 400ml，早晚分服。

三诊：2014 年 8 月 29 日

每天午后至半夜 2 点自汗、怕冷、失眠、纳差、饮水二便尚可。舌质淡红，舌苔薄白，脉沉滑。

处方：守上方改熟附子先 120g（先煎 3 小时）、生黄芪 50g，加五味子 15g。

7 剂，日 1 剂，水煎 400ml，早晚分服。

四诊：2014 年 9 月 5 日

昨晚自汗推后至凌晨 4 点，怕冷、纳差、睡眠好转、二便尚可，舌质淡红，舌苔薄白，脉沉滑。

处方：守上方改熟附子 165g（先煎 3 小时）、生黄芪 60g、煅龙牡（先）60g。

7 剂，日 1 剂，水煎 400ml，早晚分服。

五诊：2014 年 9 月 12 日

诸证同上，舌质淡，舌苔薄白，脉沉滑。

处方：

熟附子 200g（先煎 4 小时）　干姜 50g（同附子煎）　细辛 30（与附子先煎 1 小时）

桂枝 40g

麻黄 12g　　　　煅龙牡 60g（先）　生黄芪 50g

柴胡 10g

肉苁蓉 30g　　　火麻仁 50g　　　生白术 60g

炒莱菔子 30g

炙甘草 30g。

7 剂，日 1 剂，水煎 400ml，早晚分服。

六诊：2014 年 9 月 19 日

昨晚 7 点开始自汗，怕冷、纳差、身酸楚、寐可，大便不爽、小便不利。舌苔白腻微黄，舌质淡红，脉沉弦滑。

处方：守上方改熟附子 215g（先煎 4 小时）、桂枝 50g、麻黄根 15g，细辛 40g，加防风 12g。

7 剂，日 1 剂，水煎 400ml，早晚分服。

七诊：2014 年 9 月 26 日

全身自汗减少，微汗，怕冷减轻，肌表酸楚不适，纳差，口干饮水少，肠鸣便稀，尿频，寐好转，考虑细辛量大能致便稀。

处方：

熟附子 230g^{（先煎 4 小时）}　　干姜 50g^{（同附子煎）}　　细辛 30g^{（与附子先煎 1 小时）}

桂枝 40g

麻黄 15g　　　　　生龙牡各 60g^{（先煎）} 肉苁蓉 30g

火麻仁 50g

生白术 60g　　　炒莱菔子 30g

7 剂，日 1 剂，水煎 400ml，早晚分服。

八诊：2014 年 10 月 10 日

自汗、怕冷消失，仍有全身酸楚，饮食饮水一般，寐尚可，大便不爽（冗长症）小便不利（前列腺增生所致）。复查肝功能、血尿常规、心电心彩均正常范围。

按语：本例病机为肾阳虚，寒邪直中少阴兼有表寒，同时兼邪郁少阳证。

四逆汤出自《伤寒论》本方由炙甘草、干姜、附子三味药物组成，用于少阴病之四肢厥逆，恶寒蜷卧，吐利腹痛，下利清谷，神疲欲寐，口不渴，脉沉微细；以及太阳病欲汗亡阳之证。玉屏风散出自《世医得效方》由黄芪、白术、防风组成，用于表虚自汗证。取小柴胡汤《伤寒论》中柴胡、黄芩解半表半里之邪。方中用附子、干姜温肾阳，细辛散寒解表。特别是主用熟附子，剂量逐渐加大至 230g，以温五脏之阳。天行健，阳气主导，《内经》云："阳气者，若天与日，失其所则折寿而不彰"，张景岳提出"气不足便是寒"，在《大宝论》中又提出"生化之权，皆由阳气"，在生命活动中"难得而易失者惟此阳气，既失而难复者亦惟此气""得阳则生，失阳则死"，故张氏说："天之大宝，只此一丸红日；人之大宝，只此一息真阳"，张氏崇尚扶阳，特别看重阳气尤其是元阳，认为元阳是人身立命之根本，对阳虚阴盛病证善用大剂量附子、干姜等辛热药。宋·魏岘《魏氏家藏方》中的芪附汤，被后世立为益气温阳、回阳救逆的主方。故本例患者选取四逆汤重用附子，选玉屏风散重用黄芪，极在此意。近代医家祝味菊说"温药含有强壮之意，非温不足以振衰备，非温不足以彰气化"，认为"形虚气怯、神萎力疲，独任附子振奋细胞，活跃抗力，以奏捍卫之功"。用白术之补脾健中，以脾旺则四脏之气皆得受荫，表自固而邪不干；而复以黄芪固表益卫。浮小麦、麻黄根、煅龙牡固涩敛汗。

病例三：

姓名：张某　性别：男　年龄：21 岁　职业：军人

住址：鄂尔多斯市东胜区　初诊日期：2014 年 12 月 12 日

主诉：手脚心汗出 15 年。

现病史：患者自诉 15 年前上中学时因饮食不规律，且体质虚弱，开始手心、脚心出汗，春夏秋冬一样。以后又发生口腔溃疡，经常服用维生素类药物，有意多吃些水果，经常反复，2 个月左右发病 1 次，自觉乏力。

刻下症：手心、脚心出汗如水泡过，伴有口腔溃疡，口唇起皮，身怕冷腿尤甚，睡眠不好，尤其入睡困难，倦怠乏力，饮食饮水一般，二便正常，舌质略偏红，舌苔少，脉沉滑。

既往史：反复性口腔溃疡 12 年

中医诊断：自汗（心脾两虚证）

西医诊断：功能性汗出异常

辨证分析：《济生方·诸汗门》："人之气血，应乎阴阳，和则平，偏则病。阴虚阳必凑，故发热自汗；阳虚阴必乘，故发厥，自汗"。患者因饮食不节，损伤脾胃，脾主四肢，清阳不升，四肢不实，脾阳不足，阳气不能固摄津液，故见手脚心汗出；汗出过多，损伤阴液，不能濡养，故见口腔溃疡；气血乏源，心血不足，心神失养，外加汗出过多，损伤心阴，故见入睡困难。

治法：益气敛汗、养心潜阳

处方：归脾汤加减

生黄芪 30g	炒白术 15g	炒山药 30g	党参 15g
浮小麦 50g	煅龙牡各 30g	麻黄根 15g	五味子 12g
炒枣仁 30g	知母 12g	桂枝 10g	炒白芍 15g
炙百合 30g	炙甘草 10g		

4 剂，日 1 剂，水煎 400ml，早晚分服。

二诊：2015 年 1 月 3 日

服药后手脚心出汗减少，时有嗳气不畅、胃脘不适，纳可、口唇干，饮水正常。大便时干 2 日 1 行，小便正常，寐尚可。舌苔薄白，舌质正常，脉象沉弱。

处方：守上方去枣仁、知母、百合加盐黄柏 6g、砂仁 10g^{（后下）}

14 剂，煎法服法同前。

三诊：2015 年 1 月 31 日

诸证基本消失。舌苔薄白，舌质正常，脉沉。

处方：再服上剂 10 剂，以巩固疗效。

按：归脾汤首见于《正体类要》，原书主治"跌仆等症，气血损伤；或思虑伤脾，血虚火动，寤而不寐；或心脾作痛，怠惰嗜卧，怔忡惊悸，自汗，大便不调；或血上下妄行"。原方为补益剂，为补益心脾而设。原方由 12 味药组成，即白术、当归、茯苓、黄芪、远志、龙眼肉、酸枣仁、人参、木香、炙甘草、生姜、大枣。原方以人参、黄芪、白术、炙甘草甘温之品补脾益气以生血，使气旺而血生；当归、龙眼肉甘温补血养心；茯苓、酸枣仁、远志宁心安神；木香辛香而散，理气醒脾，与大量益气健脾药配伍，复中焦运化之功，又能防大量益气补血药滋腻脾胃，使补而不滞，滋而不腻；姜、枣调和脾胃，以资化源。

本病的病机在于久病脾虚，气血乏源致心脾两虚。牛老师用归脾汤中黄芪、白术、党参、炙甘草以补气生血，使气旺而血生而治其本；

用五味子、煅龙牡、浮小麦、麻黄根以固涩止汗，增强止汗而治其标；佐以桂枝、白芍以调和营卫；炒山药、炙百合以养肺胃之阴；酸枣仁养心安神。方中标本兼顾，攻补兼施。

牛老师用方精妙，抓住病机，随症加减，全方围绕"补气止汗、养血安神"治法，体现了牛老师的"调气和血"的思想，使营卫调和，开阖有度。

（任国华　整理）

十八、风咳

病例一：

姓名：王某某　性别：男　年龄：54 岁　职业：房地产开发商

住址：呼和浩特市新城区　初诊日期：2014 年 3 月 11 日

主诉：阵发性咽痒、干咳 3 个月。

现病史：患者于 2013 年 12 月装修房屋过程中突然出现咽痒、咳嗽、胸憋气短、喘息无力，当时送往医院急诊，经过拍胸片、查心电图、心彩超、心脑螺旋 CT 等检查，均未见明显异常，给予静脉滴注氨茶碱，抗过敏药后症状缓解。

刻下症：咽痒、干咳少痰，夜间加重，口干口苦，饮水一般，纳可，凌晨胃脘痞满。大便偏干，2 日 1 行，小便正常。舌质淡红，舌体正常，舌苔薄白兼黄，脉滑数。

既往史：2013 年 11 月 14 日胃镜检查显示：慢性萎缩性胃炎（CAG 中度）伴轻度肠上皮化生（IM 轻度），幽门螺旋杆菌（HP）阴性；高血压、高血脂、糖尿病史；胆囊贴壁结石，酒精性脂肪肝。

个人史：嗜饮酒。

中医诊断：风咳（风邪犯肺）

西医诊断：1. 咳嗽变异性哮喘；2. 慢性萎缩性胃炎；3. 糖尿病；4. 高血压病；5. 酒精性脂肪肝；6. 胆结石

辨证分析：患者因久病体弱，正气不足，肺卫不固，易感外邪异味，风（异味）先为犯，首先犯肺，肺失宣降而出现风咳诸证。

治法：疏风宣肺，利咽止咳

处方：风咳专方加减（处方见《风咳》病例二）

灸麻黄 10g	杏仁泥 15g	苏子 12g	苏叶 12g
前胡 12g	蝉蜕 10g	灸地龙 12g	牛蒡子 12g
灸杷叶 15g	五味子 10g	桑白皮 15g	白果 10g
黄芩 12g	全瓜蒌 20g	炒大黄 10g^{（后下）}	

7 剂，日 1 剂，水煎 400ml，早晚分服。

二诊：2014 年 3 月 24 日

服上方后大便正常，1 日 1 次，小便正常，胃脘痞满减轻，余证同前，自觉怕热，舌质淡红，舌苔薄白，脉弦滑。

处方：守上方去全瓜蒌、大黄，加炒白芍 12g，地肤子 12g，以缓减气道痉挛和疏风利咽止痒。

7 剂，日 1 剂，水煎 400ml，早晚分服。

三诊：2014 年 4 月 20 日

服上方后诸证均有明显减轻，饮食二便正常，舌质淡红，舌苔薄白，脉弦滑。

处方：守上方去黄芩、桑白皮，加太子参 15g、生白术 30g，以增强健脾扶正功效。

7 剂，日 1 剂，水煎 400ml，早晚分服。

四诊：2014 年 4 月 29 日

服上方后诸证消失。舌质正常，舌苔薄白，脉弦。为了巩固疗效，守上方改灸麻黄 6g，再服 7 剂后，改为扶正固本，调理脾胃，培土生金为主，选用院内制剂消痞萎胃康丸口服，随时观察现病情。

按：本例患者久病、多病耗伤正气，五脏虚损，尤以肺脾肝为甚，抵抗外邪功能较差，常不耐寒热，易感外邪，尤以风邪为著。风为百病之长，首先犯肺，使肺失宣降，出现风咳的诸多证候，如本例患者出现咽痒、干咳少痰、胸憋气短、短息无力，夜间加重，胃脘痞满等，皆为风邪犯肺之象。过敏体质又为内风，内外风邪全而骤发，以疏风宣肺治疗，兼顾夹寒夹热，而少用清热以防寒凉闭肺。选用国医大师晁恩祥的风咳专方加减收效快捷良好，待急症控制后再调理肺脾肝肾，比较完整地体现了治疗本病用药思辨。

（徐敏和　整理）

病例二：

姓名：路某某　性别：女　年龄：46 岁　职业：餐饮服务员

住址：鄂尔多斯达旗县　初诊日期：2014 年 3 月 6 日

主诉：阵发性的咳嗽、咽痒、气急 10 年。

现病史：患者于 10 年前因受凉吸入冷空气，此后 10 年间每遇冷空气、尘埃、油烟气或闻到海鲜味刺激，则出现打喷嚏、流清涕、眼泪、耳鼻咽发痒等症状。以后逐渐出现皮肤发痒，阵发性痉挛性咳嗽，咳稀白痰量少，气急，后背发冷，经常在夜间 2-4 点钟发作。

刻下诊：鼻痒、嚏涕、流清涕、咽痒、咳嗽、咳稀白痰、胸憋气急、后背发冷。口干不欲饮水，饮食尚可。大便偏干每日 1 次，小便正常。睡眠不好。月经推后 5-7 天，经量少，经色黑。发作时可用肾上腺皮质激素和支气管扩张剂缓解症状。舌质淡，舌苔薄白，脉弦。

既往史：过敏性鼻炎，咳嗽变异型哮喘。

中医诊断：风咳（风寒袭肺）

西医诊断：1. 过敏性鼻炎；2. 咳嗽变异型哮喘

辨证分析：风邪犯肺、肺气失宣，鼻为肺窍，咽喉为肺之门户，鼻咽发痒、喷嚏为风之象，风盛气道痉挛，则气急咳嗽。

治法：疏风宣肺，止咳利咽，佐以温肾。

处方：风咳专方加减：

炙麻黄 10g	杏仁 12g	苏子 12g	苏叶 12g
五味子 10g	蝉蜕 10g	炙地龙 10g	防风 12g
桂枝 15g	炒苍耳子 6g	辛夷 10g^{（包煎）}	肉苁蓉 30g
前胡 10g	牛蒡子 10g	地肤子 15g	

7 剂，日 1 剂，水煎 400ml，早晚分服。

二诊：2014 年 3 月 14 日

服上方后晨起有轻微咳嗽，咳少许白粘痰，后背怕冷减轻，余证明显减轻。舌质略淡，舌苔薄白，脉弦。

处方：守上方继续服 7 剂，煎服法同前，以观疗效。

三诊：2014 年 3 月 22 日

服上方后诸证基本消失，仍有夜间咳嗽，舌质淡红，舌苔薄白，脉弦缓。

处方：守上方去辛夷、苍耳子、桂枝，加白前，专治夜间咳嗽，增强宣肺理气、祛痰止咳功效。加炙紫苑 12g，以助杏仁降气止咳功效。继续服 14 剂，煎服法同前。

四诊：2014 年 4 月 10 日

服上方后诸证消失而告愈，嘱咐患者停药保养，忌食辛辣海鲜、保暖防寒、避免呼吸烟尘异味气体、按时作息。

按：咳嗽变异型哮喘又称隐匿型哮喘或咳嗽性哮喘。是哮喘的特殊类型。患者咳嗽 2 个月以上，常于夜间及凌晨发作，运动或冷空气刺激后诱发和加重。气道反应性测定存在有高反应性。抗生素或镇咳、祛痰药治疗无效，使用支气管解痉剂或皮质激素有效。排除引起咳嗽的其他因素，可诊断。

国医大师晁恩祥根据咳嗽变异型哮喘的咳嗽特点，表现为阵发性咳嗽、难以抑制，与《诸病源候论·咳嗽病诸侯》中，关于"风咳"

之"欲语因咳、言不得竟是也"等的描述类似，认为与"风邪犯肺"相关，故将本病名为"风咳"。

本例患者起病于 10 年前受外邪侵袭，吸入烟尘异味而患过敏性鼻炎，后发展为阵发性咳嗽、咽痒、气急。其咳嗽特点为咳稀白痰、痰少。体现了"风邪之为病，善行而数变"，"风盛则挛急"的特点。《素问·太阴阳明论》曰："伤于风者，上先受之。"外感风邪夹寒袭表犯肺，而致肺气失宣，风动气逆则咳嗽、气急。"风邪为患可致瘙痒"，患者对风、冷空气、异味刺激、多种外源性可吸入物质极其敏感，常因此而发作，这是因为风邪犯肺，肺络受损，不耐外邪侵袭所致。风邪夹寒，侵袭足太阳膀胱经则后背发冷。患者常于夜间或凌晨咳嗽发作，影响睡眠，正如《内经》中"肺风"所述，《灵枢·风论》曰"肺风之状，多汗恶风……时时短气，昼日则差、暮则甚。"本患者兼有过敏性鼻炎、皮肤发痒（荨麻疹），且症状轻重程度常与咳嗽发作程度相关，这些皆属变态反应性疾病，与风邪相关。口干不欲饮、大便偏干皆由素体肾阳不足有关。

本例患者因风邪犯肺，造成肺气宣降失常。治疗当以疏风宣肺、缓急解痉、利咽止咳、兼以温肾。选方用国医大师晁恩祥自拟风咳病专方（炙麻黄、杏仁、紫菀、苏子、苏叶、炙杷叶、前胡、地龙、蝉蜕、牛蒡子、五味子）加减治疗。方中麻黄疏风解表为主药；苏子、苏叶并用，一主散，一主降气，且苏子味辛，降中有散；桂枝助麻黄入太阳膀胱经以温通散寒；杏仁降气止咳，前胡宣肺止咳，宣降结合、通调气机；麻黄辛散，以驱邪外出，五味子酸收，以防正邪交争太过；风邪夹寒而加入防风、桂枝；地龙、蝉蜕为虫类药，能搜风，且地龙能解痉止咳平喘，蝉蜕祛风解表；咽痒明显兼有口干、皮肤痒，咽喉为肺之门户，加牛蒡子、地肤子祛风止痒利咽止咳；因有鼻痒、嚏涕、流清涕加入苍耳子、辛夷；素有肾阳虚而便秘加入肉苁蓉，以温阳通便、调补肺肾、疏通肺与大肠的上下通道。如此从风论治而取效。

（徐敏和　整理）

病例三：

姓名：张某　性别：女　年龄：46 岁　职业：个体商人

住址：鄂尔多斯市达旗　初诊日期：2015 年 5 月 9 日

主诉：咳嗽少痰 2 年

现病史：2 年前因受风闻及烟气、异味而出现咽痒，干咳无痰、胸憋气短，就诊西医以过敏性哮喘予以治疗，药用口服转移因子，抗过敏药，宣肺口服液，外用布地奈德、美特罗吸入剂喷雾，并多方求治均未得到控制，故求余诊疗。

刻下诊：外感风寒、闻及油烟味、吃甜食特别是香蕉则引发咽痒、干咳少痰、胸憋气短、喘息气短、喘息无力，尤以春秋易发，夜间加重。口干欲饮，纳可，二便正常。舌质淡红，舌体略胖，舌根部苔薄黄微腻。

既往史：高血压、哮喘

中医诊断：风咳（风邪袭肺）

西医诊断：咳嗽变异性哮喘

辨证分析：患者为过敏体质，对甜食特别是香蕉、油腻敏感，再加素体肺气虚损，不耐外邪侵袭，故每遇外感风寒、闻及油烟，则出现风邪袭肺，肺失宣发之症状，即咽痒、干咳、胸憋喘息诸症。

治法：疏风宣肺，利咽止咳

处方：风咳专方合定喘汤加减

炙麻黄 10g	杏仁泥 12g	白果仁 12g	桑白皮 15g
黄芩 12g	炙地龙 12g	蝉蜕 10g	苏子 12g
前胡 12g	防风 15g	五味子 12g	乌梅 15g
炒白芍 15g			

14 剂，日 1 剂，水煎 400ml，早晚分服。

二诊：2015 年 5 月 23 日

服上方后患者症状改善，舌质正常，舌苔薄白，脉沉。要求再服药彻底治愈，并予以巩固疗效。

处方：守上方再服 14 剂，煎服法同前，以观后效。

三诊：2015 年 6 月 10 日

电话随访诸证消失而病愈。

按：本例患者 2 年前起病于外风、烟气、异味刺激的过敏而引起咽痒、干咳、胸憋，气短持续 2 年不愈，具有阵发性、反复发作特点，尤以春秋易发、夜间加重、吃甜食（香蕉最明显）敏感，对抗过敏药和激素有效，符合咳嗽变异性哮喘特点，符合风邪致病特征，故以风论治取效。选用国医大师晁恩祥的风咳专方（主方：炙麻黄、杏仁、紫菀、苏子、苏叶、炙杷叶、前胡、地龙、蝉蜕、牛蒡子、五味子）合定喘汤加减，宗疏风宣肺、利咽止咳治疗。风邪夹热，加入桑白皮、黄芩兼能清热宣肺；喘息无力加白果，有敛肺气、定咳嗽之功；患者属过敏体质为内风，加入乌梅可甘酸配伍，解除痉挛，起到抗过敏作用。

（徐敏和　整理）

十九、风哮

姓名：任某　性别：男　年龄：47　职业：公务员

住址：鄂尔多斯市达旗　初诊日期：2014 年 12 月 14 日

主诉：喘息气短 1 年。

现病史：患者患有过敏性鼻炎（鼻鼽）20 年，经常反复发作，季节性加重，以冬季为甚，夏季时有发作，发作时对症治疗，用抗过敏的激素气雾剂可缓解症状。2013 年冬季自我感觉对皮毛、冷空气、花粉等过敏，突然发作气喘痰鸣、喉中哮鸣有声、呼吸困难、不能平卧，甚则张口抬肩，鼻翼煽动，急诊送往包头某三甲医院对症处理，并做了全面检查，查过敏原显示对皮毛、花粉、油烟味、冷空气等20多种物质过敏，查气道高反应性阳性，气道不畅，肺功能低下，经住院治疗后病情得到控制，出院后仍有反复发作，难以彻底控制。故寻求中医药治疗。

刻下诊：胸憋气短，无咳嗽咯痰，活动量稍大或闻到刺激异味则气喘、哮鸣，每于夜间加重。喜冷饮，饮食正常，口干、唇干而红。怕热、自汗、乏力。二便正常。舌质淡红，舌苔薄白，脉沉弦。

既往史：过敏性鼻炎（鼻鼽）20年，支气管炎。

个人史及家族史：个人无吸烟、饮酒嗜好，母亲患有高血压。

中医诊断：风哮

西医诊断：过敏性支气管哮喘

辨证分析：风邪袭肺，肺失宣降，余邪未清，逆而为喘，鼻为肺窍，风邪善行而鼻鼽引发风哮而气喘、哮鸣；风邪夹热，久而耗气则见气虚乏力、自汗、怕热、口干欲冷饮。

治法：疏风宣肺 定喘解痉 兼清肺热

处方：黄龙汤合定喘汤加减

炙麻黄 10g	杏仁 12g	白果仁 12g	炙地龙 12g
蝉蜕 12g	五味子 12g	生白芍 15g	生石膏 30g
桑白皮 15g	黄芩 15g	知母 12g	苏子 12g

7剂，日1剂，水煎400ml，早晚分服。

二诊：2015年1月4日

服上方后仍有口干、唇干唇红、喜冷饮、乏力，余症减轻，舌质淡红，苔薄白，脉沉弦。

处方：守上方加西洋参15g，改生石膏50g，芦根30g，以增强益气生津，清热宣散作用。

14剂，日1剂，煎服法同前。

三诊：2015年1月17日

服上药后仍有活动后气短、喜冷饮症状，余症已不明显，舌质淡红，舌苔薄白，脉沉弦。

处方：上方加金荞麦15g，改生石膏为100g，以增强清肺祛风作用。

14剂，日1剂，煎服法同前。

四诊：2015年1月31日

夜间喘息、活动时加重、怕热出汗、口干欲冷、气短均有明显减轻，纳可，二便正常。舌质淡红，舌苔薄白，脉弦细。

按：本例患者因患过敏性鼻炎年久未愈，再逢一些过敏原如皮毛、花粉、冷空气等，自身又属于过敏体质，因而发展成为过敏性支气管哮喘。属于国医大师晁恩祥称之为的"风哮"病，表现为风邪犯肺，气道挛急，久而化热，潜伏肺胃，选用国医大师晁恩祥制定的黄龙汤合定喘汤（《摄生众妙方》）加减。方中麻黄辛温，疏风散寒，宣肺平喘，宣中有降；地龙咸寒泄降，息风解痉，平息定喘，与麻黄配伍，一温一寒，一宣一降，为治疗哮喘的主药；蝉蜕宣肺解痉，助麻黄、地龙解痉之力；白果收敛肺气、定喘止嗽，协助麻黄、地龙之功；苏子、杏仁降气消痰平喘；"肺欲急，急食酸以收之"，故配五味子及白芍二药酸温收敛以制麻黄、苏子辛散之过；因风寒外袭，郁久化热，潜伏肺胃而见口干喜冷饮、怕热自汗，故加入石膏、知母、黄芩、金荞麦、桑白皮、芦根泻肺火、降肺气而清肺止喘；肺为娇脏，不耐寒热，易感外邪，风寒犯肺，邪郁肺络，肺络受损，肺气虚弱，抵御外邪功能下降故反复外感，动甚气短，故在疏风宣肺为主的同时，加用西洋参益气生津、扶正祛邪。以上诸药相合，共凑疏风宣肺、定喘解痉、泄肺清热、扶正祛邪之功效。

（牛克梅　整理）

二十、脱发

姓名：贾某某　性别：女　年龄：37 岁　职业：无

地址：呼和浩特市新城区　初诊日期：2014 年 9 月 26 日

主诉：脱发 4 个月。

现病史：患者近 4 个月无明显原因出现掉头发，约有 1/3 头发脱落，伴有腰酸困，月经量少，色暗有血块，疲乏明显。

刻下症：脱发，腰酸困，乏力，月经量少，色暗有血块，饮食欠佳，二便正常。舌质淡有瘀点，舌苔薄白，脉沉弱。

既往史：无特殊记载。

中医诊断：脱发（脾肾两虚　血虚血瘀）

西医诊断：脱发

辨证分析：《素问·六节藏象论》说："肾者，主蛰，封藏之本，精之处也，其华在发"。发的生长，赖血以养，故称"发为血之余"。患者先天禀赋不足，精血亏虚，身体瘦小。腰为肾之府，肾精不足则腰酸困；精血互生，肾精不足，阴血亏虚，血海不足，则月经量少；月经色暗有血块为瘀血之征。

治法：健脾补肾，养血活血

处方：

党参 15g	炒白术 15g	炒山药 20g	炒鸡内金 12g^{（冲）}
枸杞子 12g	桑椹子 12g	女贞子 12g	熟地 12g
晚蚕砂 12g	五味子 9g	神曲 12g^{（包）}	炙黄芪 15g
阿胶珠 15g^{（冲）}	当归 15g	红花 12g	

10 剂，日 1 剂，水煎 400ml，早晚分服。

二诊：2014 年 11 月 6 日

服药后脱发减少，月经经期 1 周有头晕、乏力、纳差，睡眠尚好。舌苔薄白，舌质淡红，脉弦。

处方：守上方加柴胡6g，改炙黄芪20g

7剂，日1剂，水煎400ml，早晚分服。

三诊：2014年11月13日

脱发明显减少，头晕、腰酸困、乏力、饮食饥饿感均消失。舌苔薄白，舌质淡红，脉沉滑。

处方：效不更方，守上方再服7剂，煎服法同前，巩固疗效。

按：《素问·五脏生成篇》："肾之合骨也，其荣发也，其主脾也"。肾藏精，主骨生髓，其华在发；脾主运化，为气血生化之源；发为血之余。患者先天禀赋不足，精血亏虚，身体瘦小。腰为肾之府，肾精不足则腰酸困；精血互生，肾精不足，阴血亏虚，血海不足，则月经量少；月经色暗有血块为瘀血之征。证属脾肾两虚，血海不足，瘀血阻滞，治以健脾补肾，养血活血。方中党参、炒白术、炒山药、炙黄芪、神曲、炒鸡内金以健脾益气，助运化而生气血，且补后天而滋先天；枸杞子、桑椹子、女贞子、熟地补肾滋阴生精，阿胶珠、当归、红花、晚蚕砂养血活血，全方共奏益气养血、生精填髓、化瘀生血之功。二诊脱发减少，行经后出现头晕、乏力等症，为气血亏虚，脑失所养，加柴胡6g、改炙黄芪20g，以益气升阳。气血生，精血足，而乌发生。三诊患者脱发明显减少，头晕等症均消失，故效不更方，守上方再服7剂，以巩固疗效。

（郭增元　整理）

二十一、骨痹

姓名：白某某　性别：女　年龄：36岁　职业：公务员

住址：呼和浩特市赛罕区　初诊日期：2009年11月10日

主诉：腰背酸痛，怕冷9年。

现病史：患者自述从2000年11月出现腰背酸痛、骻痛，晨僵，恶寒喜温，不能坚持坐办公室工作 2 小时，当时在北京三医院做了全面检查（包括 B27 定量超标），诊断为强直性脊柱炎，服用西药（消炎痛、芬必得等药）治疗，病情未见明显好转。2003 年又出现不定时的胃脘痉挛性疼痛，饮食一般，胃脘喜温，月经推后 10 天以上，经量少色黑，有血块。经常觉得肢体重着，疲乏无力。

刻下症：腰背疼痛，怕冷严重，自觉骨冷，手足厥冷，日轻夜重，夏季经常用热水袋取暖，欲盖棉被，胃脘胀满疼痛怕冷，嗳气上顶，纳差，易生气，大便不成形，晨起即便 1-2 次，小便频数，寐差，常感冒，舌质淡，舌体胖，脉沉紧。

既往史：胃痉挛，腿痛。

个人史：无特殊嗜好。

家族史：父亲冠心病，母亲慢性胃炎。

中医诊断：骨痹（寒湿痹阻）

西医诊断：1. 强直性脊柱炎；2. 慢性胃炎

辨证分析：患者外感寒湿，痹阻经络，足太阳膀胱经首当受害，出现腰背恶寒，晨僵，疼痛，初痛在经，久病入络，伤及脾、肾阳气而日渐虚损，出现胃脘怕冷胀痛，腰骶疼痛、骨头里发冷，纳差，五更泻，尿频，舌淡脉沉紧等脾肾两虚证候。

治法：温经散寒、祛湿通络、补肾健脾

处方：乌头汤合附子汤加减

生草乌 6g (先煎)	熟附子 15g (先煎)	麻黄 6g	桂枝 12g
独活 20g	炒苍术 15g	炒白术 15g	炒白芍 12g
片姜黄 20g	川牛膝 20g	炙黄芪 30g	细辛 15g (先煎)
仙灵脾 20g	全虫 6g	当归 20g	甘草 10g

7 剂，日 1 剂，水煎 400ml，早晚分服。

二诊：2009 年 11 月 17 日

服上方后症状无明显改善，此非药证不符，乃力不及鹄也，现其舌脉也无大变化。

处方：守上方改熟附子 30g（先煎 2 小时），草乌 10g（先煎），14 剂，煎服法同前。另加蚂蚁烘干，装胶囊每粒 0.3g，每日 2 次，每次 2 粒。

三诊：2009 年 12 月 1 日

服上方后腰背骶腿疼痛怕冷减轻，手足厥冷，骨冷缓解，胃脘胀满疼痛怕凉、嗳气上顶好转，饮食增加，大便软，每日 1 次，小便次数减少，舌质淡舌体略胖，脉沉细紧。

处方：守上方再服 10 剂，煎服法同前。

四诊：2009 年 12 月 11 日

服上方后诸症减轻，精神状态良好，饮食、二便、睡眠基本恢复正常，舌质淡红，舌苔厚白，脉沉弦细。

处方：守上方用制川乌 10g 取代生草乌 10g，中病即止，以减轻草乌毒副作用，再服 14 剂，煎服法同前。

五诊：2009 年 12 月 26 日

服上方后诸证基本消除，舌质淡舌苔白脉弦细。

处方：

制川乌 6g（与甘草同煎 1 小时）	熟附子 15g（先煎）	桂枝 10g
独活 20g		
炒白术 15g	炒白芍 12g	片姜黄 20g
川牛膝 15g		
炒杜仲 15g	川断 15g	细辛 6g（先煎）
仙灵脾 15g		
全虫 4g	当归 20g	生甘草 6g

14 剂，日 1 剂，水煎 400ml，早晚分服。

蚂蚁胶囊同前服。

六诊：2010 年 1 月 10 日

服上药后巩固疗效，病情稳定，精神情绪良好，停药 1 个月复查各项指标正常。

按：强直性脊柱炎属于中医痹证范畴，辨病属骨痹、肾痹范畴，是由风寒湿侵袭所致，其病变部位以腰骶、脊柱为主。因腰为肾之腑，诸经脉通过督脉、带脉贯于肾而络于腰脊。临床上可分期辨证治疗。本例患者素有禀赋不足、脾肾虚弱，又逢劳累过度，感受寒湿之邪，寒为阴邪，其性凝滞、主收引、主疼痛，气血为寒邪痹阻，伸屈不利（晨僵），遇热则寒凝渐散，气血得以运行，故喜温得热则减；日属阳，夜属阴，寒湿阴邪逢阴助长，故日轻夜重夏季欲加盖棉被，热水袋取暖；湿性重浊粘滞，阻碍气机，故肢体重着乏力，痛处不移；寒湿内盛、留于关节，故关节肿胀；脾胃虚寒，气机不畅则胃脘胀满，纳差，嗳气上顶；脾肾皆虚则晨起便稀，小便频数，月经推后、量少；舌质淡、舌体胖、舌苔薄白、脉沉紧等皆为寒湿之象。

选用乌头汤（《金匮要略》方）合附子汤（《伤寒论》方）加减。方中草乌头大辛大热、温经散寒、草乌治痹痛之功效较川乌为著，且与甘草同煎；附子味辛甘、性热有毒，有回阳救逆，逐寒燥湿，温助肾阳的作用，二药合用为君药；配麻黄、桂枝、细辛、独活以助温阳散寒止痛，全蝎配附子，可散寒通络止痛，治阳虚寒凝之痹痛，白芍养血，黄芪、苍白术益气健脾祛湿，姜黄、当归、川牛膝活血通络，共为臣药；仙灵脾、杜仲、川断温补肝肾，强筋健骨，通利关节，共为佐药；甘草解草乌、附子之毒、缓急止痛为使药。配合蚂蚁有补肾、益精、通经活络的作用，治风湿痹痛。诸药合用祛邪不忘扶正，治风不忘治血，共凑温经散寒，祛湿通络、补肾健脾之目的。

（牛克梅　整理）

二十二、尪痹

姓名：梁某某　性别：男　年龄：52　职业：呼市电厂工人

住址：呼和浩特市回民区　初诊日期：2014 年 5 月 7 日

主诉：全身肌肉、筋骨、关节酸痛、肿胀 30 年伴有变形 25 年。

现病史：患者自幼体质虚弱，从 12 岁起至 16 岁常在冷水中玩耍，久居寒冷潮湿之宅，19 岁到电厂当工人时经常值班，住冷家，暴饮暴食，恣食生冷，饥饱不均，营养失调，逐渐出现全身小关节疼痛、怕冷，到医院就诊，经医生全面检查（实验室检查：类风湿因子阳性、血沉、C 反应蛋白、高于正常标准、关节 X 片有脱钙，骨质破坏，关节面变狭窄，上肢显著），确诊为类风湿性关节炎，给予抗类风湿的药如雷公藤、激素（泼尼松）、美罗西康、莱福未特、福他林、炎痛洗康等治疗，痛情时有缓解，但总体上加重。

刻下症：关节畸形，僵直而屈伸不利、筋缩肉萎、手指呈鸡爪状畸形，关节疼痛以小关节为主，关节肿胀而皮色不变，肩颈前胸后背、髋骨、腘窝胀痛甚，经常低热、怕冷、口干口苦饮水少、纳差、干哕、二便正常、心烦易怒、睡眠不好。舌质偏暗红，舌体正常，舌苔薄白，脉沉细无力。

既往史：类风湿性关节炎 30 年

个人史、家族史：有烟酒嗜好

中医诊断：尪痹（肝肾亏虚　痰瘀闭阻）

西医诊断：类风湿性关节炎

辨证分析：患者有阳气先虚、禀赋不足，病邪逐乘虚袭踞径隧，气血为邪所阻，壅滞经脉，留滞于肉，深入骨骱，胶着不去，痰瘀交阻，凝滞不通，正邪混淆，如油入面，肿痛僵硬，挛缩变形而发。其久治不愈者，既有正虚的一面，又有邪实的一面，病变在骨质、筋脉、皮肉，骨为肾所主，筋为肝所主，肉为脾所主，故确定培补肝肾以治其本，蠲痹通络以治其标，健脾养胃以调其气。

治法：培补肝肾 活血行瘀 化痰通络

处方：

桂枝 12g	炒白芍 30g	知母 15g	生地 60g
生山药 30g	黄精 30g	姜黄 15g	葛根 30g
川牛膝 30g	蛴螂 5g	全虫 6g	炮甲珠 5g
乌梢蛇 10g	鸡血藤 30g	生甘草 10g	

7剂，日1剂，水煎400ml，早晚分服。

二诊：2014年5月15日

服上药后诸症缓解，舌质偏暗，红舌，苔薄白，脉沉细。

处方：守上方加炙地龙12g，再服14剂。

三诊：2014年6月2日

口干饮水，手脚发热，低热怕冷减轻，全身肌肉、筋骨、关节疼痛、僵硬、肿胀也有所减轻，饮食好转，小便正常，大便偏稀，每日2次，精神状态较前好转，情绪较稳定。舌质略红，舌苔薄白，脉沉弦细。

处方：守上方加炒白术15g，再服14剂，煎服法同前。

四诊：2014年6月16日

服上方后指、腕、肘、肩、颈、腰、背、髋、膝、踝关节肿痛僵直消除平稳，口干不甚，饮水饮食正常，手足心热消失，时有微热，激素量开始减少，其他止痛药也开始减少口服量和口服次数，舌质淡红，舌苔薄白，脉沉细。

处方：守上方再服14剂、煎法服法同前。

五诊：2014年7月1日

服上方后全身关节、筋骨、肌肉肿痛、僵直基本消失，饮食二便正常，舌质淡红，舌苔薄白，脉沉细，每日服泼尼松4mg。检查指标：血沉25mm/h，类风湿因子、C反应蛋白恢复正常，临床基本治愈。嘱其继续服用免煎颗粒，剂量改为原方的1/2，服3个月以巩固疗效。

按：本例患者为类风湿性关节炎，类似于中医尪痹，尪痹不同于一般的风寒湿痹。其邪多在骨骱经筋，和瘀血、痰湿胶结一起，难解难去，正如《金匮要略》之历节痛，《太平圣惠方》之顽痹，以其症情顽缠，久治难愈，绝非一般祛风、燥湿、散寒、通络之品所能奏效。尪痹具有久病多瘀，久病入络，多痛多虚及久必及肾的特点。患者有阳气先虚、禀赋不足，病邪逐渐乘虚袭踞径隧，气血为邪所阻，雍滞经脉，留滞于肉，深入骨骱，胶着不去，痰瘀交阻，凝滞不通，正邪混淆，如油入面，肿痛僵硬，挛缩变形而发。其久治不愈者，既有正虚的一面，又有邪实的一面，病变在骨质、筋脉、皮肉，骨为肾所主，筋为肝所主，肉为脾所主，故确定培补肝肾以治其本，蠲痹通络以治其标，健脾养胃以调其气。选用桂枝芍药知母汤（《金匮要略》）合益肾蠲痹丸（《朱良春经验方》）加减。方中桂枝温通血脉；知母、生地养阴清热滋肾（取姜春华先生用大剂量生地治尪痹之有效经验）；白芍、甘草缓急止痛养肝；白芍、知母、生地三药相伍可保阴液清除虚热；白术、生山药、黄精三药合用健脾益气，养胃生津，以护后天之本；鸡血藤补血活血，牛膝补肾活血通络；葛根、姜黄通络活血，蠲痹止痛；虫类药乌梢蛇、蜣螂、全虫、地龙、甲珠不仅有钻透搜剔之功，而且均含有动物异体蛋白，对机体的补益调整有其特殊作用。特别是蛇类药还能促进垂体前叶促肾上腺皮质激素的合成和释放，使血中激素浓度升高，故而达到抗炎、消肿、止痛的疗效。对于治疗尪痹、提高疗效具有重要的作用，也是其他药物不可替代的。诸药相伍共凑扶正祛邪、培补肝肾、健脾养胃、活血行瘀、化痰通络的功效。

（蔚永胜　整理）

二十三、浊瘀痹

姓名：丁某某　　性别：男　年龄：50 岁　　职业：企业经理
住址：呼和浩特市赛罕区　初诊日期：2014 年 3 月 20 日
主诉：脚趾关节疼痛、发麻两年。

现病史：患者因长期饮食不节、饮酒过量、嗜食膏粱厚味、活动量少而逐渐体重增加，形体丰腴，常年在外施工，冒风雨受寒凉，居湿地，于两年前出现了脚趾关节疼痛，下肢怕冷，经西医检查化验血尿酸确诊为痛风病，进行对症治疗而未愈，刻下症：双脚趾关节疼痛发麻，昼轻夜重，两腿怕冷，酸楚乏力，胃脘痞满、嘈杂，饮食欠佳，口苦不干，饮水一般，大便稀，晨起及早饭后各排便一次，小便频数，头痛眼眶痛，舌质淡红，舌苔薄黄腻，脉弦滑。

既往史：脂肪肝、高血脂、高尿酸。

理化检查：胆固醇5.87mml/L，甘油三酯3.23mml/L，尿酸539mml/L。

中医诊断：浊瘀痹（浊瘀内阻　脾肾两虚）

西医诊断：1.痛风；2.酒精性脂肪肝

辨证分析：患者已步入中年，因饮酒过度、嗜食膏粱厚味而致形体丰腴，又常逢寒凉，久居湿地而致体内寒湿留注，久而化浊，阻碍血脉运行，瘀阻筋脉关节，发现脚趾关节疼痛，怕冷，昼轻夜重（夜间阴盛），又因湿阻脾运则胃脘痞满，脾虚及肾，肾阳不足则晨起即便。

治法：泄浊化瘀、调补脾肾

处方：痛风方（朱良春验方）加减

土茯苓30g	萆薢30g	鬼箭羽15g	威灵仙30g
泽兰30g	坤草30g	土元10g	炙地龙10g
姜半夏10g	黄连4g	炒苍术15g	生薏米30g
补骨脂15g	肉豆蔻10g		

7剂，日1剂，水煎400ml，早晚分服。

二诊：2014年4月1日

服上方后诸症略有好转，舌脉象同前。

处方：继续守上方服14剂，煎服法同上。

三诊：2014年4月15日

脚趾关节疼痛、发麻、下肢怕冷、酸楚无力均有改善，胃脘痞满、嘈杂基本消除，饮食、二便基本正常，头昏、头重、眼眶疼仍然同前，舌质淡红，舌苔薄黄微腻。

处方：守上方去半夏、黄连加羌活 10g，白芷 10g，川芎 30g，防风 12g，以祛风胜湿，活血通络。

14 剂，日 1 剂，水煎 400ml，早晚分服。

四诊：2014 年 5 月 3 日

服上药后头痛、头重、眼眶痛明显减轻。但胃脘痞满、嘈杂，双脚趾关节疼痛、腿酸楚有反复，大便不爽小便频数，舌质淡红，舌苔薄黄腻，脉滑。

处方：再原方服 14 剂，煎服法同上。

五诊：2014 年 5 月 20 日

服上方后诸症均有明显好转，饮食二便正常，舌质淡红，舌苔薄红微黄，脉弦。

处方：守上方再服 14 剂，煎服法同上。

六诊：2014 年 6 月 10 日

服药后除有时出现前额及后头疼痛外，余证基本消失，舌质淡红，舌苔薄白，脉弦缓。

复查血生化指标：正常。尿酸 481mml/L，甘油三酯 3.01mml/L，胆固醇 4.15 mml/L.

处方：守上方加白芷 10g，葛根 30g 以升举清阳、活血通络、祛风止痛。14 剂煎服法同前。14 剂服完后停药。电话随访一切正常。指标均正常。

按：本例患者西医诊断为痛风病，西医认为本病是嘌呤代谢紊乱引起高尿酸血症的"痛风性关节炎"及其并发症。中医对本病早有认识，《丹溪心法·痛风》说："痛风而痛有常处、其痛处赤肿灼热。或浑身壮热。"又说："骨节疼痛，昼静夜剧，如虎啮之状。"丹溪认同痛风属中医痹症范畴，其病因病机为"此痛风者，大率因血得热，已自沸腾，其后或涉冷水，或立湿地，或扇取凉，或卧当风寒凉外搏，热血得寒，污浊凝涩，所以作痛，夜则痛甚。"为血热受寒得之；并且认识到痛风有一种特殊病理产物"污浊凝涩"，瘀滞脉络。同时丹溪提出了"以辛热之剂，散寒湿，开发腠理，其血得行"的治疗原则和治疗方药，如上中下痛风方，辛温发凑、燥湿化痰、清热活血。如"肥人肢节痛……宜南星、半夏。如瘦人肢节痛……宜四物加防风羌活。如瘦人性急躁而肢节痛……宜四物汤加黄芩、酒黄柏。"这些思路符合丹溪倡导"六气之中、湿热为病，十居八九"的湿热理论。

国医大师朱良春发皇古义、融会新知，在深入研究经典和丹溪痛风学说的实践中，首创"浊瘀痹"新病名，以区别西医学之"痛风"，也避免中医病名互相重叠。先生提出"湿浊瘀滞内阻，才是主要原因"。其病机为"痰湿阻滞于血脉之中，难以泄化，与血相结而为浊瘀，滞留于经脉，则骨节肿痛，结节畸形，甚则溃破，渗溢脂膏。或郁闭化热，聚而成毒，损及脾胃。"指出："凡此皆浊瘀内阻使然，实非风邪作祟。"依据此病机，提出"恪守泄化浊瘀治法，贯穿于本病始终"。同时创立了"痛风方"。本例患者选用先生痛风方加减治疗，方中以土茯苓、草薢、威灵仙、泄降浊毒。通利关节；鬼箭羽、泽兰、地龙、土元活血化瘀、利水；苍术、生薏米健脾燥湿解毒，兼化痰浊；黄连、半夏辛开苦降、和胃除痞，清热燥湿；补骨脂、肉豆蔻补脾益肾、温阳止泻，诸药相合共凑泄浊化瘀、调益脾胃、排泄尿酸、消肿止痛的显著作用、临床疗效满意。

（蔚永胜　整理）

二十四、梅核气

姓名：刘某某　性别：女　年龄：42 岁　职业：商人

住址：呼和浩特市赛罕区　初诊时间：2015 年 1 月 30 日

主诉：咽部堵塞，发痒 1 年伴有纳差。

现病史：患者因经商繁忙饮食冷热饥饱不均，常因不如意事生气出现咽堵、口苦、恶心纳差、受凉反酸、睡眠不好，二便正常。刻下症：口干口苦不欲饮水，恶心纳差，厌油，受凉后反酸，咽部堵塞感，咽痒咳嗽，咯痰白粘微黄，生气后胃胀，咽堵加重。二便正常，睡眠欠佳。舌质淡红，舌苔少，脉沉弦细。

既往史：2014 年 2 月 22 日查胃镜显示：慢性浅表性胃炎（CSG）伴糜烂，胆汁反流性胃炎（BRG），HP（–）；腹部彩超：胆囊息肉，直径 2cm–3cm；喉镜检查：未见异常。

中医诊断：梅核气（痰气互结）

西医诊断：1.咽炎；2.慢性浅表性胃炎；3.胆汁反流性胃炎；4.胆囊息肉

辨证分析：本例患者因饮食不规律、冷热不均而脾胃受损，出现纳差，反酸；又因情志不畅、肝失疏泄、胆汁游久积聚、邪郁少阳而出现口苦、咽干、咽堵、恶心、厌油；肝郁化热，木火刑金，木郁克土，脾失运化而生痰，肺为储痰之器则出现咳嗽、咳痰，肝热生风则咽痒。舌淡红、少苔、脉沉弦，属脾虚肝郁之候。

治法：和解少阳，疏肝理气，健脾化痰

处方：小柴胡汤合半夏厚朴汤加减

醋柴胡 10g	黄芩 12g	姜半夏 6g	生姜 10g
党参 10g	炒枳实 10g	姜竹茹 6g	厚朴 12g
苏梗 12g	蝉蜕 10g	木蝴蝶 10g	醋郁金 15g
生甘草 6g			

7 剂，每日 1 剂，水煎服 400ml，早晚分服。

二诊：2015 年 2 月 13 日

诸症减轻，纳可，早饱，大便每日 1 次，偏稀，小便正常，寐可。

舌质淡红，舌苔少，脉沉弦细。

处方：守上方 7 剂，煎服法同上。

三诊：咽痒，咽堵，咳嗽，咯微黄痰又有反复，胃凉，舌质淡红，舌苔薄白，脉沉细。

处方：

醋柴胡 10g	炒枳壳 15g	炒白芍 12g	生甘草 6g
蝉蜕 10g	防风 12g	牛蒡子 10g	麦冬 15g
砂仁 10g^{（后下）}	肉桂 10g	木蝴蝶 12g	

7 剂，每日 1 剂，水煎服 400ml，早晚分服。

电话随访，服完上方后诸症消失，自动停药。

按：本案患者辨证为少阳胆经病变，邪郁少阳，用小柴胡汤为主方加减，《伤寒论》中小柴胡汤治疗"胸胁苦满，默默不欲饮食，心烦喜呕，或不呕，或渴，或腹中痛，或胁下痞硬"，但见一症便是。《素问·四时气》曰："邪在胆，逆在胃，胆溢则苦，胃气上逆则呕苦汁。"患者口苦、纳差、恶心欲呕，与小柴胡汤方证对应，加醋郁金疏肝解郁，利胆和胃，针对胆囊炎、胆囊息肉而用。再合用半夏厚朴汤，加枳实、竹茹取温胆汤之意，健脾理气，化痰止呕。加木蝴蝶清热利咽化痰，蝉蜕祛风止痒，针对咽炎之咽干、咽痒、咳嗽等症。二诊时诸症大减，效不更方，原方继服。三诊时，咽部症状又有反复，且胃怕凉，用四逆散加砂仁、肉桂温里，加麦冬、木蝴蝶清热滋阴利咽，加防风、蝉蜕祛风止痒。

患者二诊时诸症基本消失，效不更方，原方继服 7 剂后，咽部症状又重新出现，分析原因可能是：（1）近日天气变化或生活中遇事导致情志不畅所致；（2）治疗过程中诸症减轻后，唯见大便偏稀，可能药物偏于寒凉，黄芩药量需减而未减，导致胃凉，而病情复发。所以三诊时加入砂仁、肉桂以温里。

故而可见，中医谓"效不更方"并非一成不变，而是以此病机为要酌情加减，有一分热证用一分凉药，治疗有的放矢，方能药方对证。

慢性咽炎发痒常与过敏有关，其中蝉蜕具有稳定肥大细胞膜，阻滞过敏介质释放，抑制Ⅰ型变态反应的作用。

（杨巧芳 整理）

二十五、鼻鼽

患者：朱某某 性别：女 年龄：32岁 职业：公务员

住址：内蒙古鄂尔多斯市东胜区 初诊日期：2014年1月15日

主诉：鼻痒、打喷嚏、流清鼻涕半年。

现病史：近半年来常因受凉、闻到刺激性气味或吸入花粉等异物引起鼻腔发痒，连续打喷嚏，流清鼻涕，流眼泪，严重至难以忍受，无法正常工作。

刻下症：除上述诸症外，月经来潮（经）量少，色暗夹块，饮食二便正常，发作时影响睡眠，舌质暗有瘀斑，舌苔薄白，脉沉涩。

既往史：易感冒，一年来每月一次。

中医诊断：鼻鼽

西医诊断：过敏性鼻炎

辨证分析：《内经》云："阳气者，若天与日，失其所则折寿而不彰。故天运当以日光明，是故阳因而上，外卫者也。"阳气具有温煦人体的作用，且布散到体表，起到护卫人体、起到不受外邪侵袭的作用。特别是肾阳，是人体阳气之主。本例患者素体肾阳亏虚，复感风寒袭表入肺，伤及肾阳，出现少阴病表寒里饮，证见鼻痒、喷嚏、流清涕、流眼泪、脉沉。阳虚阴盛，寒凝胞脉，寒主收引，不通则痛，证见月经量少、色暗、有块、舌质瘀斑、脉沉涩。

治法：温肾通阳，祛风活血

处方：麻黄附子细辛汤合苍耳子散加减

麻黄 10g　　　　熟附子 10g^(先煎)　细辛 4g^(先煎)　生姜 10g^(先煎)

防风 10g　　　　荆芥穗 6g　　　　乌梅 12g　　　　五味子 12g

苍耳子 6g　　　　辛夷花 10g^(后下)　川芎 12g　　　　醋香附 12g

配合外滴欧拜鼻炎净

10 剂，每日 1 剂，水煎服 400ml，早晚分服

二诊：2014 年 4 月 1 日

鼻痒、喷嚏、流清涕，流眼泪症状均减轻，饮食二便正常。怕凉，寐一般。舌质暗，舌苔薄白、有瘀斑，脉沉涩。

处方：守上方加蝉蜕 10g，酒当归 20g，改熟附子 15g（先煎），生姜 15g，炒苍耳子 10g，10 剂，煎服法同上。

三诊：2014 年 4 月 15 日

服上方后诸证消失，舌质暗有瘀斑，舌苔薄白，脉沉涩。

处方：停服汤剂，改服右归丸加苍耳子散，继续 2 周，以巩固疗效。

按：本案患者属肾阳亏虚、风寒袭肺、寒凝胞脉。选用麻黄附子细辛汤。本方用来治疗少阴阳虚、太阳表征，即太少两感证。主方温肾通阳，附子为补命门真火第一要药，其性彪悍，力宏效专，既能通阳，又能温阳。细辛味辛，有通阳化气的作用，可使鼻塞通，可温化清涕。麻黄发散，使水饮之邪从表而出。风动则痒，荆芥穗、防风祛除风邪，防止风邪挟异味、邪毒而侵袭。五味子酸甘敛阴，与麻黄相配，一散一收，防止开泄过度。苍耳子、辛夷花入鼻窍，引诸药上鼻窍发挥作用。当归、川芎、醋香附性温并理气活血，疏通胞脉瘀阻。

因过敏性鼻炎较为难治，并影响患者生活，故配合西药外滴欧拜鼻炎净，西药治标，中医治本，标本兼顾。牛老师治病，往往以中医为主，特殊情况下则配合一些西医治疗，体现了其"衷中参西"的学术思想。

现代药理研究表明，辛夷有收缩鼻粘膜血管的作用，能保护鼻粘

膜，并促进粘膜分泌物的吸收，减轻炎症，乃至鼻腔通畅；乌梅、防风、荆芥、五味子等均具有抗过敏作用。

（杨巧芳　整理）

二十六、淋证

患者：牛某某　性别：女　年龄：60 岁　职业：农民

住址：巴彦淖尔市乌拉特前旗　初诊日期：2015 年 2 月 28 日

主诉：小便频急短涩，刺痛 1 个月。

现病史：患者自述 1 个月前因劳累受凉，体质虚弱，饮食生冷而出现了尿频、尿急、尿痛，昼尿 15 次左右，夜尿 7-8 次，伴有腰酸腿软、疲乏无力、腰背怕凉。曾到包头市某三甲医院检查确诊为膀胱炎，口服氟哌酸、三金片等药 2 周，开始有效而后来无效而来我院就诊中医治疗。

刻下症：除上述尿频、尿急、尿痛症状仍然存在外，小便昼多夜少、大便干燥 3-5 日 1 次，纳差，饭后饱胀，无口干口苦，饮水一般，睡眠差，舌质淡，舌苔薄白腻，脉滑。

既往史：便秘 30 年。

中医诊断：淋证（劳淋）

西医诊断：膀胱炎

辨证分析：本例患者因年事已高，脾肾亏虚，复加劳累受凉、饮食生冷，伤及脾肾，而至肾阳亏虚，气化失司，出现尿频、尿急、尿痛、腰背怕凉、腰酸腿软、大便干燥，脾虚不运，三焦气滞传导失司则见纳差、早饱、便秘、舌淡、苔腻、脉滑。

治法：温阳化气、健脾通腑

处方：无比山药丸加减

山药 30g　　　　肉苁蓉 30g　　　山萸肉 18g　　　熟地 20g

巴戟天 15g	菟丝子 30g	川牛膝 20g	桂枝 10g
五味子 12g	覆盆子 15g	云苓 15g	泽泻 18g
生白术 30g	砂仁 10g^(后下)		

7剂，日1剂，水煎400ml，早晚分服

二诊：2015年3月7日

服上方后尿频好转，昼尿7次、夜尿3次，尿痛、腰酸腿软明显减轻，仍有后背怕冷，大便略偏干2日1次，饮食饮水基本正常，食后饱胀减轻。舌质淡红，舌苔薄白微腻，脉沉弱。

处方：宗上方继续服用7剂，煎服法同上。

三诊：2015年3月21日

诸证消失，一切恢复正常。舌质淡红，舌苔薄白，脉沉缓。嘱咐停药。

按：淋病是指小便频急短涩、滴沥刺痛、小腹拘急，或痛引腰腹的疾病。淋病初起主要是湿热蕴结下焦、膀胱气化不利，久病则由实转虚。若肾气已虚而湿热未净，形成肾虚而膀胱湿热的虚实夹杂证。西医学中泌尿系疾病、男性生殖系疾患，如急性肾小球肾炎、急性肾盂肾炎、肾结核、膀胱炎、尿道炎、膀胱结核、泌尿系结石、膀胱肿瘤、前列腺增生、前列腺炎、乳糜尿等，临床以小便频、急、涩、短、痛、小腹拘急或痛引腰腹为特征时，均属本证范畴。其病因病机有下阴不洁，湿热侵入膀胱；饮食不节，嗜食辛辣、肥甘、醇酒之类，损伤脾胃，酿湿生热，下注膀胱；情志失调，恼怒伤肝，气郁化火，气火邪郁于膀胱；房劳过度，肾精亏虚，肾气不固，统固失常；久病不愈，脏腑失调，或脏腑有热，侵入膀胱；或脾肾亏虚，脾气不足，中气下陷，肾气不固，统摄失常；以上原因都可导致气化失司，水道不利而成淋病。本例患者因年事已高、肾精不足，脾肾亏虚、脾气不足，肾气不固，统摄失常而致劳淋，故淋证日久不愈。又寒凉饮食，体弱受冷，劳累过度，而致脾肾两虚，精气不足，湿浊留恋不去，故小便频数、涩痛、淋沥不已，遇劳即发。故治法以温阳化气、健脾通腑。选用无比山药丸（《太平惠民和剂局方》）加减。方中肉苁蓉、熟地、山萸肉、山药、巴戟天、菟丝子、桂枝温阳化气，补肾填精，通腑固涩为治病之主药；川牛膝助主药补肾活血通腑；生白术健脾通便，砂仁行气调中，醒脾开胃，助运消化，并能引气归肾，兼有温肾、化湿的作用；茯苓淡渗利湿，泽泻宣泄肾浊，配伍主药，补而不滞；五味子、覆盆子收敛固涩，加强主药固涩止淋之功。诸药配伍，共凑温补肾阳、统固水道、健脾益气、通腑导滞之功。

（牛克梅　整理）

二十七、痛经

病例一：

姓名：史某某　性别：女　年龄：44 岁　职业：公务员

住址：呼和浩特市回民区　初诊日期：2014 年 3 月 26 日

主诉：经行小腹少腹疼痛 8 年。

现病史：患者 8 年前无明显原因每次月经来潮时小腹少腹疼痛、怕凉，腰背双下肢及手脚发冷，月经量少，色黑，有血块。

刻下症：全身怕凉，腰背双下肢及手脚发冷，胃脘喜暖畏寒。肛门阴道潮湿下坠。饮食二便睡眠正常，舌质胖淡，舌苔厚白微腻，脉沉紧。

既往史：子宫肌瘤，甲状腺结节，慢性胃炎，高血压，肛乳头瘤混合痔手术 20 天。

中医诊断：经期腹痛（脾肾阳虚 寒凝冲任）

西医诊断：1. 痛经；2. 子宫肌瘤；3. 甲状腺结节；4. 慢性胃炎；5. 高血压；6. 肛乳头瘤混合痔术后。

辨证分析：患者阳虚体质，复感受寒邪，客于胞宫，寒凝胞脉，伤及脾肾，阳气受损，而见全身怕冷，腰背脘腹尤甚。

治法：健脾温阳，通脉活血

处方：附子汤合少腹逐瘀汤加减

熟附子 18g ^{（先煎）}　干姜 18g ^{（先煎）}　桂枝 20g　细辛 6g ^{（先煎）}

党参 15g　　　炒白术 15g　　酒当归 15g　　赤芍 15g

川芎 15g　　　醋香附 12g　　片姜黄 30g　　桃仁 12g

红花 12g　　　盐炒小茴香 15g　炙甘草 10g　蒲黄 12g ^{（包煎）}

7 剂，日 1 剂，水煎 400ml，早晚分服。月经来潮前一周开始服药。

二诊：2014 年 4 月 9 日

服药后少腹小腹疼痛怕冷明显减轻，月经色淡暗黑无块，但仍有腰部腹部、手脚怕冷，肛门潮湿，饮食二便睡眠尚可。舌淡胖，苔厚白，脉象沉滑。

处方：守上方去桃仁、红花，加炒苍术 15g、地肤子 30g，以燥湿止痒。

14 剂，日 1 剂，水煎 400ml，早晚分服。

三诊：2014 年 5 月 7 日

全身怕冷好转，腰腿疼痛及肛门潮湿，胃怕凉减轻，夜尿多，大便正常，饮食睡眠正常，舌胖、舌苔薄白，脉象沉滑。

处方：守上方去川芎、香附加益智仁 12g、覆盆子 12g。以温补肾阳、固涩缩泉。

7 剂，日 1 剂，水煎 400ml，早晚分服。

四诊：2014 年 9 月 3 日

全身怕冷、胃凉、腰腿疼痛均消失，月经正常，饮食二便睡眠正常。舌略胖，苔厚白，脉象弦细。停止服药，注意调养，巩固疗效。

按：《伤寒论》304 条："少阴病，得之一二日，口中和，其背恶寒者，当灸之，附子汤主之。" 305 条："少阴病，身体痛，手足寒，骨节痛，脉沉者，附子汤主之。"本例患者素体阳虚，表现为少阴病兼有表阴证，寒客肝经，瘀血阻络，胃中虚寒，故症见全身怕凉，腰背恶寒，四肢不温，经来少腹疼痛，色黑有块，胃脘喜温；脾虚不运，湿邪下注，与寒互结，可见肛门阴道下坠潮湿；舌质胖淡，舌苔白而腻，脉沉紧，为脾肾阳虚、寒湿内蕴之象，故治以温阳通脉，活血化瘀，健脾燥湿，选用附子汤，方合少腹逐瘀汤（《医林改错》）加减。方中附子汤加味可温暖脾胃、补气健脾，其中附子辛热、温中祛寒、振奋肾阳、填补先天之本；党参、干姜、白术健脾补中、温中燥湿，培补后天之本，使脾气健旺而阳气自复；再配伍桂枝、细辛，气味辛温，可入心、肾、肝、肺四经，有宣透开滞的功效，与桂枝同用可温通血脉、散寒止痛、治少腹寒痛；少腹逐瘀汤主要用于温经通脉、活血化瘀；诸药合用共凑健脾温阳、活血化瘀、理气通脉的功效。二诊时少腹怕凉、疼痛减轻，故减少了活血药桃仁、红花，加入温燥寒湿药苍术、地肤子；三诊时症见夜尿频，故加入温补肾阳、缩泉固涩的益智仁、覆盆子，最终起到了治愈诸症的效果。

（蔚永胜　整理）

病案二：

姓名：郭某某　性别：女　年龄：38 岁　职业：饭店会计

住址：呼和浩特市赛罕区　初诊日期：2015 年 3 月 14 日

主诉：经期腹痛 20 年。

现病史：患者从月经初潮时就出现月经期小腹疼痛。

刻下诊：每次月经来潮时少腹疼痛、怕冷，经色呈咖啡色有血块，腰部酸楚，两腿发冷，手心发热，盗汗，寐差。饮食尚可，饮水正常，大便偏干而不爽，2 日 1 行，小便正常。舌质偏淡，舌苔薄白，脉沉弦。

既往史：子宫内膜异位症，宫颈巧克力囊肿。

中医诊断：痛经（肾阳不足　胞宫瘀阻）

西医诊断：子宫内膜异位症

辨证分析：患者素体肾阳不足，寒凝肝脉，胞宫瘀阻，气血不通，故见月经来潮时少腹疼痛，怕冷，经色有咖啡色血块。腰酸，腿冷，阳虚不化阴液，致经血不足，见盗汗，寐差，大便干，舌淡，苔白，脉沉弦。

治法：温补肾阳，理气活血

处方：葫芦巴丸合桃红四物汤加减

肉苁蓉 30g　　　鹿角胶 12g ^(烊化) 当归 20g　　　葫芦巴 15g

赤白芍各 15g　　王不留行 15g　　桃仁泥 15g　　　红花 12g

巴戟天 15g　　　盐炒小茴香 12g 盐吴茱萸 10g　　生黄芪 20g

煅龙牡各 30g ^(先煎) 醋莪术 10g

7 剂，日 1 剂，水煎 400ml，早晚分服。

二诊：2015 年 4 月 22 日

服完上方后月经来潮时腹痛、小腹怕冷基本消失，月经色质基本正常，腰酸腿冷明显好转，饮食二便睡眠正常。手心发热减轻，仍有轻微盗汗。舌质淡红，舌苔薄白，脉沉弦。

处方：守上方去黄芪加鳖甲 12g（先煎），地骨皮 12g。

7 剂，日 1 剂，水煎 400ml，早晚分服。

三诊：2015 年 5 月 3 日电话随访，月经来潮时少腹怕冷疼痛消失，嘱咐患者下一次月经来潮前 1 周再服此方 1 周，煎服法同前，以巩固疗效。

按：本案患者是肾阳不足，寒凝胞宫，传导失司，故以葫芦巴丸合桃红四物汤为基础方温阳散寒、活血化瘀、行气止痛，此方寓祛瘀于养血之中，通补相兼，攻而不伐，补而不凝，有活血不伤正，养血不留瘀之功。

上两方为基础加鹿角胶温补肾阳。鹿角胶为血肉有情之品，既能补肾温阳，又有填补肾精的作用，可通达阳气至四末，治疗两腿发凉的症状。葫芦巴丸《太平惠民和剂局方》之"诸虚不足，元气虚损"，加减后可温阳散寒、祛瘀通脉、行气止痛。方中葫芦巴、巴戟天温肾壮阳、祛瘀止痛；吴茱萸、小茴香散寒止痛、温中理气；莪术、王不留行化瘀散结；桃仁捣成泥、红花既能活血，又能通大便。黄芪能够健脾益气，与当归合用，取"当归补血汤"之意，针对其舌质偏淡，见血虚之候，且生用有托毒生肌的作用，能够针对子宫内膜，恢复其内膜病变。煅龙牡能收敛安神，治疗寐差，又能收敛止汗，治疗盗汗，在本案中用之可谓一举两得。

二诊时经行少腹痛基本消失，仍有手心发热，轻微盗汗，认为是患者阴虚内热所致，因而加用鳖甲、地骨皮以滋阴清热。阴阳互根互用，"阳生阴长，阳杀阴藏"，此患者在阳虚的基础上阳损及阴，阴阳两虚，故在一诊温补肾阳的基础上，加入滋阴之药以阴阳双补。

（杨巧芳　整理）

二十八、月经不调

姓名：曹某某　性别：女　年龄：51 岁　职业：公务员

住址：呼和浩特市新城区　初诊日期：2014 年 12 月 10 日

主诉：月经不调 5 个月。

现病史：患者自述从今年的 8 月份开始，每次月经来潮提前 2 周，经期 3-4 天，经量经色基本正常，伴有五心烦热，自用一些调经的中成药未见好转。

刻下症：患者五心烦热、头晕、眼涩、乏力、寐差，口干不欲饮水，胃脘不适，食欲尚可，时有右胁不适。舌质偏淡，舌苔薄白，脉象沉细。

既往史：2008 年 12 月查出缺铁性贫血，血色素 76g/L；1994 年腹部 B 超：胆结石 0.9–1.4cm。

中医诊断：月经不调（肝肾阴虚）

西医诊断：1.更年期综合征；2.胆结石。

辨证分析：《内经》曰："女子七岁，肾气盛，齿更发长；二七而天癸至，任脉通，太冲脉盛，月事以时下，故有子；……七七任脉虚，太冲脉衰少，天癸竭，地道不通。"此患者年逾五旬，肾气已虚，肾精亏损，肝血不足，任脉虚，太冲脉衰少，故出现月经不调，将近绝经，五心烦热，头晕眼涩，乏力，寐差等症候。又因肝失疏泄，胆汁淤积成石，而致胆胃不和，故见胃脘不适而在胁疼痛。舌质偏红，脉沉细为肝肾不足之象。

治法：滋肾养肝，利胆和胃

处方：左归丸（《景岳全书》）合四逆散（《伤寒论》）加减

生地 20g	丹皮 15g	山萸肉 15g	生山药 20g
炙龟板 15g^{先煎}	枸杞子 15g	知母 15g	盐黄柏 10g
炒白芍 20g	炙百合 30g	醋柴胡 6g	炒枳壳 12g
醋郁金 6g	生内金 15g^{冲服}		

7 剂，日 1 剂，水煎 400ml，早晚分服。

二诊：2014 年 12 月 17 日

服上药后诸证开始减轻，舌脉同前，仍有睡眠不好。

处方：守上方加五味子 12g，生龙牡各 20g（先煎），14 剂，煎服法同前。

三诊：2015 年 1 月 6 日

月经周期正常，28 天来潮，经期 4 天，经量正常，经色淡红，五心烦热消失，饮食、二便、睡眠均正常。舌质淡红，舌苔薄白，脉弦细。

处方：守上方再服 7 剂，煎服法同前，以巩固疗效。

按：此患者主要以肾阴虚为主，水不涵木，则肝阴亦虚。故以左归丸为基础方化裁，其中生地、山药、龟板滋补肾阴，山萸肉、枸杞滋补肝阴。阴虚生内热，故见五心烦热，加丹皮、知母、黄柏滋阴清热。其中，熟地改生地，由于此患者有胃脘不适，熟地容易滋腻碍胃，故以生地补肾，补中寓清。加白芍20g，用量较大，能够敛肝阴，生津止渴。炙百合能滋阴养肝，安神助眠，用较大剂量30g针对患者寐差治疗。患者既往有胆结石病史，现右胁不适，胃脘不适，胆失疏泄所致，故加柴胡、枳壳、砂仁利胆和胃。

二诊时诸症减轻，仍有睡眠不好，故加生龙牡镇静安神，加五味子酸甘化阴，养心安神，共治失眠。

三诊时诸症消失，经至，周期正常，经期色量均正常。效不更方，巩固疗效。

总观诊疗全程，从病因病机、辨证论治、方药加减，丝丝相扣，准确无误，效如浮鼓，说明中医在调理功能失调性疾病方面的优势。

（杨巧芳　整理）

二十九、经行头痛

姓名：张某某　性别：女　年龄：36岁　职业：司机

住址：鄂尔多斯市东胜区　初诊日期：2014年4月4日

主诉：月经来潮前、中、后头痛1年半。

现病史：患者开出租车经常夜间加班延长工作时间，情绪不稳定，饮食不规律，冷热不均匀。于一年半前出现月经来潮前、中、后期，双侧颞部及前额胀痛、刺痛，持续10天左右，伴有经量较多，经色黑而有块，少腹疼痛，手脚发凉、白带量多。

刻下症：近日月经期症状仍如前，同时见口干、口苦、饮水少，饮食一般，大便软2-3日1行，小便正常，睡眠一般。时而出现胃脘胀满、嗳气、反酸症状，舌质淡红，舌体略胖，舌苔薄白，脉沉细。

既往史：慢性浅表性胃炎伴胆汁返流（CSG–BRG），返流性食管炎（REI），十二指肠球炎（2013年4月），颈椎间盘突出（2013年3月CT片报告），乳腺增生（2013年4月彩超报告显示）。

中医诊断：经期头痛（痰瘀上阻，肝气不舒）

西医诊断：1.偏头痛；2.慢性浅表性胃炎伴胆汁返流；3.返流性食管炎

辨证分析：患者因劳累过度、情志不畅而致身体虚弱，肝郁气滞，瘀血阻络，经行不畅，血随气循肝经上逆至清空，出现经期太阳穴刺痛，下至月经色黑有块，少腹疼痛；因饮食不规律、冷热不均匀，损伤脾胃，而致脾胃不和出现胃脘胀满、嗳气、反酸；脾虚生痰、痰随气动、痰瘀互结，上犯清阳则加重头痛。肝气郁结，阳气不得伸展四末，则手脚发冷。

治法：活血化瘀，疏肝理气。

处方：柴胡疏肝散合散偏汤加减

醋柴胡 15g	炒枳壳 15g	赤芍 15g	炒白芍 30g
川芎 30g	醋香附 12g	桂枝 10g	黄芩 12g
姜半夏 12g	生姜 10g	全虫 6g^{颗粒}	僵虫 10g
白芥子 15g	白芷 10g	郁李仁 30g	生甘草 10g

14剂，日1剂，水煎400ml，早晚分服。

二诊：2014年4月25日

服上方后月经来潮无头痛及少腹疼痛，饮食二便均正常，仅有腰部酸楚，头晕，月经经期第四、五天有少许黑块。舌体略胖，舌苔薄白，脉沉细。

处方：守上方去黄芩、白芥子、生姜加当归15g，干姜12g，厚朴20g，川牛膝30g。

14剂，日1剂，水煎400ml，早晚分服。

三诊：2014年5月10日

服上药后头痛止，胃脘胀满明显减轻，饮食二便正常，时有头晕、手麻，（考虑颈椎病），舌色淡红，舌体略胖，脉沉细。

处方：守上方去白芷、甘草，加葛根 30g、天麻 10g、党参 15g。14 剂，服法同前。

四诊：2014 年 5 月 23 日

诸证消失，舌脉正常，停服中药。

按：肝主藏血，肝主疏泄，按月将多余的血液施泄于外保持身体血液的新生，故曰"女子以肝为先天"。患者因肝郁气滞，上下经脉不通，则经行不畅，不通则痛，导致经行时头痛及少腹疼痛。肝郁气滞，气不行水，久致痰凝；气不行血，久致血瘀；痰瘀上阻，还可导致清窍痹阻，出现头痛的表现。所以，本病辨证为痰瘀上阻，肝气不舒，用以柴胡疏肝散合散偏汤为主方，以活血化瘀，疏理肝气。

桂枝以温煦四末，加全虫、僵蚕以活血化瘀，效叶天士"每取虫蚁迅速，飞走诸灵，俾飞者升，走者降，血无凝著，气可宣通"之意。散偏汤载于《辨证录》，由川芎、白芍、白芷、白芥子、柴胡、香附、郁李仁、生甘草组成，为治疗偏头痛的经典名方，其中白芷止前额头痛，白芥子去皮里膜外之痰，郁李仁止痛。《本草新编》云："郁李仁，入肝胆二经，去头风之痛"。其中，川芎用大剂量 30g，能上行头目，中开郁结，下调经水，既能活血化瘀，又能行气通滞，对本案证候最为适合。

二诊时患者月经来潮已无头痛及少腹疼痛，饮食、二便正常。仅见腰部酸楚，头晕，月经有少许血块，上焦痰热象已去，仍有瘀血留存，去黄芩、白芥子，换生姜为干姜，干姜能散能守，以加强温热之性，温阳以活血。牛膝既有补肾壮骨的作用，针对腰部酸楚之肾虚之症，且能够引血下行，与大剂川芎各 30g 相配，治疗血逆于上的头痛、头晕之症。本病由情志郁结、气机逆乱引起，以此治疗最为妥当。

三诊时头痛止，故去白芷；时有头晕、手麻，考虑与其颈椎病有关，颈椎为督脉、足太阳膀胱经所过之处，伤寒论有"项背强几几，葛根汤主之"的论述，故加葛根引诸药入太阳经，升阳活血，治手足麻木，舌胖为脾虚之症，"见肝之病，知肝传脾，当先实脾"，加党参补脾以固本培元，巩固疗效。

（杨巧芳　整理）

中英文缩写对照

CAG	慢性萎缩性胃炎
IBS–D	腹泻型肠易激综合征
UC	溃疡性结肠炎
GERD	胃食管反流病
HP	幽门螺杆菌
CSG	慢性浅表性胃炎
^{13}C–UBT	呼气实验
CNAG	慢性非萎缩性胃炎
CAG+E	慢性萎缩性胃炎伴隆起糜烂
Barrett 食管	巴雷特食管
REI	反流性食管炎
DI	十二指肠球炎
WBC	白细胞
Pro	尿蛋白
APC	氩离子凝固术
BRG	胆汁反流性胃炎